NIKOLAUS HEIDELBACH
KLEINE AKTE

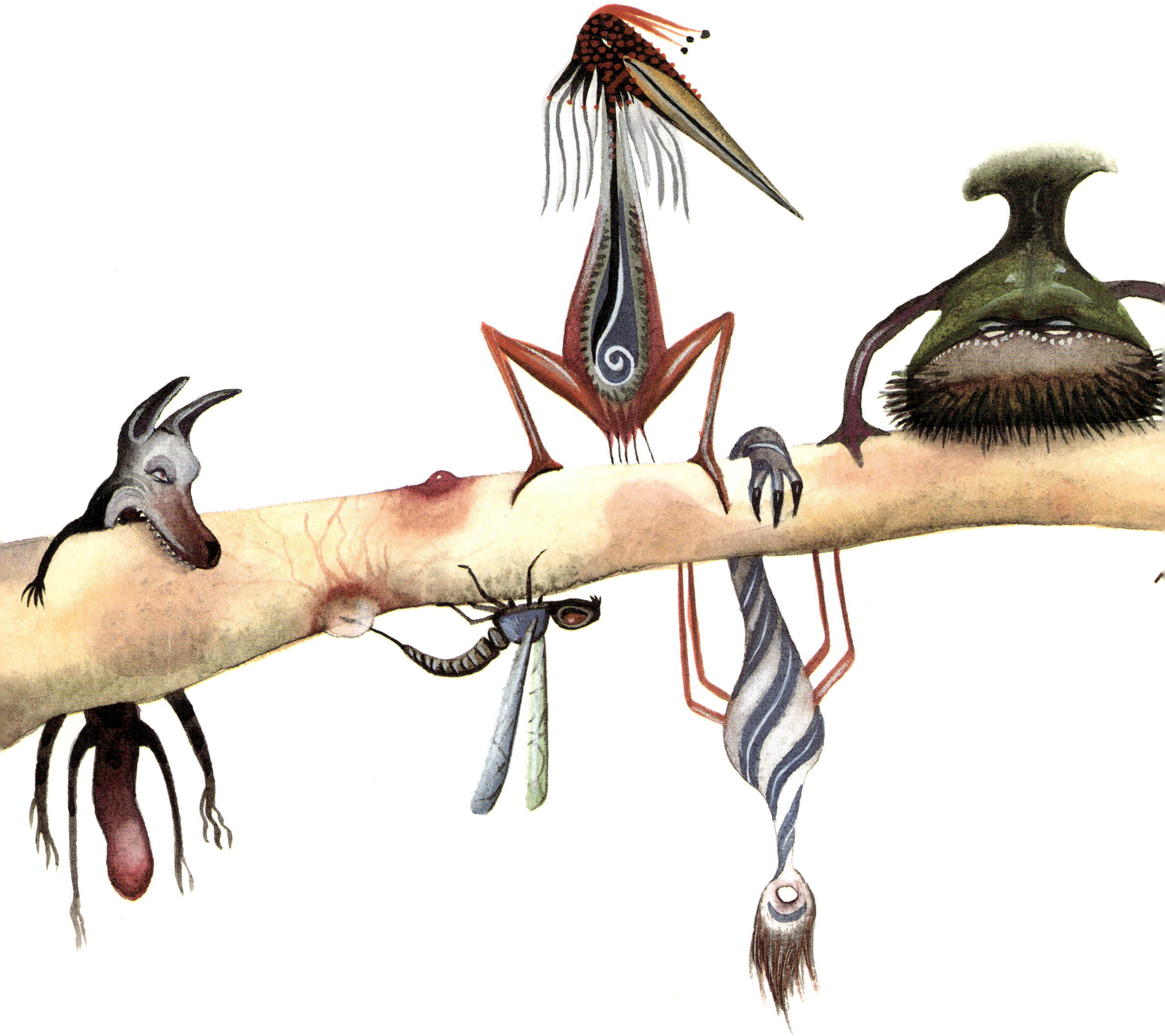

NIKOLAUS HEIDELBACH

KLEINE AKTE

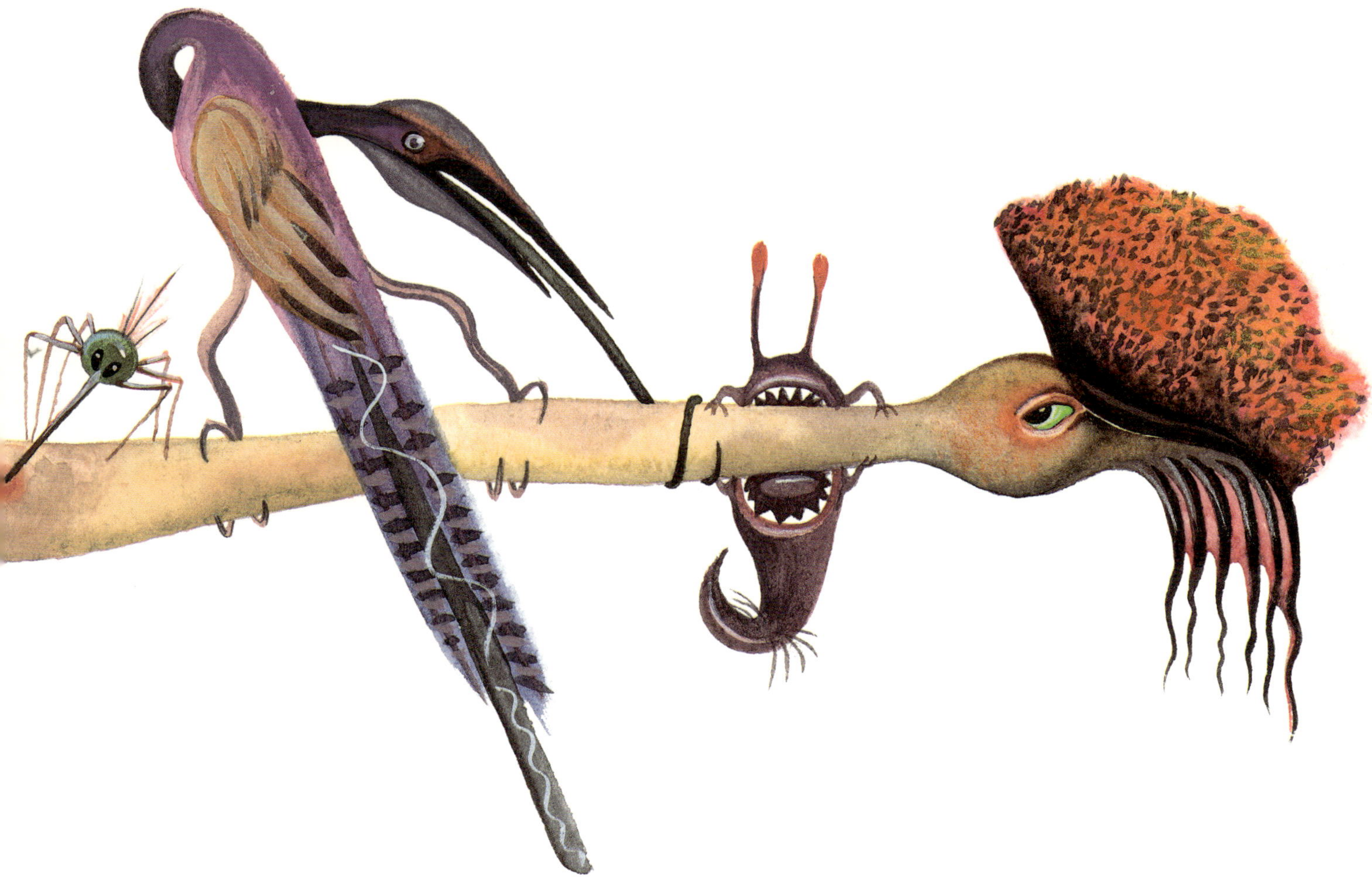

HAFFMANS VERLAG

Dieser Band versammelt Zeichnungen und Geschichten aus knapp 20 Jahren. Sie erscheinen zum größten Teil in folgenden vergriffenen Büchern: Bilderbogen, Ungeheuer, Kleiner dicker Totentanz, Die Erfinderinnen (alle DuMont, Köln); sowie Kleines Alphabet für Tierquäler + Kinderfreunde, und Einige Männer (Haffmans Verlag). Des weiteren stammen sie aus Raben, Rüben, Hausbüchern, Reklamen und Verlagsvorschauen (Haffmans Verlag). Einige sind sogar als Umschläge für Haffmans Bücher gedruckt worden. Die kleinen Vögel sind aber zuerst bei Beltz & Gelberg erschienen und tun es hier mit freundlicher Genehmigung des Verlags. Alles weitere sind Erstveröffentlichungen.

Für Renate.
N. H.

1. Auflage, Sommer 1977

Gesamtherstellung: Tiroler Repro, Innsbruck
ISBN 3 251 00357 7

INHALT

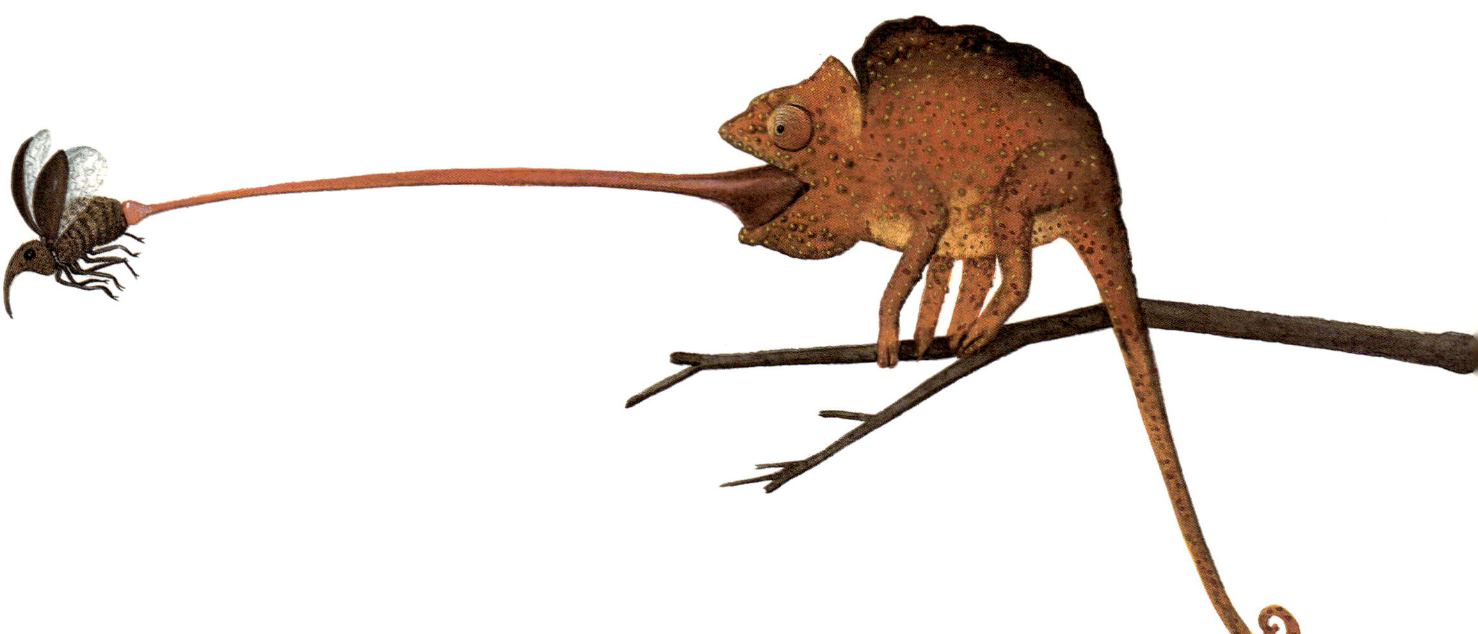

KLEINES VORSPIEL

Als ich Nikolaus Heidelbach das erste Mal begegnete – es war auf der Buchmesse 1984 –, geschah etwas, von dem ich zuvor nicht geglaubt hätte, daß mir dies geschehen könnte.

Der mir in Wort, Bild und Person unbekannte junge Mann hatte ein Bilderbuch, eine Bildergeschichte, ein Bilder-ABC mitgebracht, das hier wieder gezeigte »Kleine Alphabet für Tierquäler und Kinderfreunde«, das ich wie immer erst gleichsam abwehrend zur Hand nahm, das ich von Blatt zu Blatt mit schwindender Skepsis, dafür wachsendem Vergnügen vorwärtsblätterte und mit Grunzlauten sardonischer Heiterkeit kommentierte. Und dann passierte das Unfaßbare: Ich teilte dem Schöpfer mit, daß ich seine Schöpfung ganz wunderbar fände, sie aber nicht ins Programm nehmen könne.

Nie hätte ich solchen Satz aus meinem Munde für möglich gehalten. Hatten wir uns nicht erst vor zwei Jahren den Tort angetan, einen eigenen Verlag zu gründen, wo wir endlich die Bücher bringen konnten, zu denen die anderen zu beschränkt und zu ängstlich waren? Und war das nicht eine Sternstunde im Leben eines Lektors: Hier hat ein Autor etwas Neues erfunden. Das gab's vorher nicht. Auf jeden Fall so nicht. In einem zierlich stilisierten Reigen begehen unsere unschuldigen Kleinen ausgesuchte Scheußlichkeiten an Tieren aller Art – vom realen gemeinen »Häschen« bis zum raren vagen »Untier«. Schon klar. Der Reiz des ABCs – (übrigens ein Buch für Erwachsene über Kinder; das war nie als Kinderbuch gemeint) – liegt in der Tabuverletzung: Kinder tun sowas nicht. Kinder sind lieb, rein, sauber, heil; Erwachsene möchten sich diese Illusion gern erhalten. Jedenfalls als Kinderbild in der Kunst und im Kinderbuch. Daß es Kinder vom Lämmchen bis zur Bestie gibt, weiß mindesten jeder, der selber welche hat. Aber das scheint etwas anderes zu sein.

Gegen eine Darstellung samt Klassifikation der Tierquälereien durch Kinderhand in einem Fachbuch der Kinderpsychiatrie hätte niemand etwas einzuwenden. Aber so? Ist das nicht die Ästhetisierung fleischgewordener Grausamkeit auf anschaulichste Art?

Oder um es mit einem klugen Buchhändler zu formulieren: Wie soll ich das verkaufen? Als Mitbringsel zur Kommunionsfeier? Als Gegengeschenkbuch eines professionellen Babysitters? Als Propädeutik für Kidnapper? Nichtganzbeitrostbuch für Tierschützer und Kinderschänder?

Was sollte ich antworten? Kunst zeigt immer die Wahrheit? Wir wollen mit diesen Bildern aufrütteln, anklagen, die Augen öffnen, uns dem traditionellen Kunderbuchbild der heilen Welt verweigern?

Ja, ja, gewiß, wollen wir, aber sicher doch.

Ach was. Da gibt es zunächst die Freude an der Betrachtung der Mienen des Abscheus, der sich beim Anblick dieser Bilder auf dem Antlitz der Gutmenschen voraussehbar breitmacht. Ein starkes, ein reines Motiv, diese Bilder zu lieben. Aber doch wohl nicht genug. Ist es die Lust an der Desillusionierung? Nicht so sehr der Kinderwelt selbst, da gibt's nicht mehr viel zu desillusionieren, denn keiner zu klein, Mörder zu sein. Das offiziell gepflegte, das pädagogisch als besonders wertvoll gepflegte Kinderbild, das sich in den Häschenschulen dieser Welt ausdrückt, erhält hier ein Korrektiv? Immer noch nicht.

Wahrscheinlich ist's wie bei aller Kunst: Eine sehr eigentümliche, überaus wahre, dabei weithin nicht wahrgenommene Sichtweise hat hier ihren vollendeten Ausdruck gefunden. Und überdies ist alles, was genau beobachtet und dargestellt ist, in der Wirkung meist komisch.

Wir befinden uns noch immer auf der Buchmesse 1984 zu Frankfurt am Main. Der Verlag hatte sich in der Literatur und ganz besonders in Gestalt seines Literaturmagazins »Der Rabe« immer recht weit Richtung Freiheit in Bild und Wort vorgewagt und doch auch seine Anhänger in Form von rund 10 000 verkauften Exemplaren per Ausgabe gefunden, also auch für Extrem- und Finallagen gab es beachtliche Minderheiten.

Hier hätte ich doch zupacken und festhalten müssen. Doch der alte Buchhändler in mir bekam kalte Füße: Das hier hatte eine Schallgrenze durchbrochen, das würde Ärger bringen, oder aber, noch schlimmer, keinerlei Notiz, von nirgendwo, weder von der Pädagogen- noch von der Feuilleton-Front hervorpfeifen. Das war einfach alles zu heiß oder kalt oder was; jedenfalls ganz ganz unangenehm. So zog Nikolaus Heidelbach weiter, nicht ohne mich durch seinen belustigt-verachtenden Blick schwer beschämt am Stand zurückzulassen.

Der geht bestimmt zu … Ach, jeder Kunst- oder Belletristikverlag, der nur halbwegs ein Bilderbuchforum hat, wird bei diesem Paradigma an Innovation alle Finger leckend zupacken, und ich Depp hab das durch die Lappen gehen lassen.

Im gleichen Jahr 1984 kam ein noch viel sensationelleres Heidelbach-Buch heraus: »Kleiner dicker Totentanz« bei DuMont. Ein Junggenie in altmeisterlicher Hochform. Damit, so dachte ich, ist der Schöpfer gemacht. Sollte aber das Schicksal je noch einmal einen Heidelbach für uns bereithalten, so mein Gelübde, würde ich ohne Rücksicht auf ersponnene Folgen zugreifen.

Messe 1985. Besuch von Nikolaus Heidelbach. Sein »Kleines Alphabet für Tierquäler und Kinderfreunde« hatte er wieder dabei.

Es erschien zur Messe 1986 als Broschur in 1000 und als Vorzugsausgabe von 100 Exemplaren. Tja, irgendwie sollten wir alle Recht behalten. Das Buch hat keine nennenswerte Erregung – nicht als Protest, nicht als Zustimmung – hervorgerufen, uns nur eine Indizierung der »Bundesprüfstelle für jugendgefährende Schriften« eingetragen, die wesentlich deswegen folgenlos blieb, weil das Buch bereits vergriffen war.

1986 folgten »Die Erfinderinnen«, wieder bei DuMont; 1990 »Einige Männer«, wieder bei uns.

Während der Kinderbuchautor und -illustrator Nikolaus Heidelbach als Star bei Beltz & Gelberg immer strahlender aufging, mit Preisen bedacht wurde, kundiges Lob auch in der Großpresse von der »Zeit« über den »Spiegel« bis zur FAZ und Süddeutschen fand, vom Wilhelm-Busch-Museum in Hannover ausgestellt wurde, blieb der Künstler und Bildergeschichtenautor ein Fall für Kenner. Bis auf den heutigen Tag.

Ist aber gar nicht wahr. Nikolaus Heidelbach ist in literarischen Kreisen weitverbreitet und weitberühmt und wahrgenommen. Einmal dadurch, daß er in schöner Regelmäßigkeit im Magazin für jede Art von Literatur »Der Rabe« aufscheint, seit Nr. 9, 1985, mit Skizzen, Bildern und Bildergeschichten; auch selbst als Herausgeber eines Rabens zeichnet, des Kinder-»Raben« Nr. 26, 1989; vor allem aber verdankt der Haffmans Verlag – nach der Idee und Initiative von Urs Jakob – Nikolaus Heidelbach eine Facette seines Verlagsgesichts; er hat für zahlreiche Werke die Umschlagbilder gefertigt, von der Kipling- bis Djerassi-Edition, von den »Kinder der Finsternis« des großen Wolf v. Niebelschütz bis zu den Thrillern von Thomas Adcock, Kinky Friedman oder Robert Leuci u.v.v.a. Und er prägte und zeichnete einen der wenigen Slogans, die in die Verlagsgeschichte eingegangen sind: »HaffmansTaschenBücher könnten Sie auch lesen«. Die natürlich nicht lesenden 73 Raben bilden gewissermaßen den Werbeblock dieses Buches.

Was sonst noch in den letzten Jahren entstanden ist, finden Sie im folgenden, das – von Urs Jakob und Nikolaus Heidelbach zusammengebracht – die erste umfängliche Gesamtschau auf den Nicht-für-Kinder-Heidelbach vorstellt.

Ende des Vorspiels. Anfang des Ersten Akts.

Zürich, am 28. Februar 1997
Gerd Haffmans

ALBRECHT FAFNERS KINDHEIT

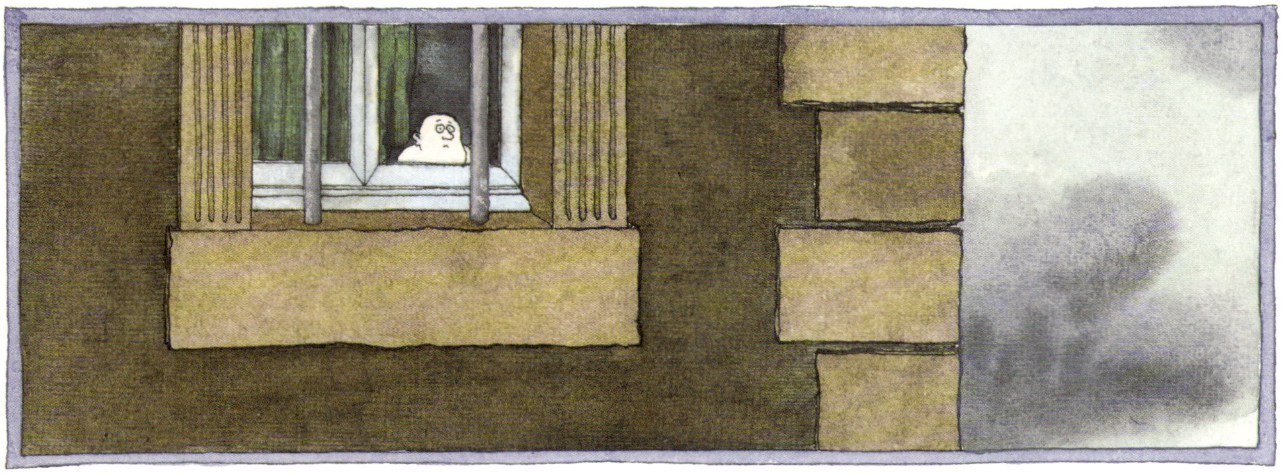

In einem durch intensive Benutzung über lange Zeit etwas heruntergekommenen Herrenhaus mit einer scheinbar unerschöpflichen Anzahl von Schlafzimmern und Salons lebte noch bis vor einem Jahr Albrecht Fafner mit seinen Eltern. Aufgrund der Weitläufigkeit des Hauses verlor er allerdings häufiger tagelang den Kontakt mit ihnen.

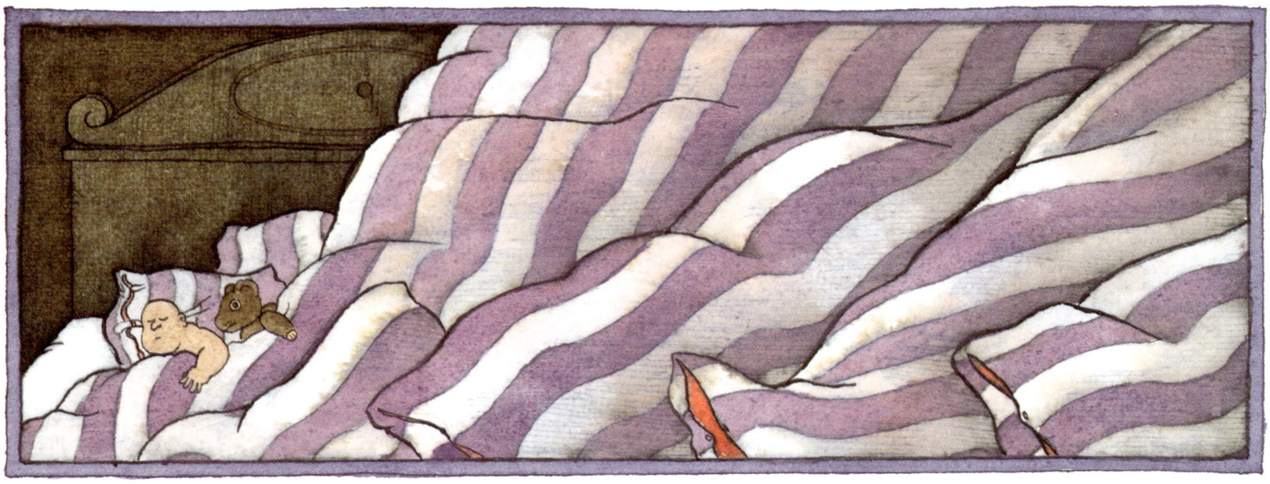

Sein Alleinsein, dessen er sich mangels eines Vergleichs kaum bewußt war, hatte nach einiger Zeit zur Folge, daß in Albrecht langsam aber stetig zunehmend das Gefühl einer unbestimmten Bedrohung erwuchs. Vor allem nachts.

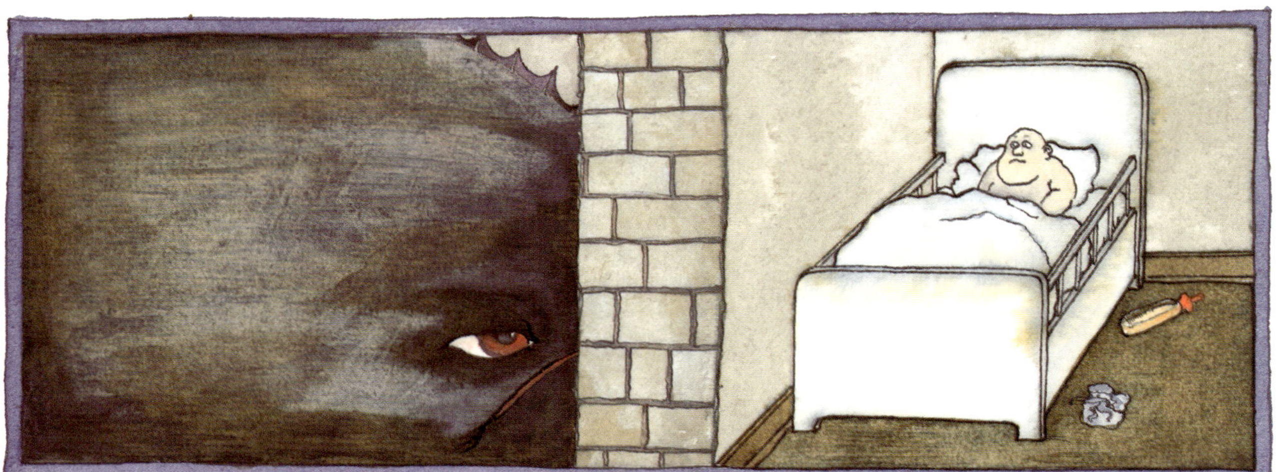

Dieses ihm früher unbekannte Gefühl steigerte sich zusehends, und er gewann die Überzeugung, Geräusche zu hören.

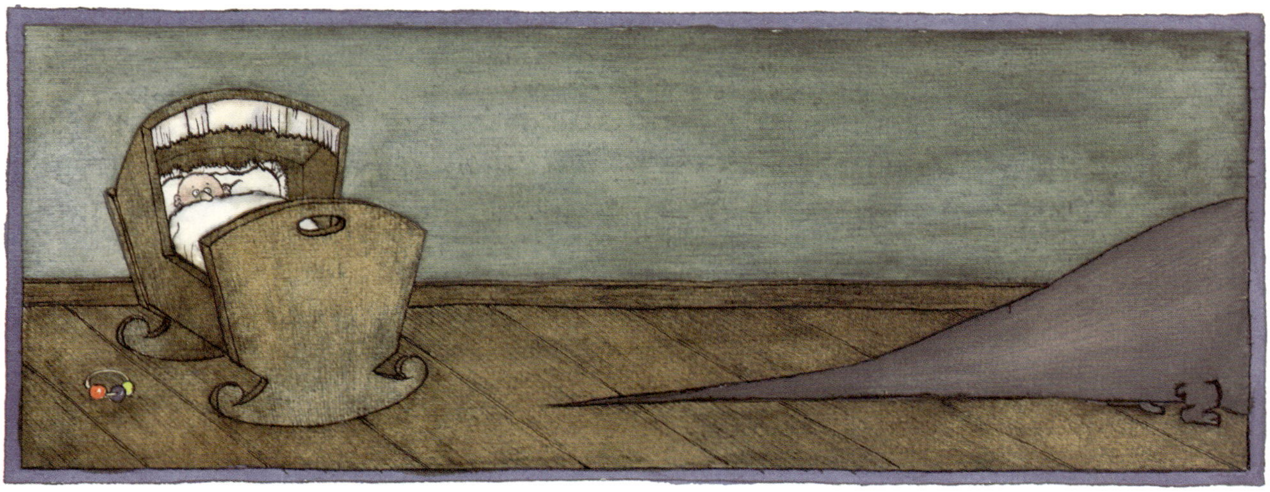

Häufig erwachte er nachts und glaubte, nicht allein zu sein.

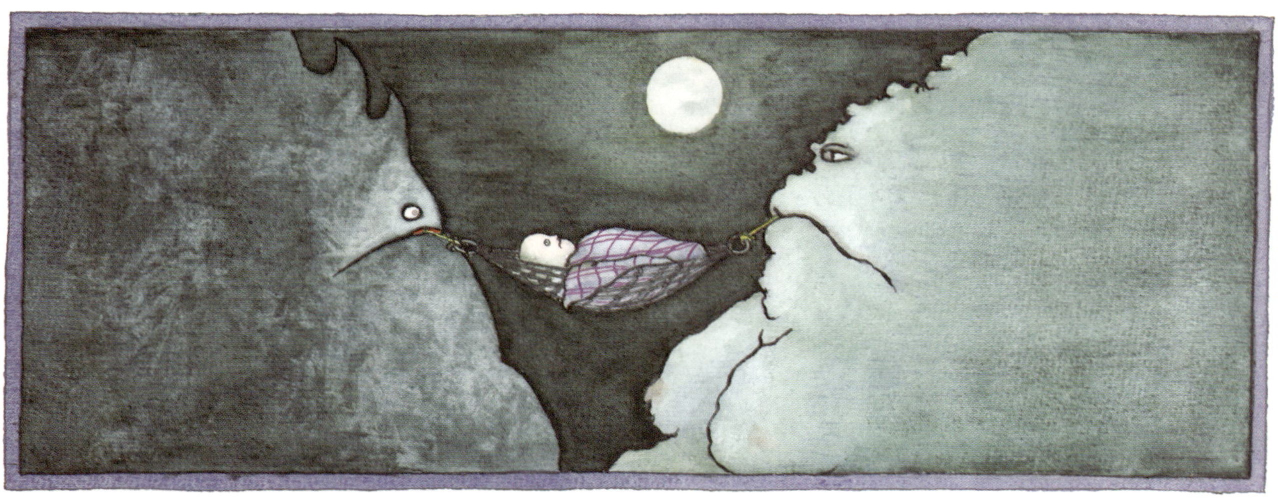

Zur selben Zeit begann er, sich morgens an Träume zu erinnern, die ihn gleichzeitig erschreckten und anzogen.

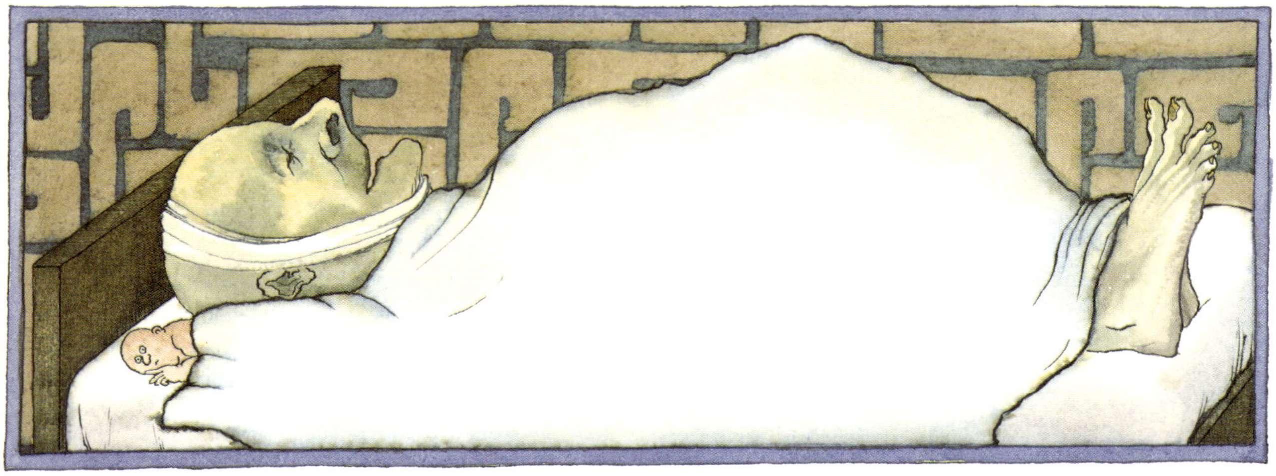

Es gab Ausnahmen der nur erschreckenden Art,

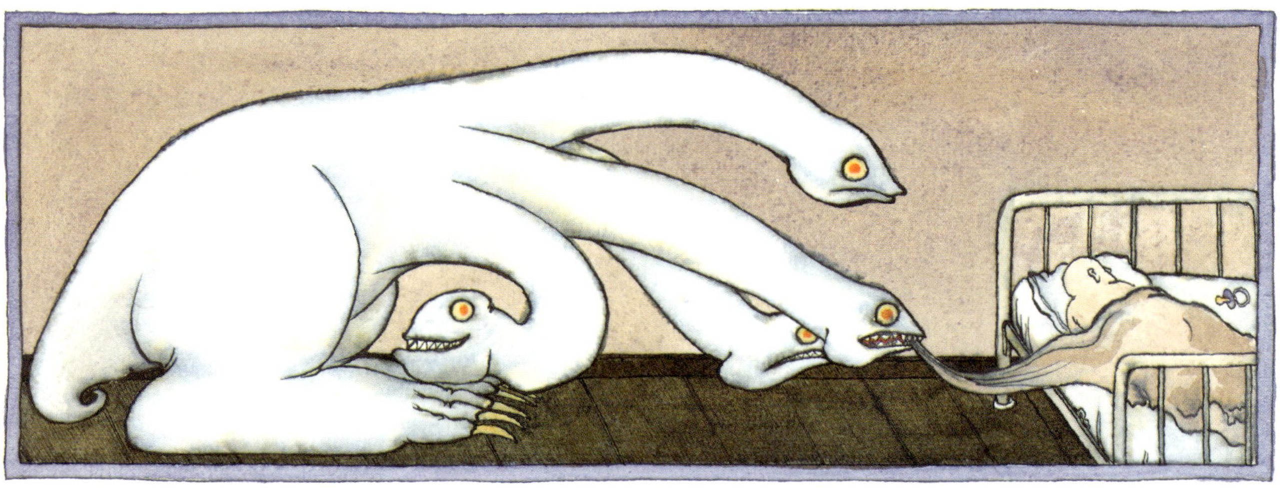

aber auch solche der fast komischen.

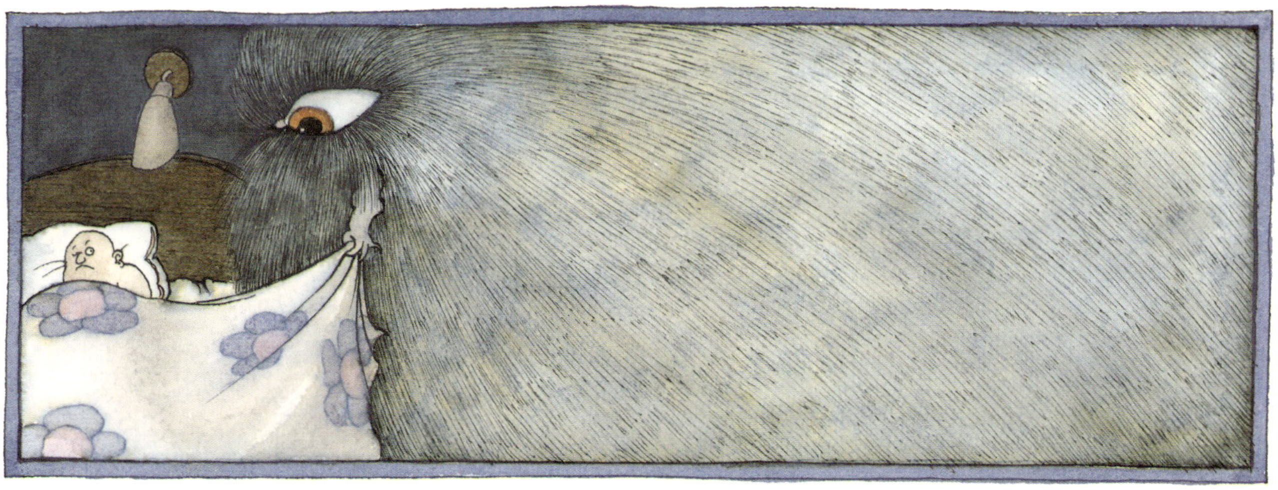

Auf diese Weise vorbereitet, erwartete Albrecht die erste wirkliche Begegnung, von deren Unausweichlichkeit er überzeugt war, eher gespannt als ängstlich.

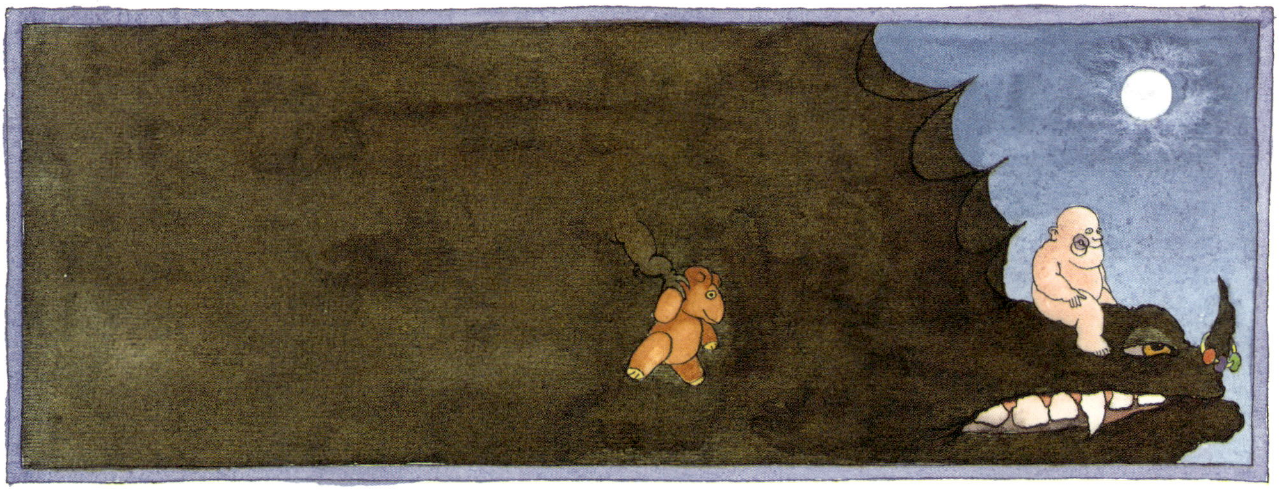

Wenige Tage später reiste er unter Mitnahme des Notwendigsten im Morgengrauen ab,

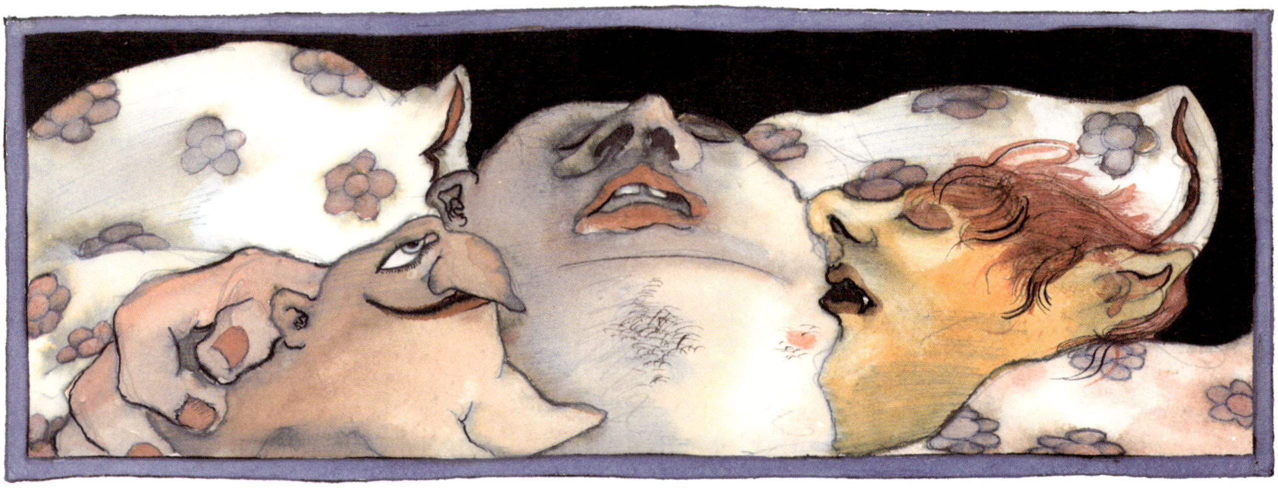

unbemerkt von seinem Vater, der seiner üblichen Beschäftigung nachging,

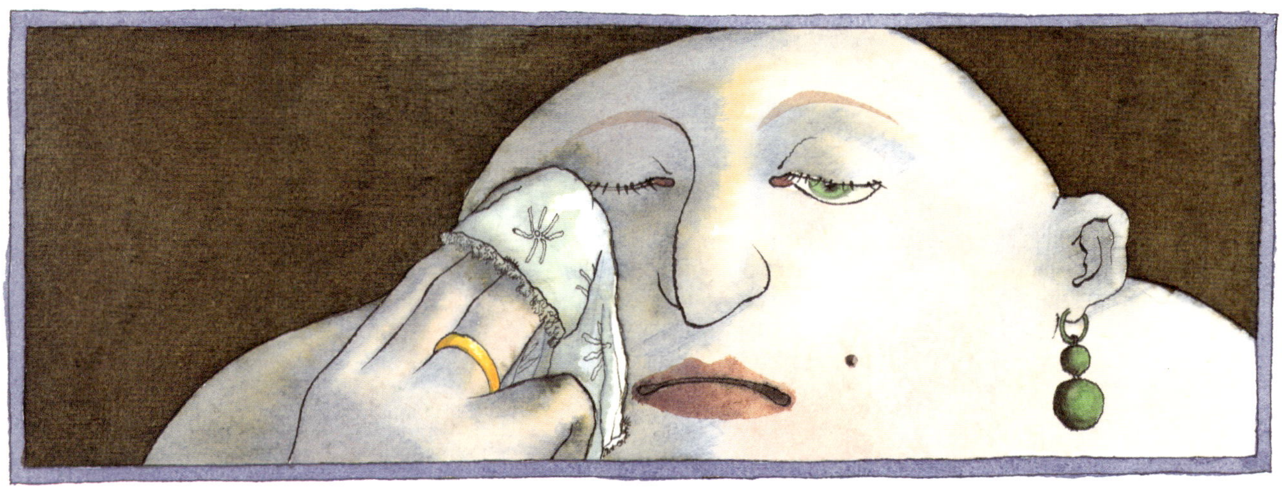

und seiner Mutter, die gerade ein Tief hatte.

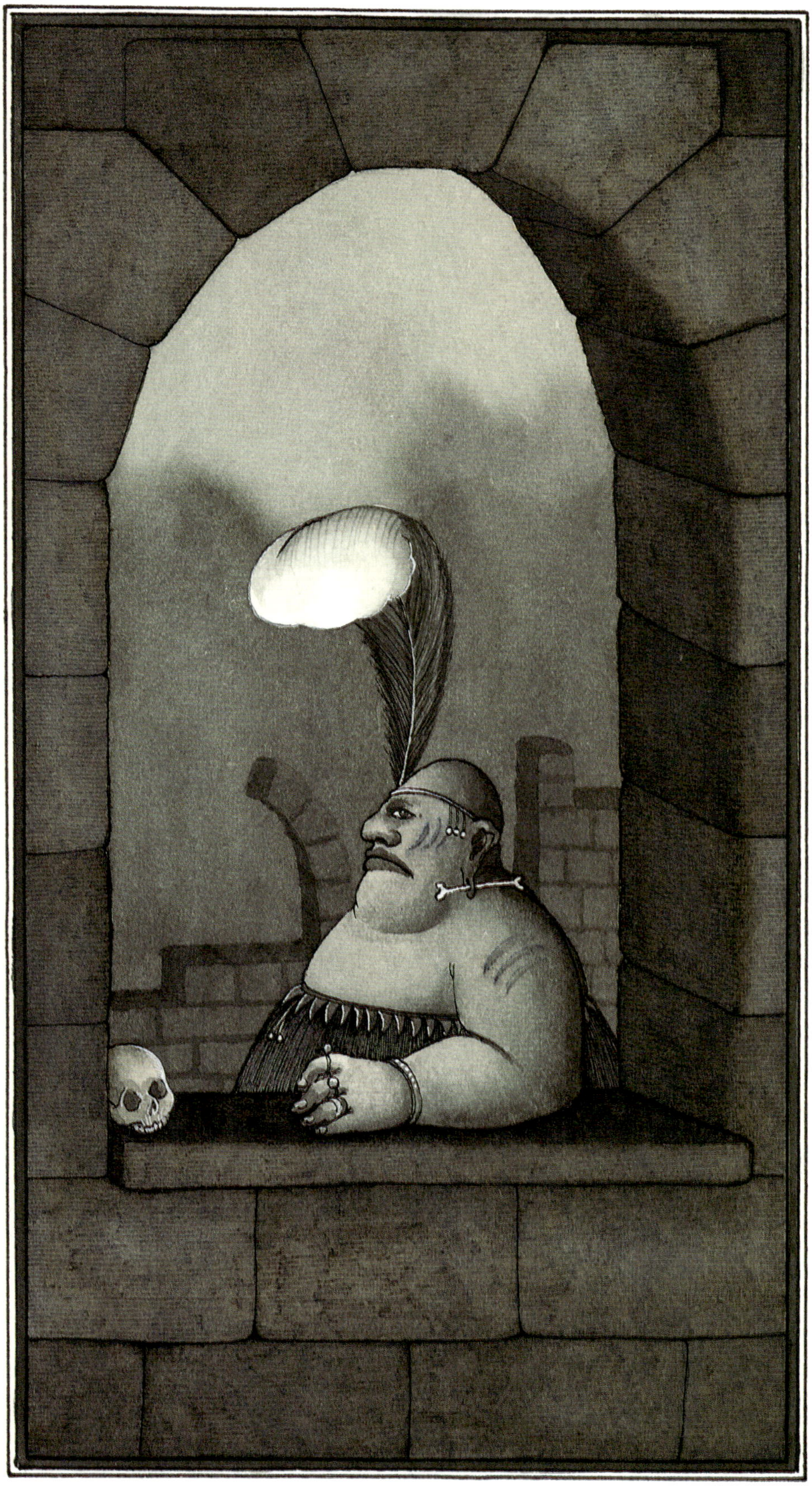

VANITAS PORTRAIT

BILDERBOGEN

EINE GESCHICHTE MIT MORAL

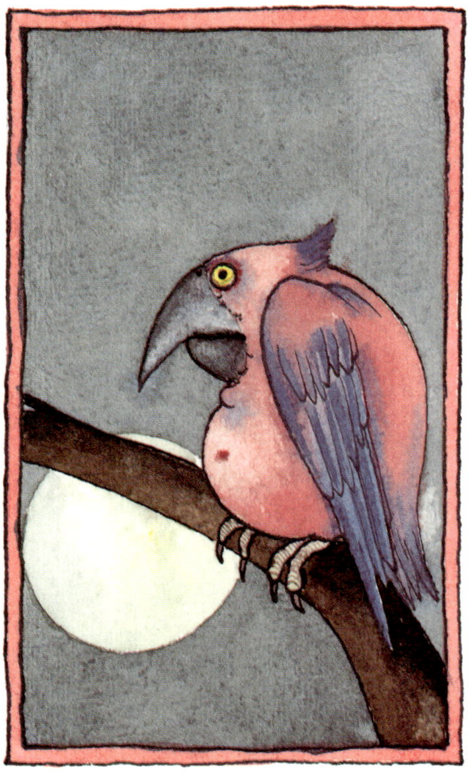

Es waren einmal ein Vogel,

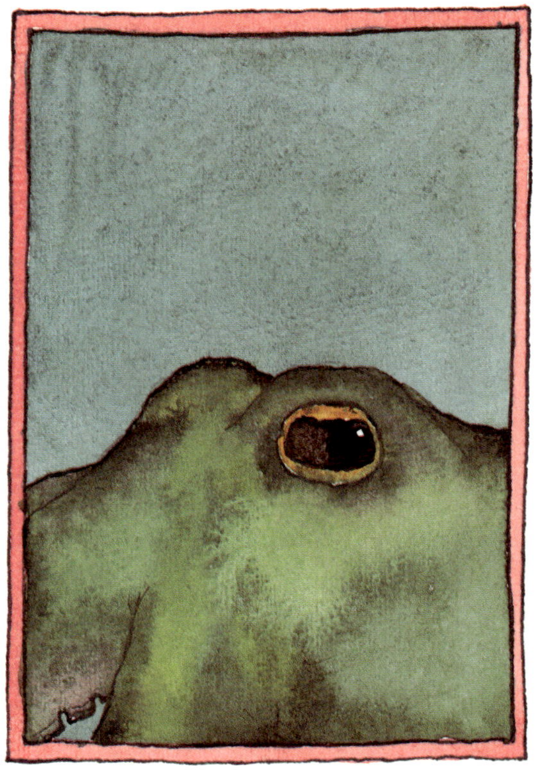

ein Oktopus,

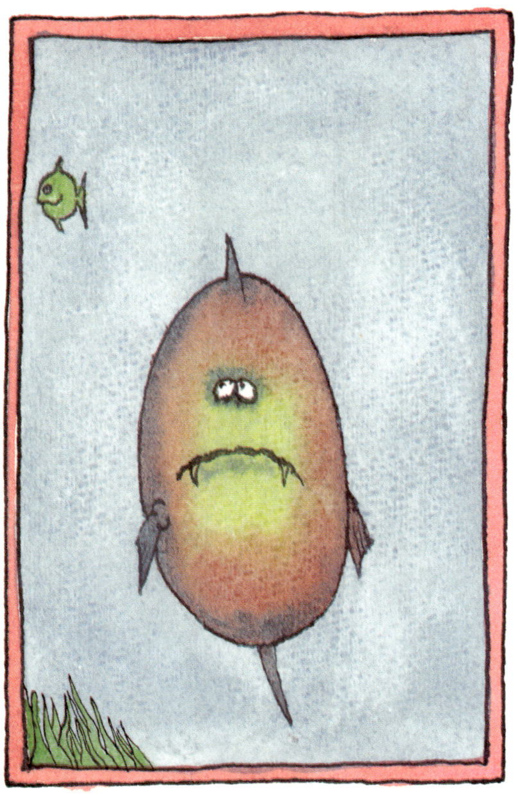

ein Bollenaal,

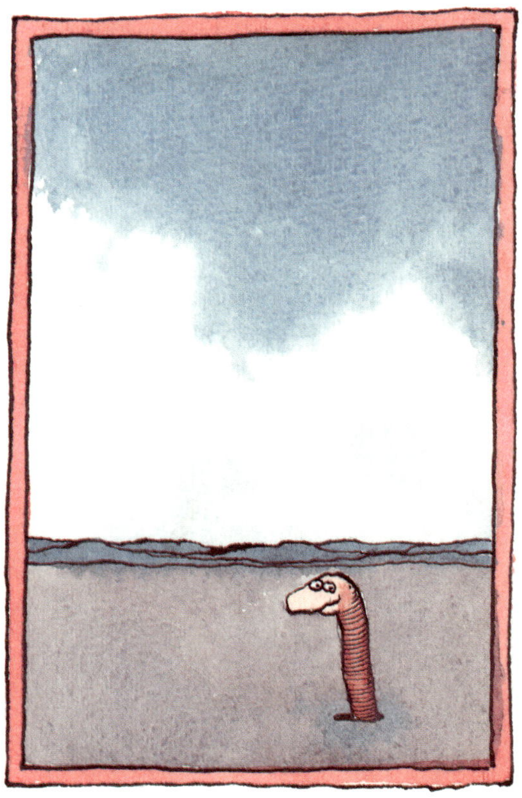

ein Regenwurm,

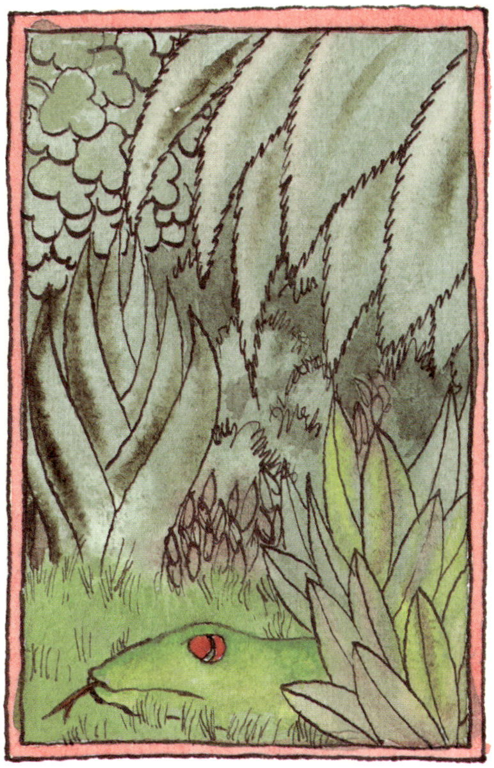

eine Schlange und

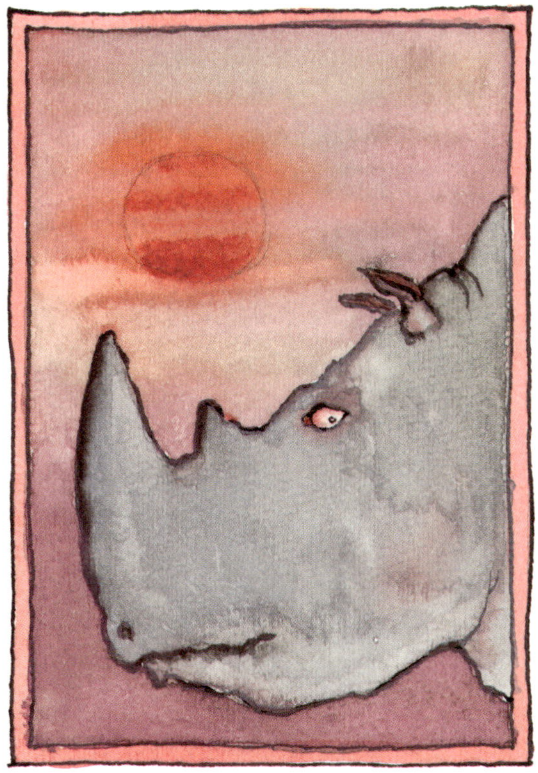

ein Nashorn.

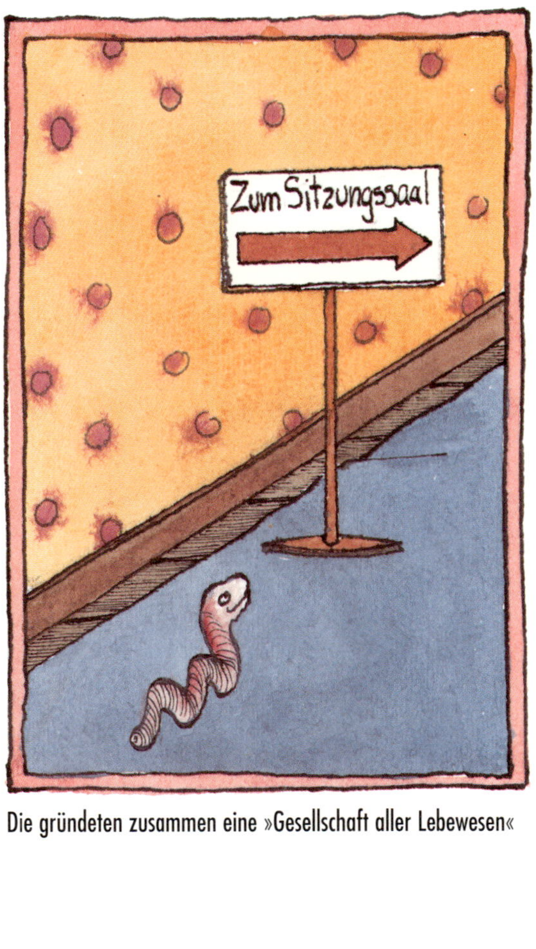

Die gründeten zusammen eine »Gesellschaft aller Lebewesen«

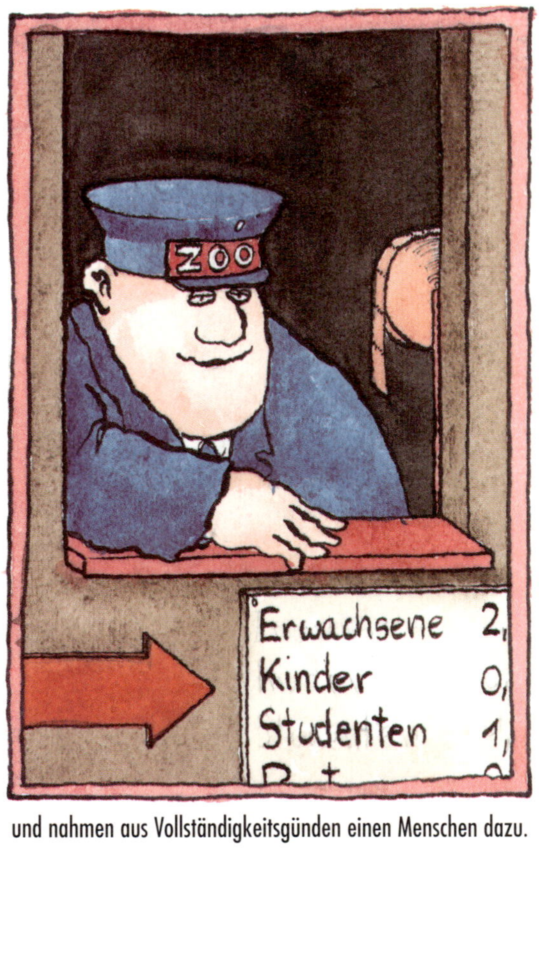

und nahmen aus Vollständigkeitsgünden einen Menschen dazu.

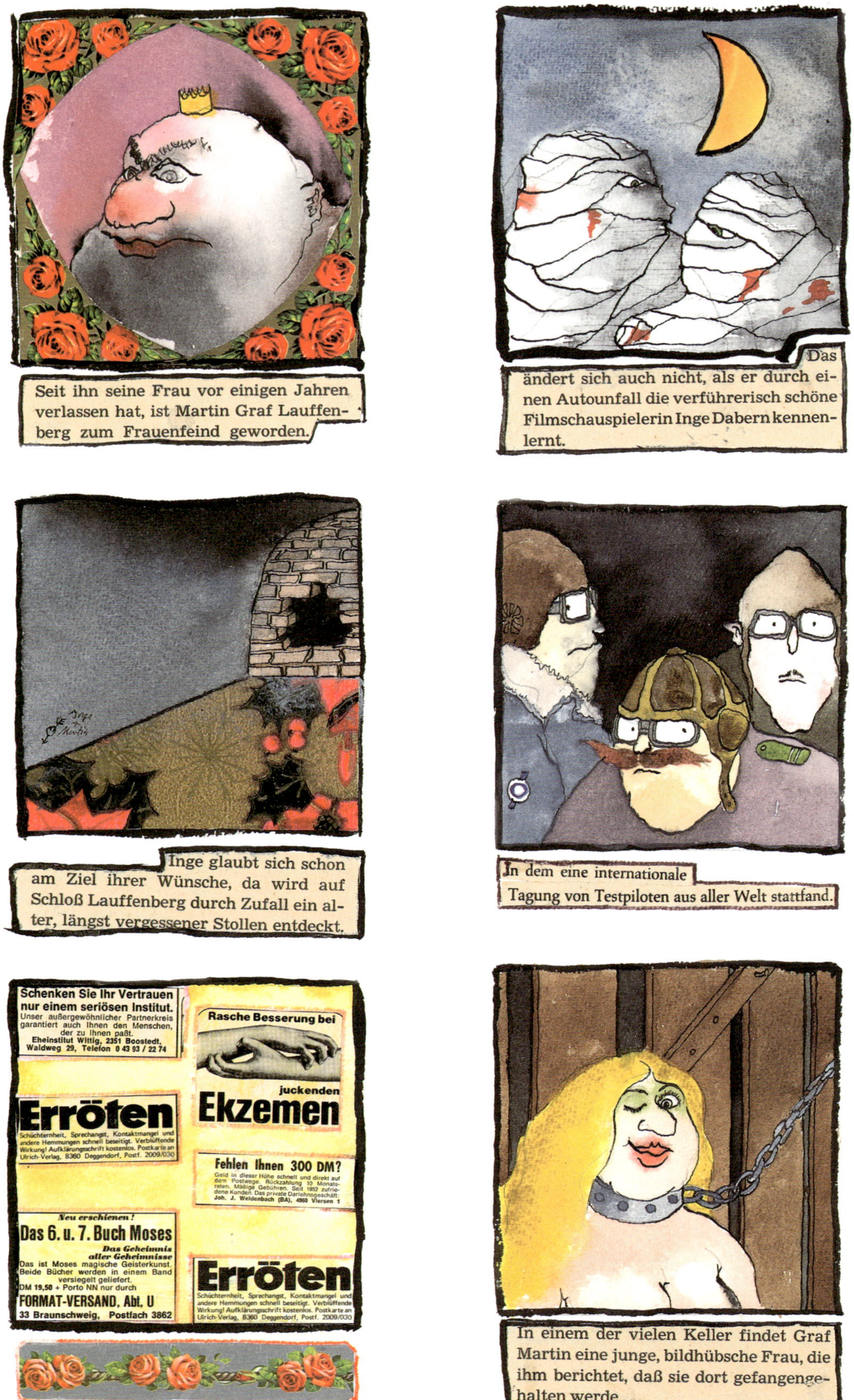
Seit ihn seine Frau vor einigen Jahren verlassen hat, ist Martin Graf Lauffenberg zum Frauenfeind geworden.
Das ändert sich auch nicht, als er durch einen Autounfall die verführerisch schöne Filmschauspielerin Inge Dabern kennenlernt.
Inge glaubt sich schon am Ziel ihrer Wünsche, da wird auf Schloß Lauffenberg durch Zufall ein alter, längst vergessener Stollen entdeckt.
In dem eine internationale Tagung von Testpiloten aus aller Welt stattfand.
Schenken Sie Ihr Vertrauen nur einem seriösen Institut.
Unser außergewöhnlicher Partnerkreis garantiert auch Ihnen den Menschen, der zu Ihnen paßt.
Eheinstitut Wittig, 2351 Boostedt, Waldweg 29, Telefon 0 43 93 / 22 74
Rasche Besserung bei juckenden Ekzemen
Erröten
Schüchternheit, Sprechangst, Kontaktmangel und andere Hemmungen schnell beseitigt. Verblüffende Wirkung! Aufklärungsschrift kostenlos. Postkarte an Ulrich-Verlag, 8360 Deggendorf, Postf. 2009/030
Fehlen Ihnen 300 DM?
Geld in dieser Höhe schnell und direkt auf dem Postwege. Rückzahlung 10 Monatsraten. Mäßige Gebühren. Seit 1952 zufriedene Kunden. Das private Darlehnsgeschäft: Joh. J. Weidenbach (BA), 4060 Viersen 1
Neu erschienen!
Das 6. u. 7. Buch Moses
Das Geheimnis aller Geheimnisse
Das ist Moses magische Geisterkunst. Beide Bücher werden in einem Band versiegelt geliefert.
DM 19,50 + Porto NN nur durch
FORMAT-VERSAND, Abt. U
33 Braunschweig, Postfach 3862
Erröten
Schüchternheit, Sprechangst, Kontaktmangel und andere Hemmungen schnell beseitigt. Verblüffende Wirkung! Aufklärungsschrift kostenlos. Postkarte an Ulrich-Verlag, 8360 Deggendorf, Postf. 2009/030
In einem der vielen Keller findet Graf Martin eine junge, bildhübsche Frau, die ihm berichtet, daß sie dort gefangengehalten werde …

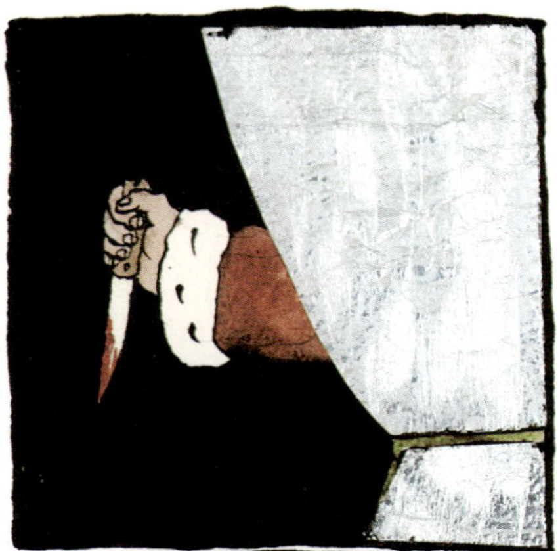

Es wurden dramatische Tage auf
Kronensee, die niemand so bald vergessen sollte

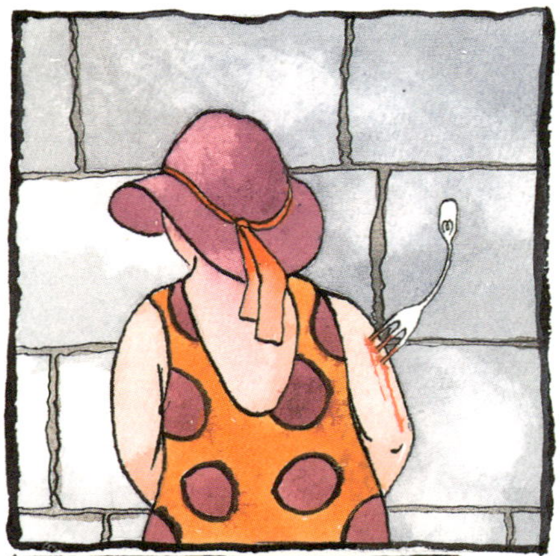

Außer sich vor Schmerz kam Rose ins
Schloßhotel, die Schwester der verunglückten Gräfin.

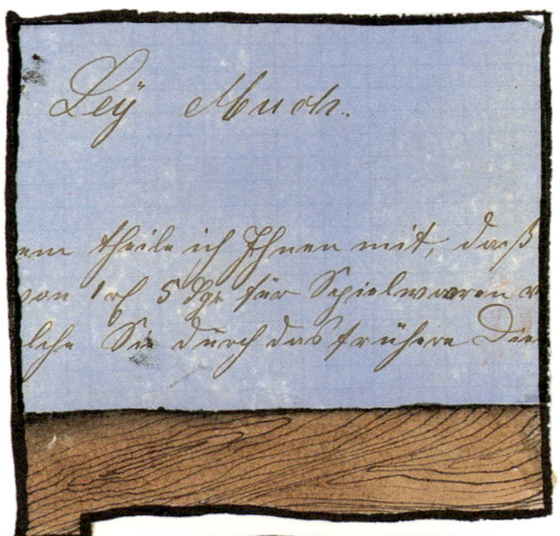

Aber sie schweigt. Sie schweigt auch, als ihr ein
Brief enthüllt, daß nicht Hans Rittberg der Erbe des großen
Besitzes ist, sondern sie selbst.

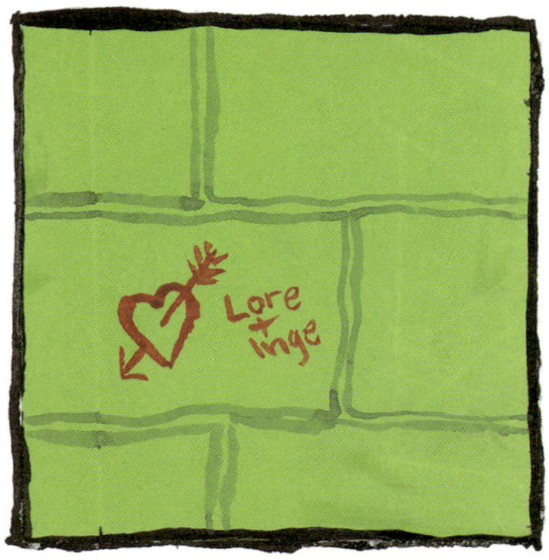

Eine glückliche Zeit beginnt
für die beiden jungen Menschen.

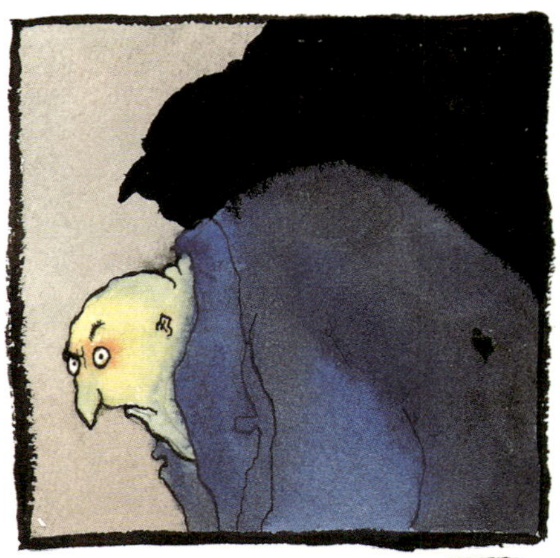

Doch
kurz vor ihrer Hochzeit taucht ein
fremder Mann auf.

WIE SOLL DAS ENDEN

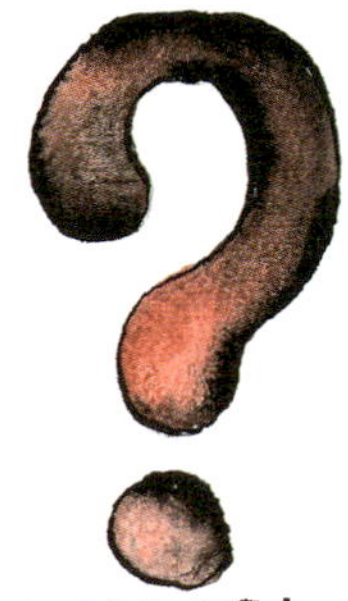

LESEN SIE:

Weil sie ihn für schuldig hielt

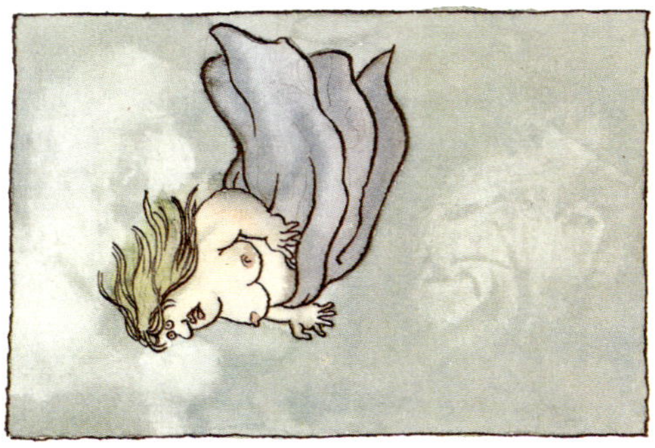

Es fiel einmal vor langer Zeit ein Lüsterweibchen von seinem gewohnten Platz herab.

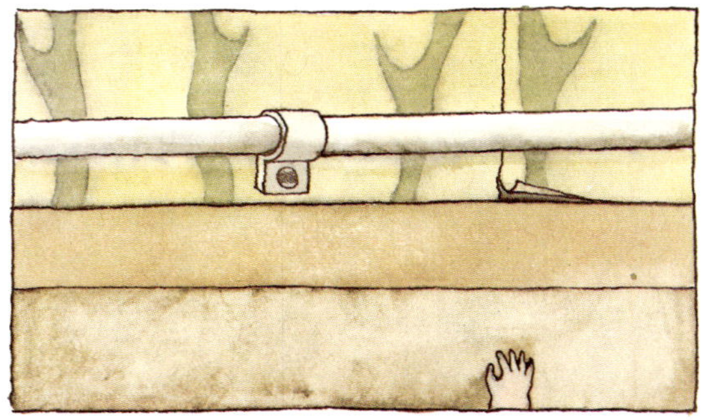

Da es Karla, denn so hieß das Weibchen, aus eigener Kraft nicht gelang, den angestammten Platz

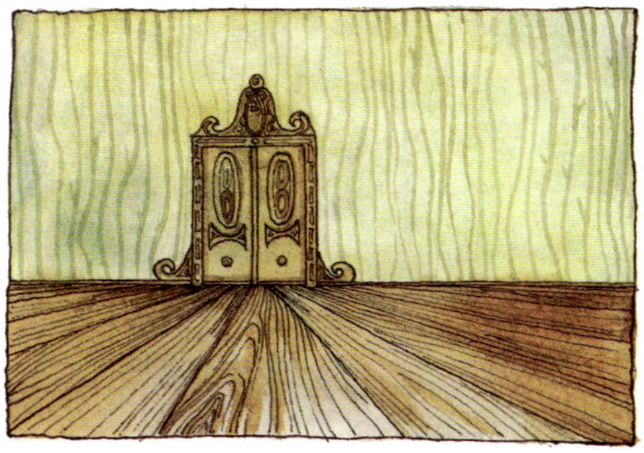

wieder zu erreichen, beschloß sie, doch gleich in die weite Welt hinaus zu ziehen.

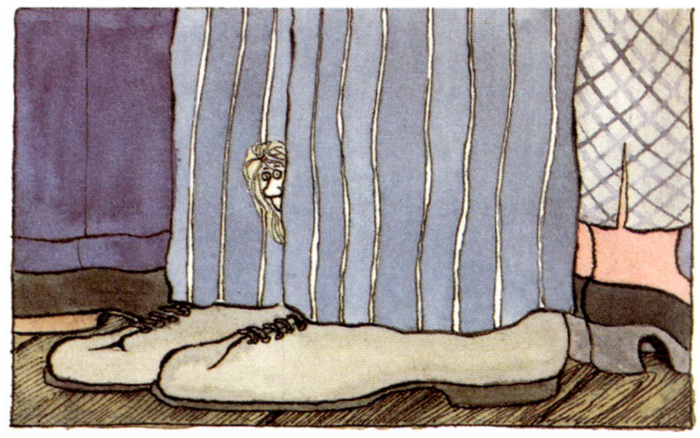

Dort erlebte sie viel und sah

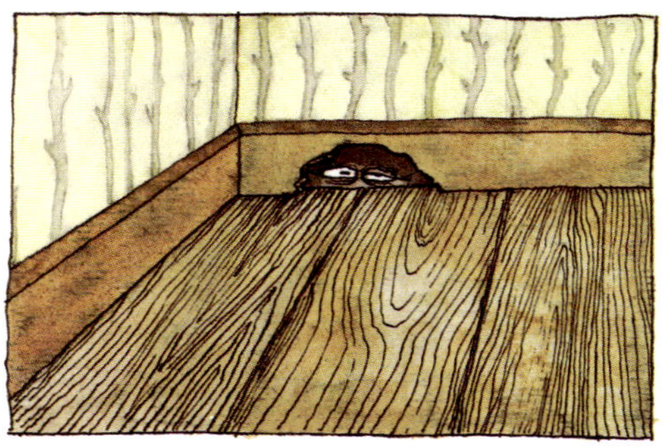

gar mannigfaltige Zeitgenossen.

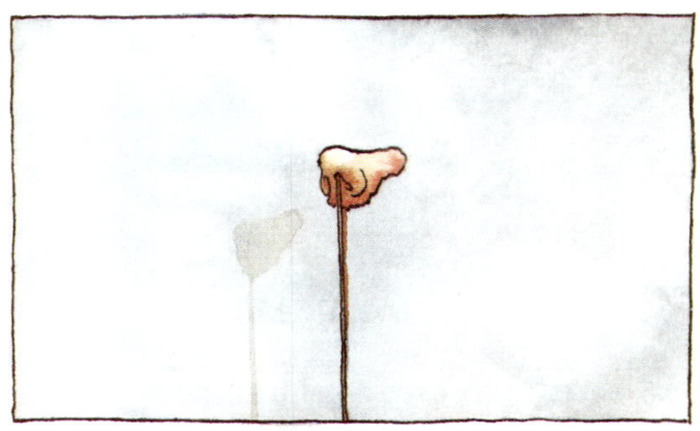

Doch dünkelhaft, wie sie es vom Lüster her gewohnt gewesen,

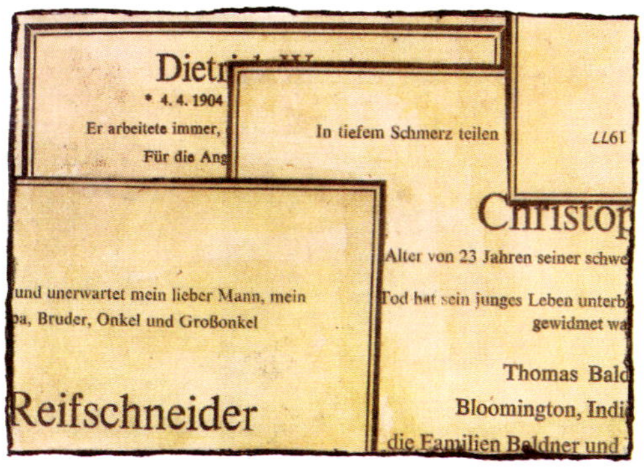

verschloß sie sich vor ihnen und überlebte sie alle.

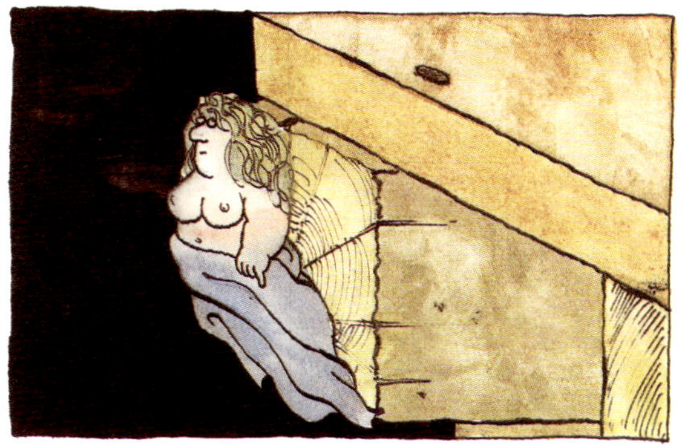

Zur Zeit verziert Karla das roh gezimmerte Hochbett eines jungen Mannes.

EINE GESCHICHTE AUS DEN BERGEN

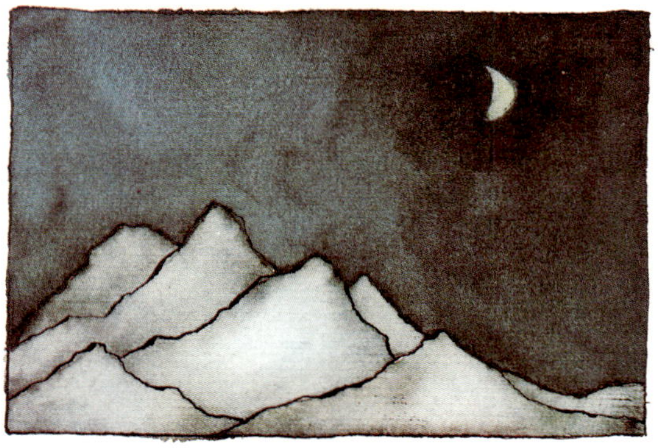

Hoch oben im Gebirge,

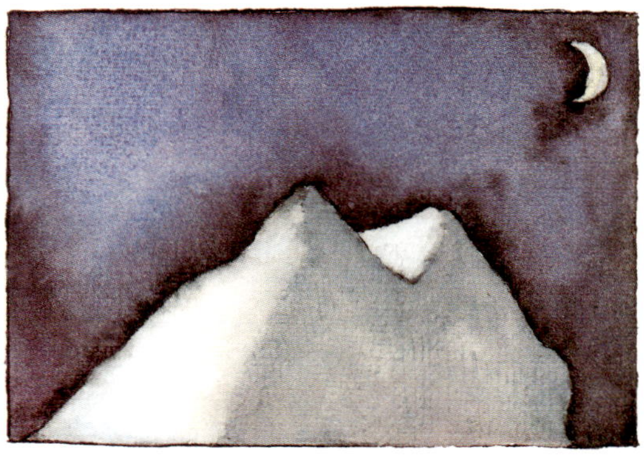

genauer gesagt, auf der Spitze des Vorwatzkoglers,

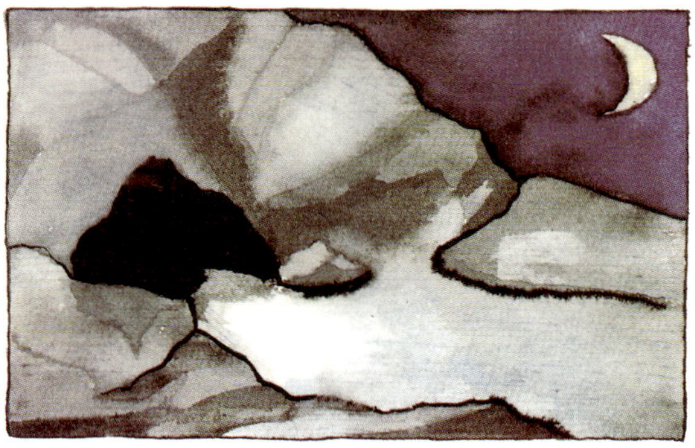

wohnt in einer Höhle mit Blick auf den

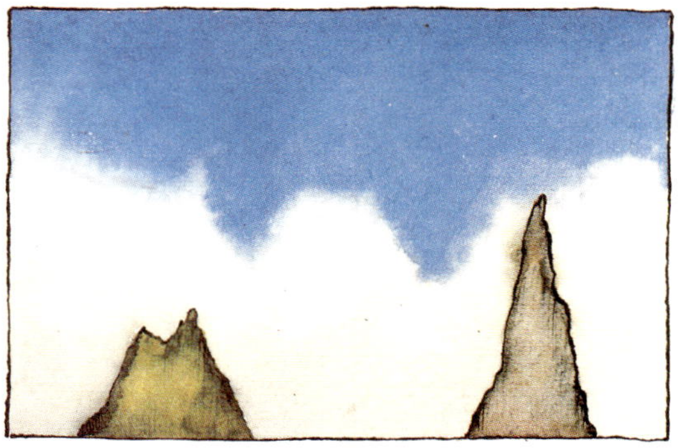

Hinterwatzkogler und die Hohe Jungfrau

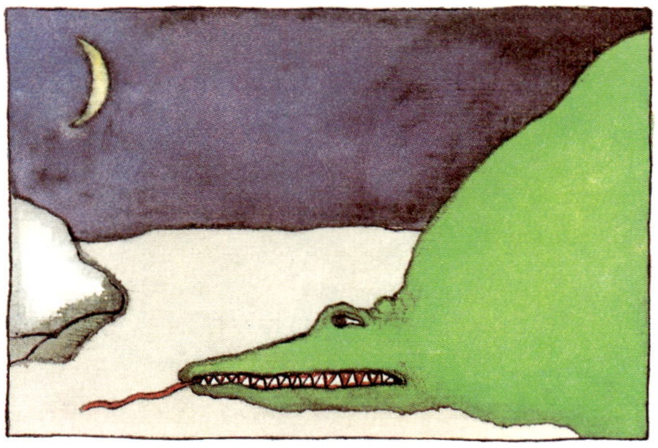

ein etwas beschränkter Drache.

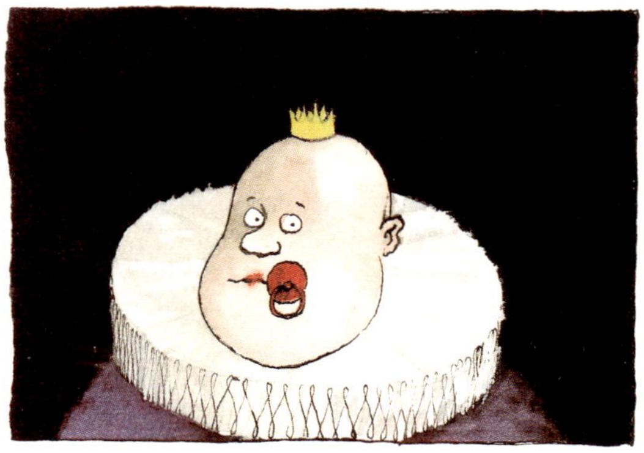

Leider ist die Prinzessin, die er entführt hat, noch nicht in dem Alter,

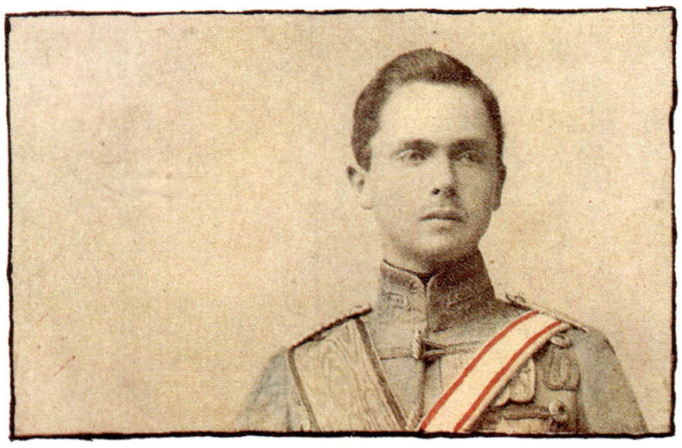

in dem man mit dem Interesse von Prinzen rechnen kann.

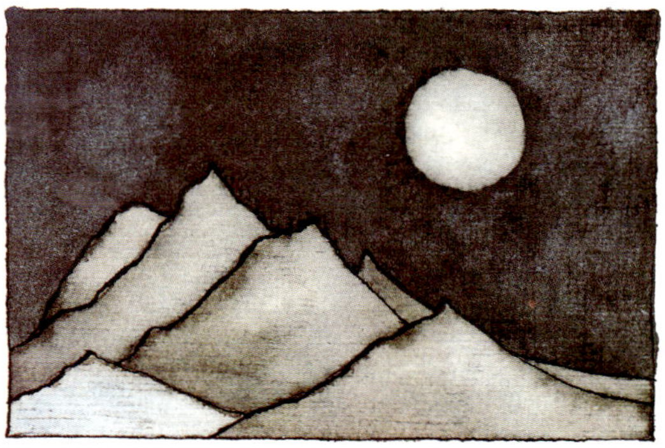

Wenn der Drache nichts falsch gemacht hat, ist anzunehmen, daß beide noch warten.

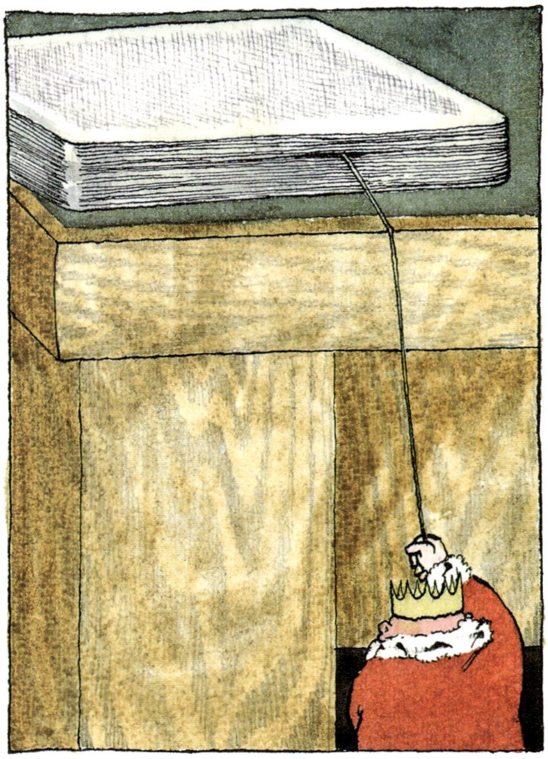

Es gelang einmal einem Pik-König, sich unbemerkt aus einem Spiel zu entfernen.

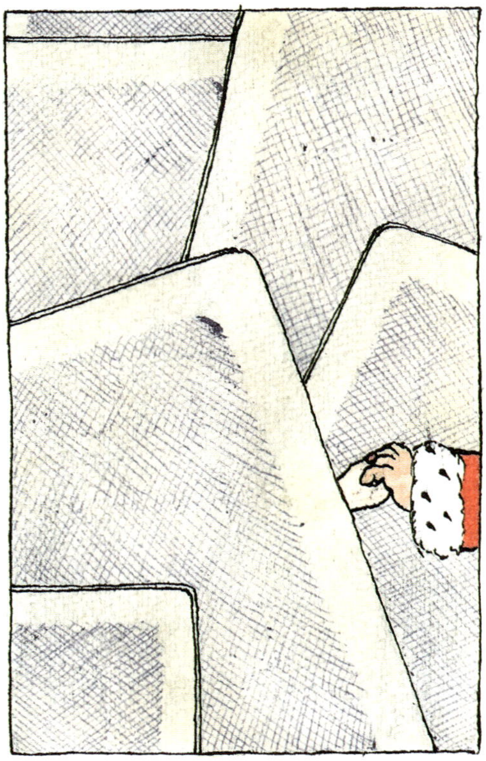

Mittels eines Kartentricks befreite er auch seine Geliebte, eine Karo-Dame, aus ihren Banden.

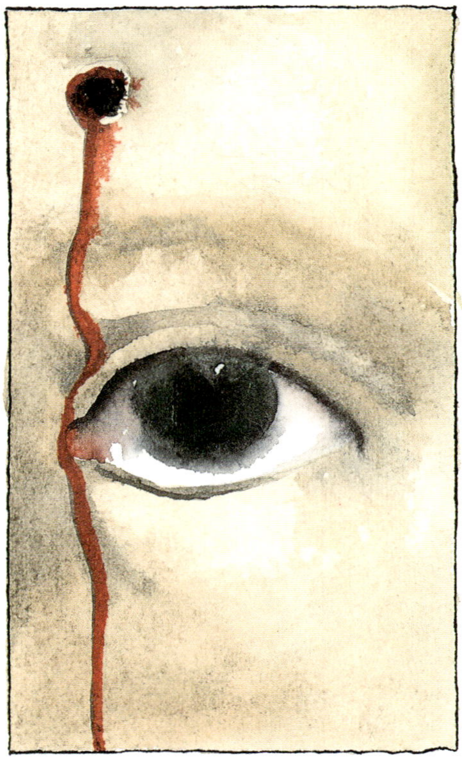

Es kümmerte sie wenig, daß ein Spieler in Verdacht geriet und von einem schnellen Tod ereilt wurde,

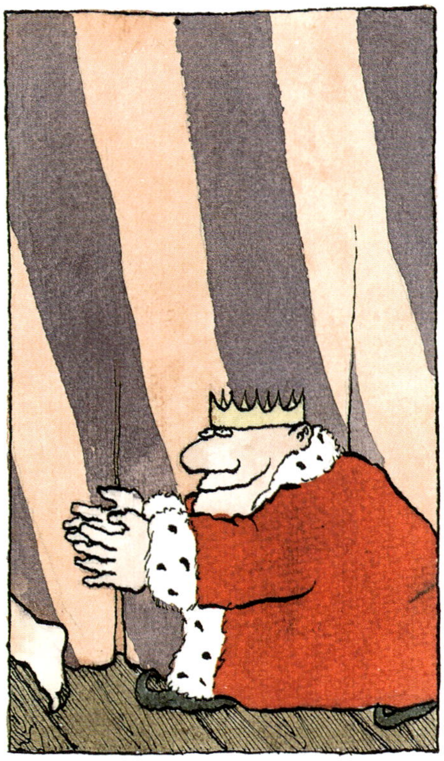

vielmehr verschwanden sie und führten ein lockeres Leben

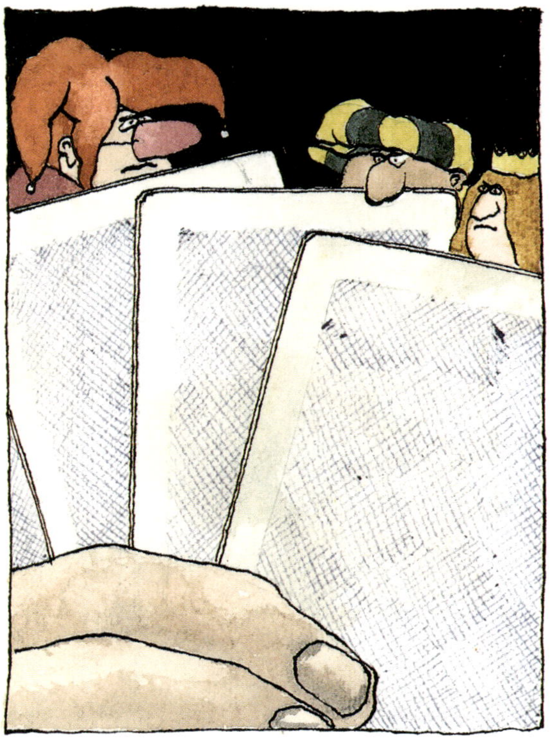

an stets wechselnden Plätzen, denn man suchte nach ihnen.

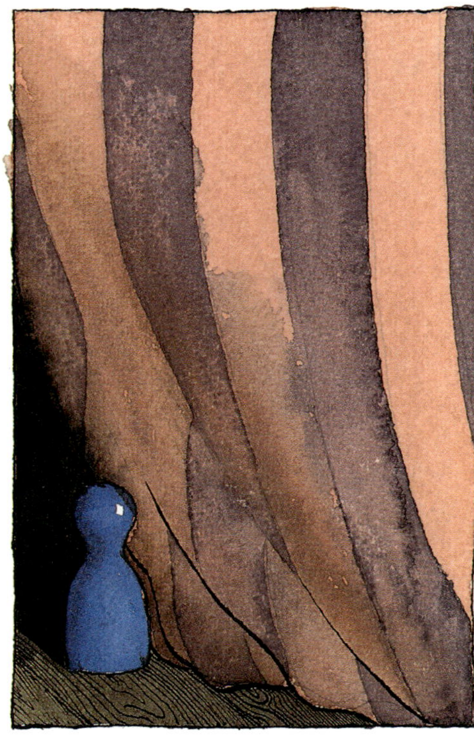

Allein ihr Glück war nicht von langer Dauer: von einem Kegel eines Kinderspiels verraten,

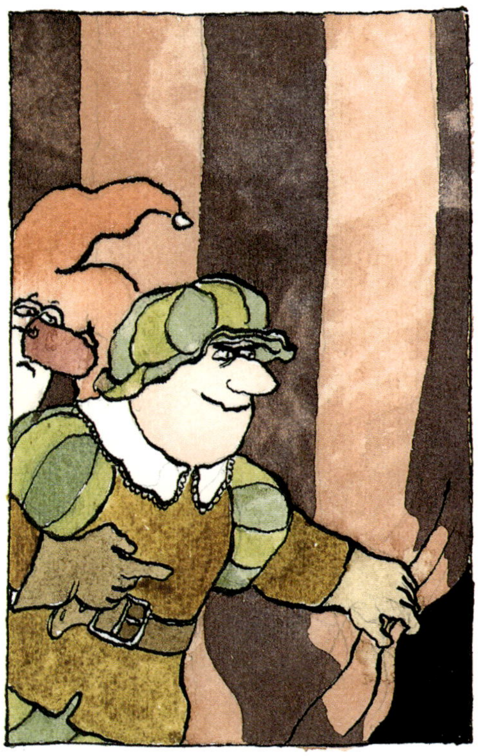

wurden sie der Häscher leichte Beute.

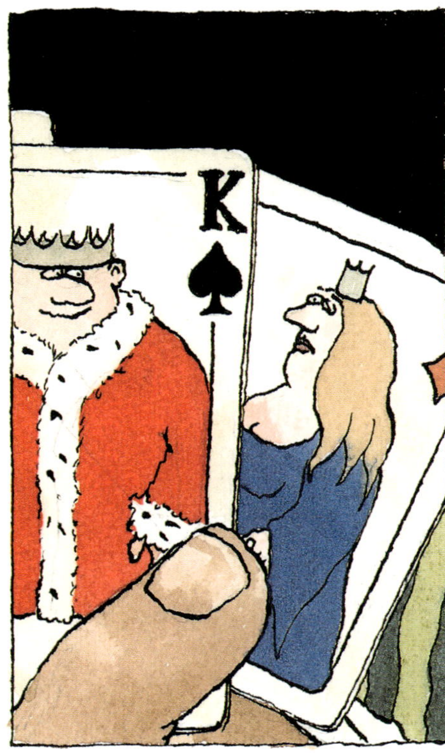

Seither sehen sich die beiden nur noch selten, beim Bridge.

ES WAR EINMAL

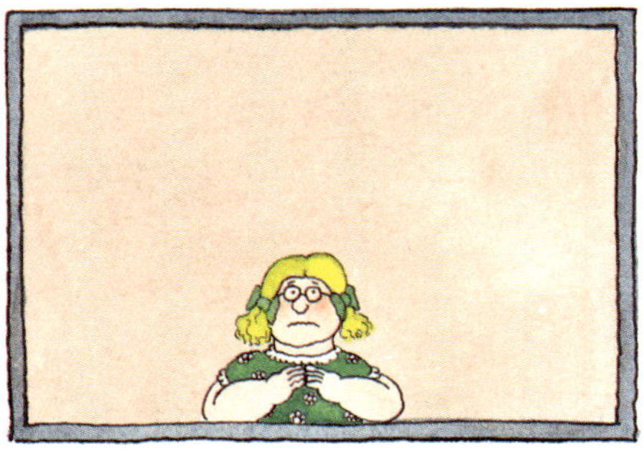

Es war einmal ein süßes kleines Mädchen,
das fürchtete sich, wenn es allein war, sehr vor...

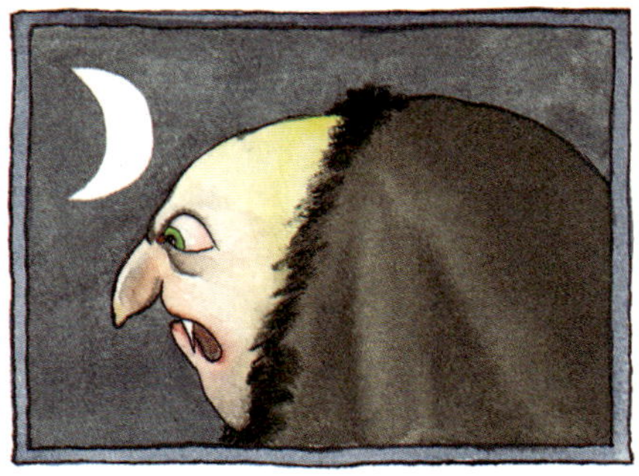

.....Vampiren,...

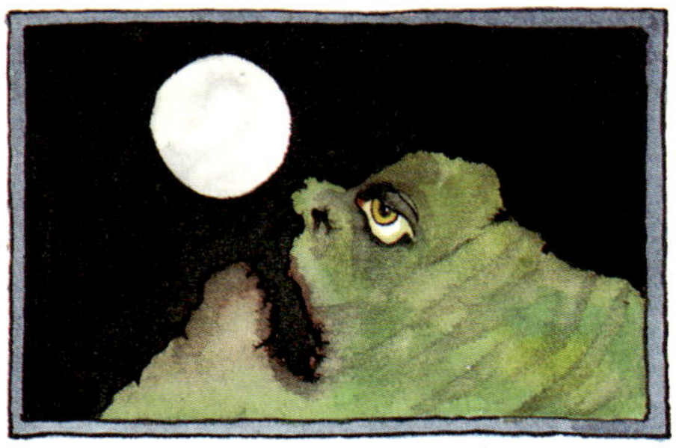

...Ghouls,...

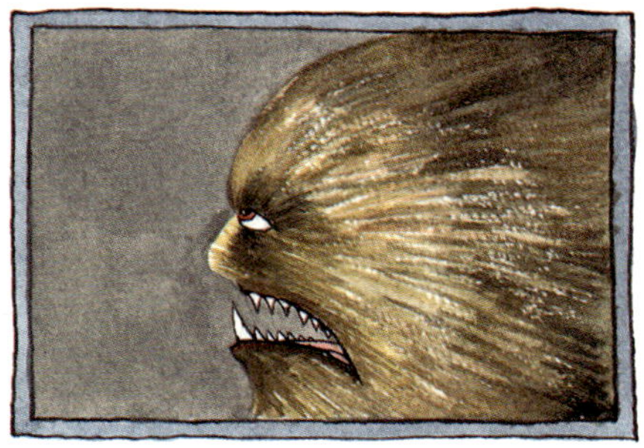

... Werwölfen,...

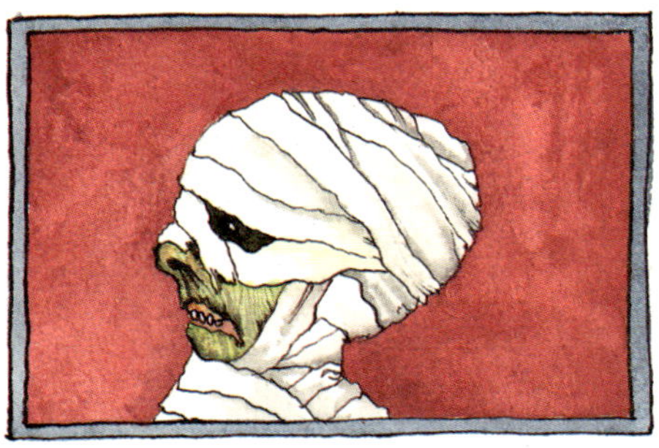

... Mumien,...

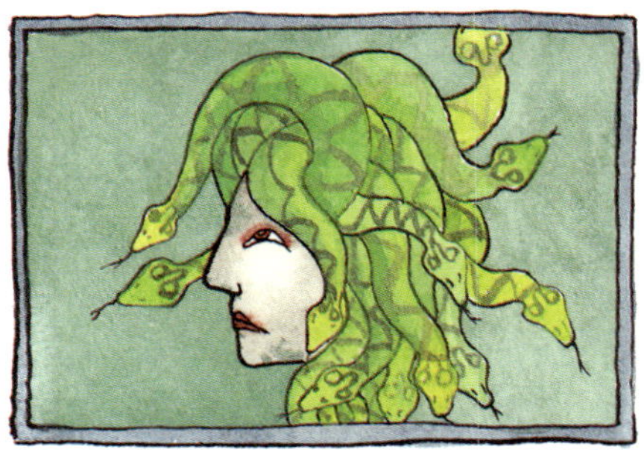

... Medusen...

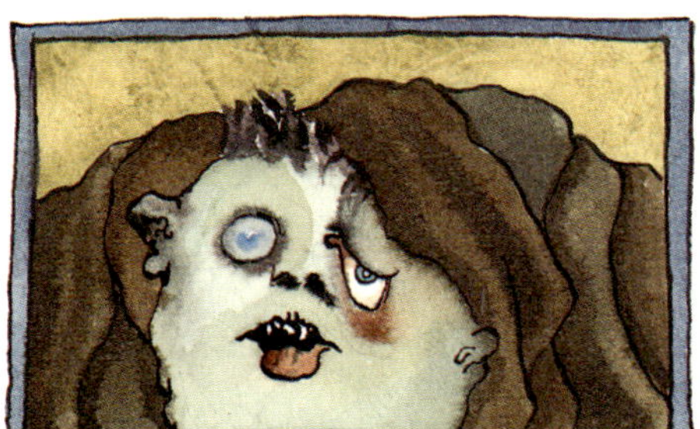

... und Glöcknern.

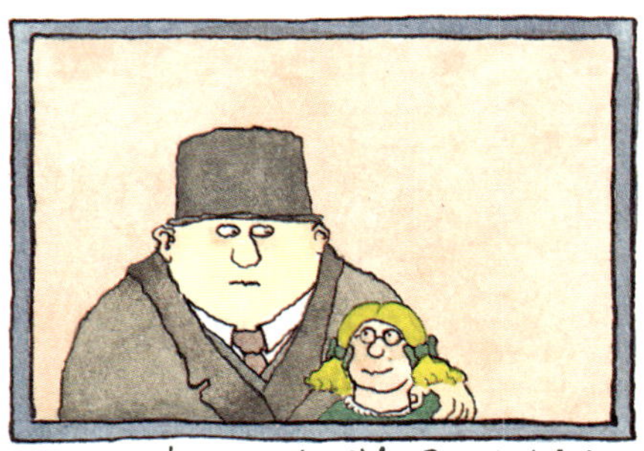

Aber jetzt war ja der liebe Onkel dabei..

DER TOD UND DER KNABE

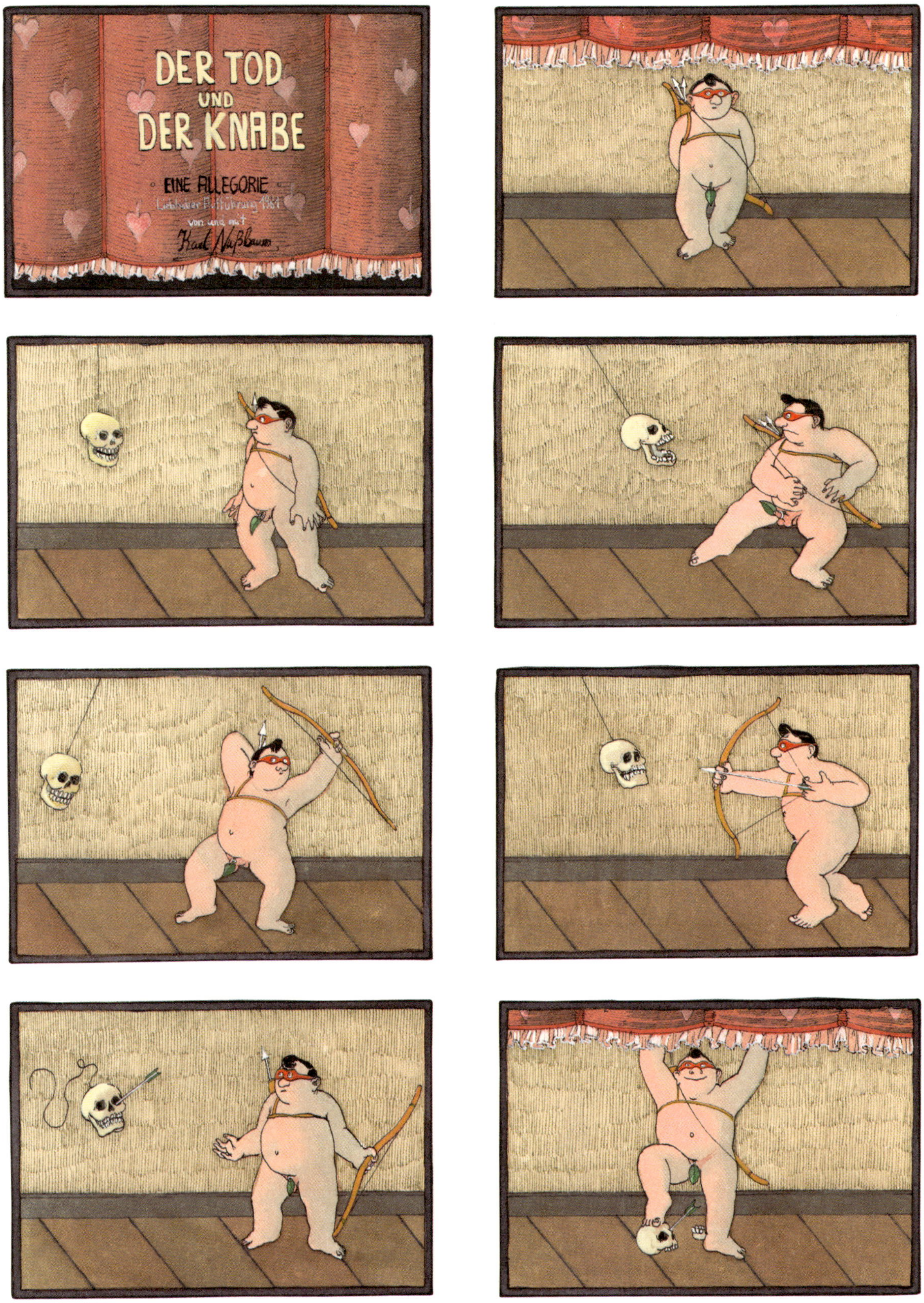

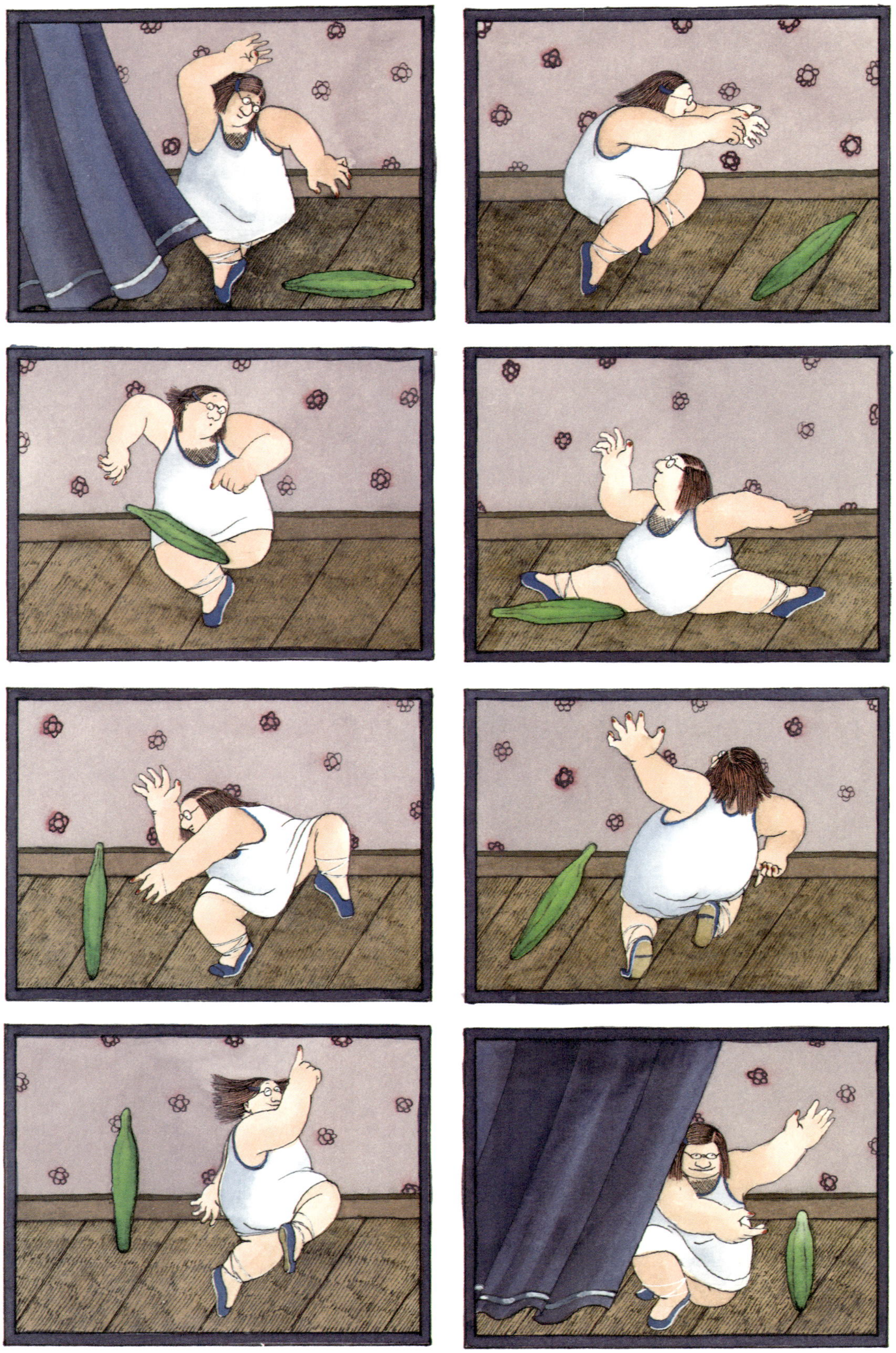

Der Abend wäre mit Sicherheit eine herbe Enttäuschung geworden, hätte Elvira nicht ihren berühmten Tanz mit der Salatgurke aufgeführt.

ET IN ARCADIA

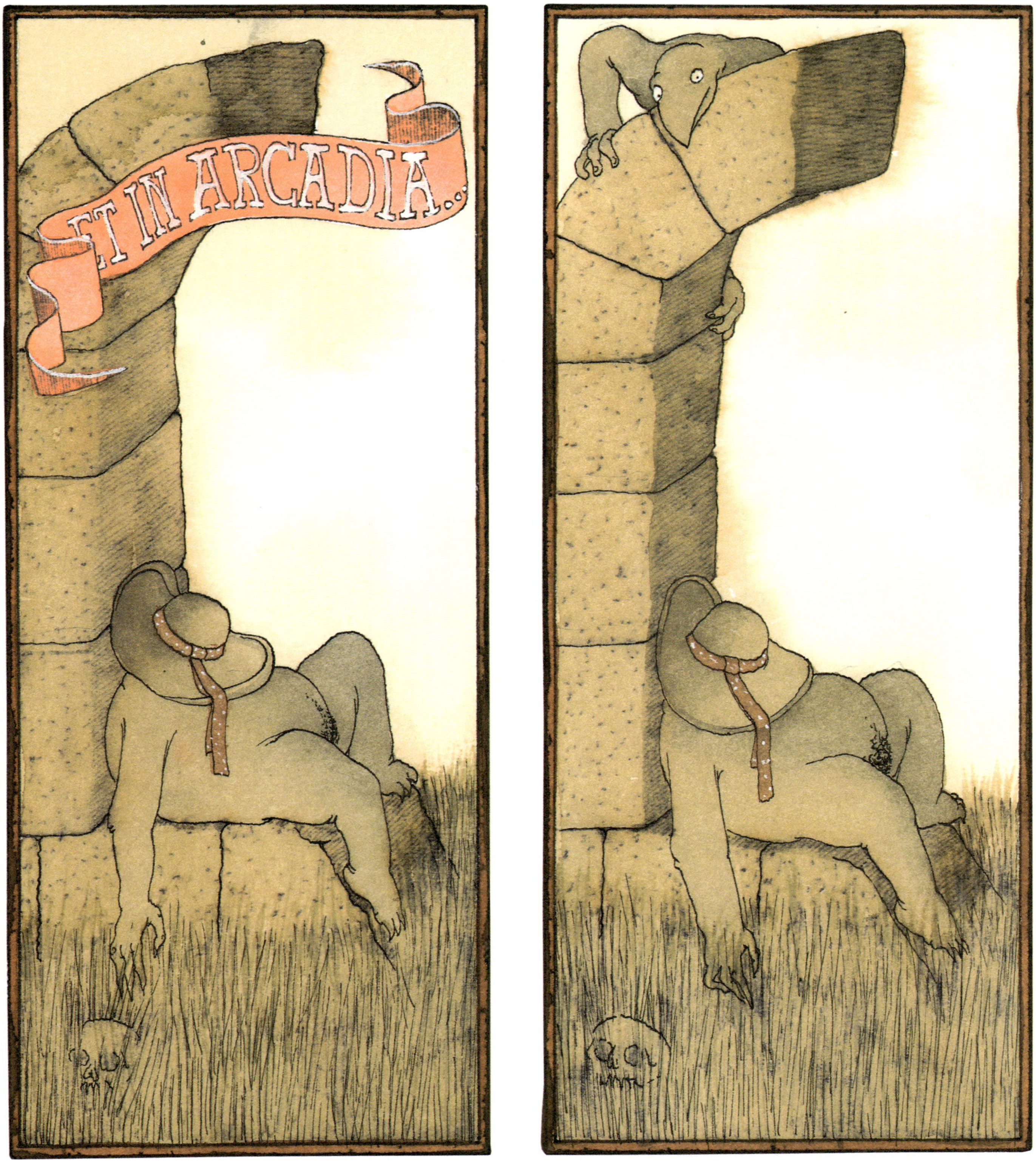

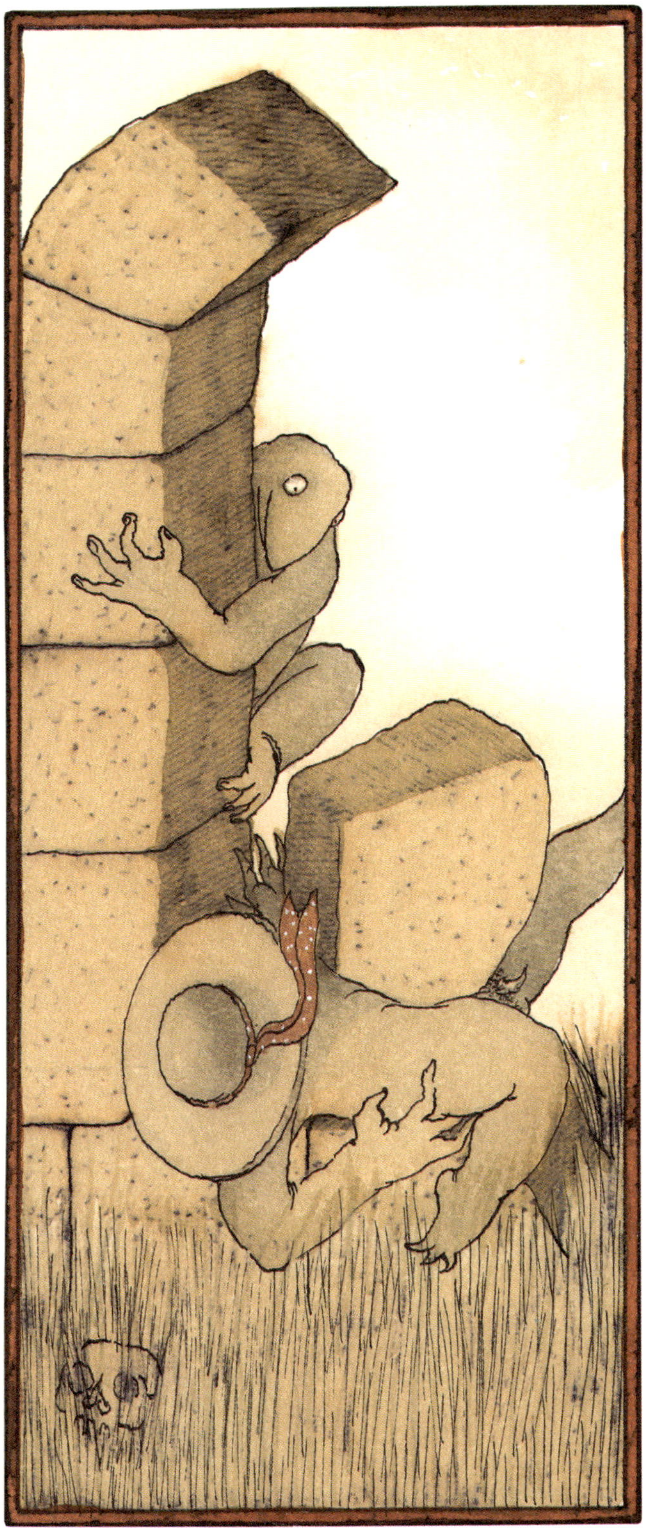

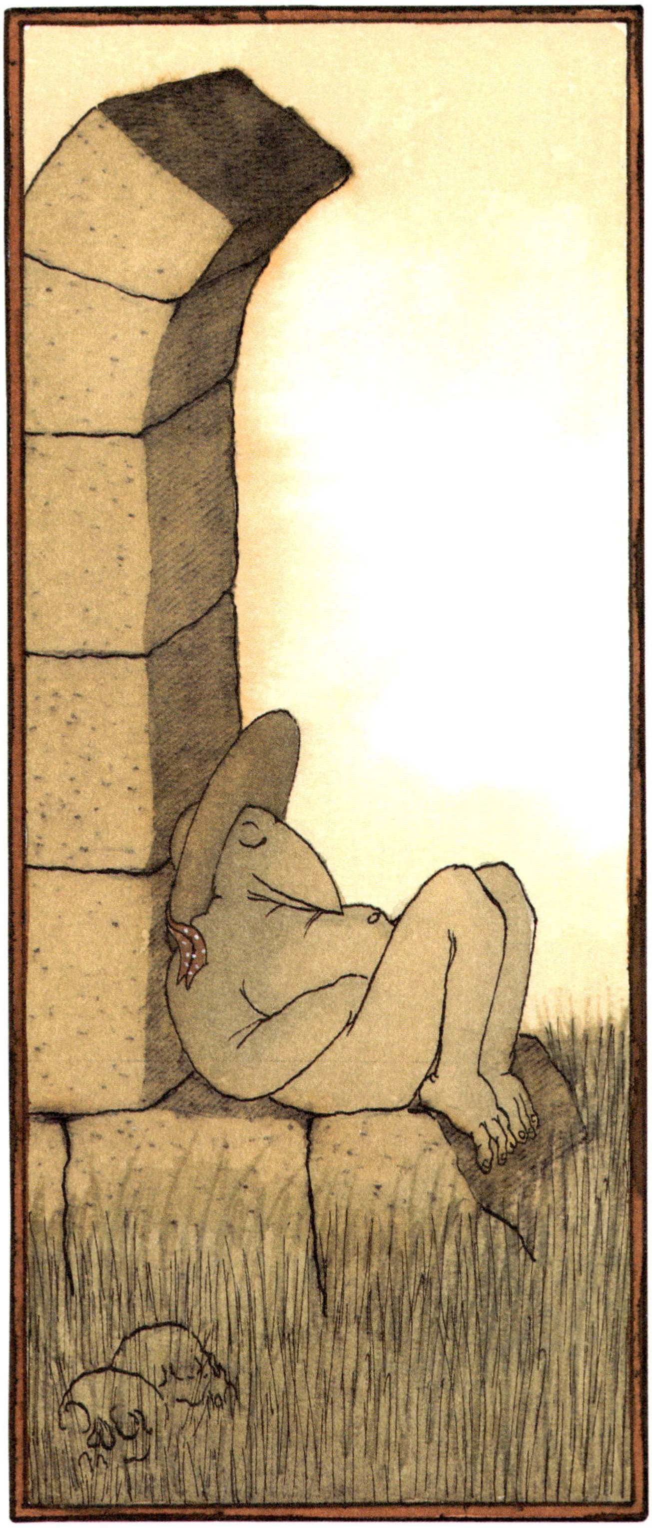

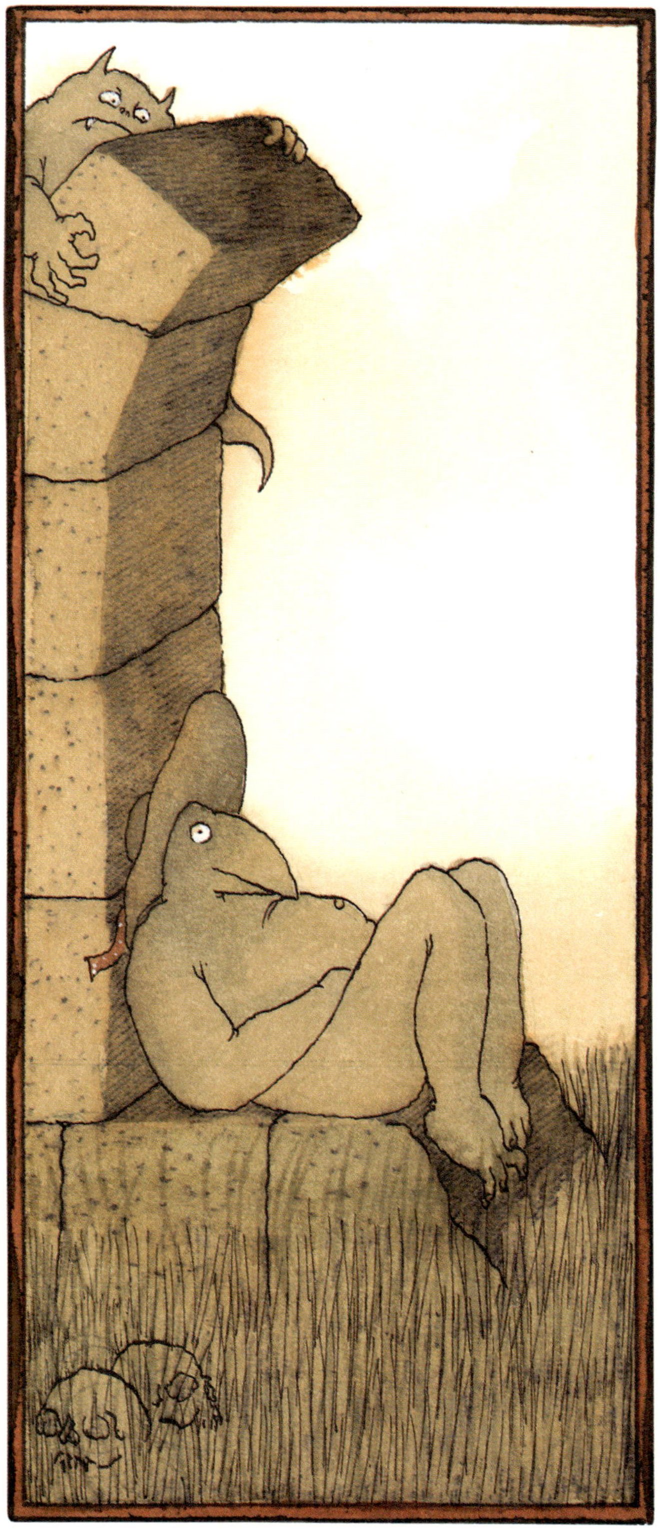

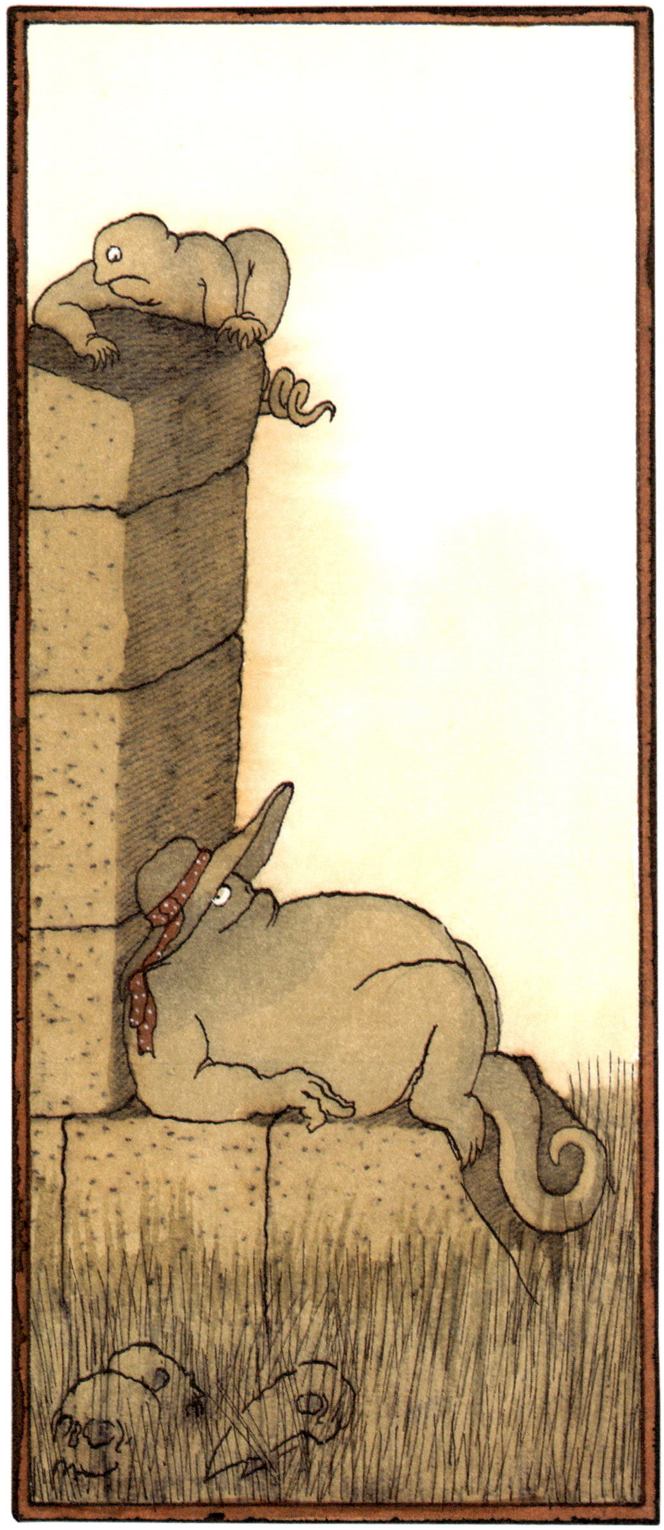

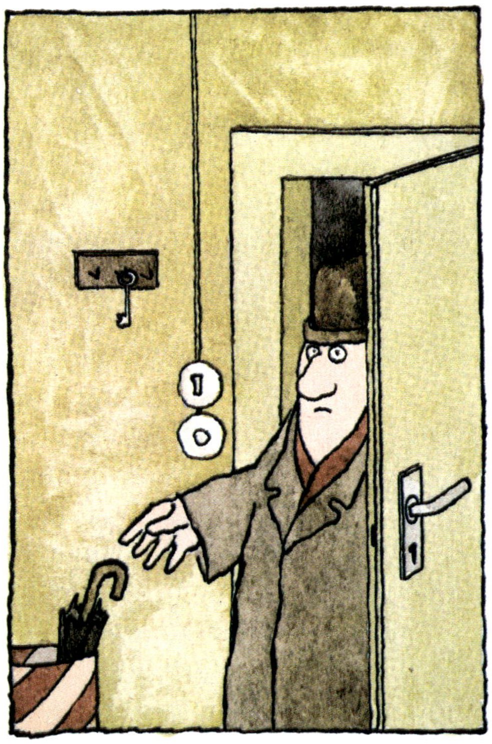

Als der Junggeselle Gustav Sandhaus eines Abends in seine Wohnung zurückkehrte, überraschte ihn ein ungewohnter Anblick:

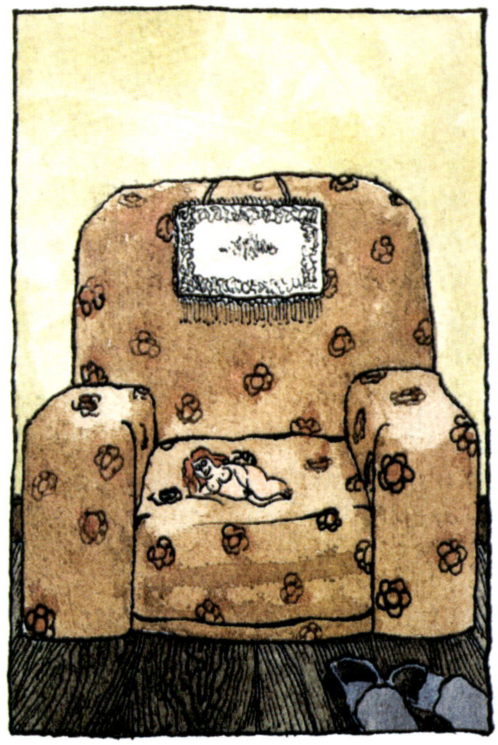

Auf seinem Sessel lag ein kleiner Akt von vollendeter Schönheit und begrüßte ihn freundlich.

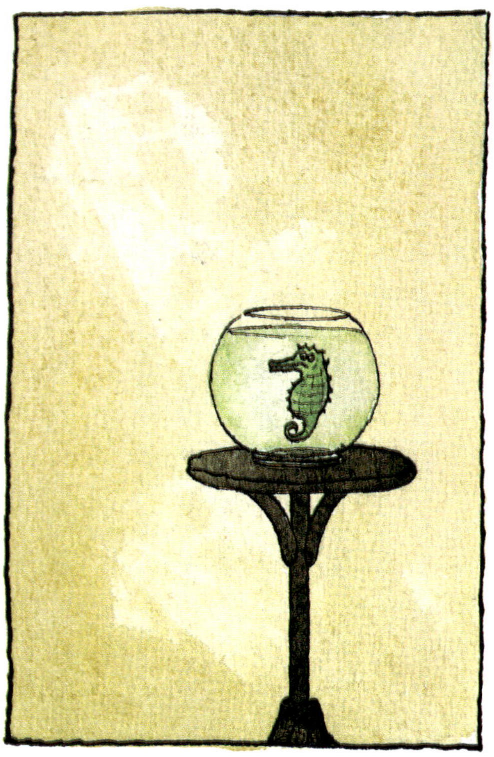

Sandhaus, dessen Zuneigung bisher einzig seinem Seepferdchen gegolten hatte, verliebte sich augenblicklich.

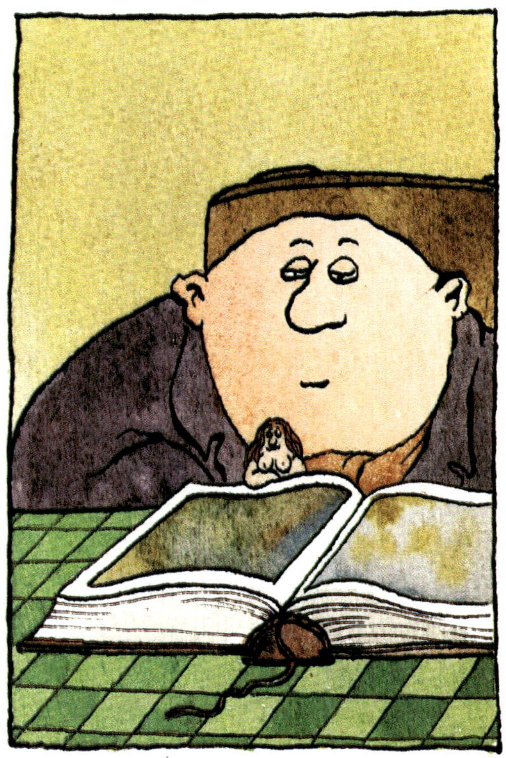

Nach zwei Wochen angespannter Aufmerksamkeit und verstohlener Zärtlichkeit war er sicher, daß seine Gefühle erwidert wurden.

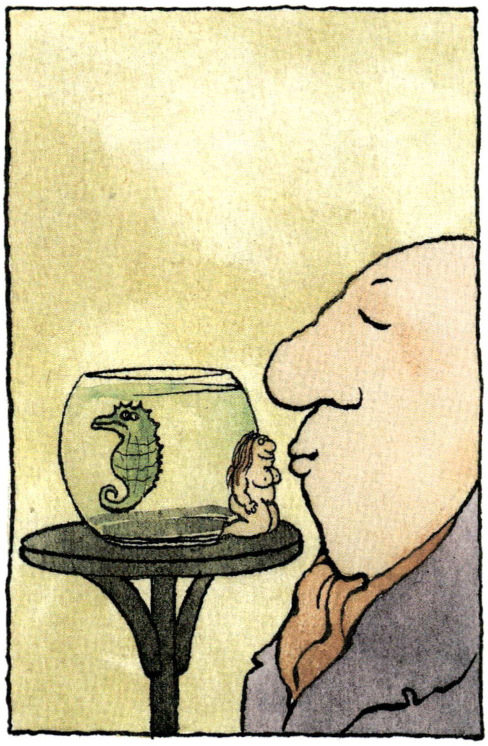

Eine zarte Bindung entstand, ungetrübt durch das Wissen beider, um die Unmöglichkeit einer endgültigen Erfüllung.

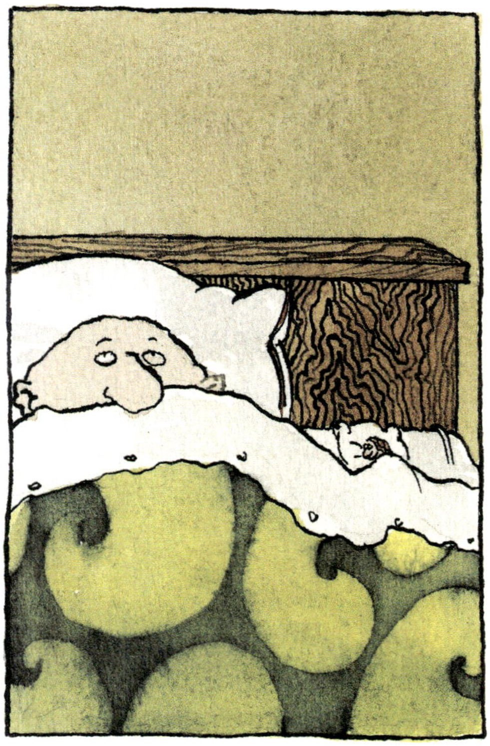

Ja, es schien Sandhaus, als sei dieser Verzicht geradezu Voraussetzung für die Beständigkeit ihrer Gefühle geworden.

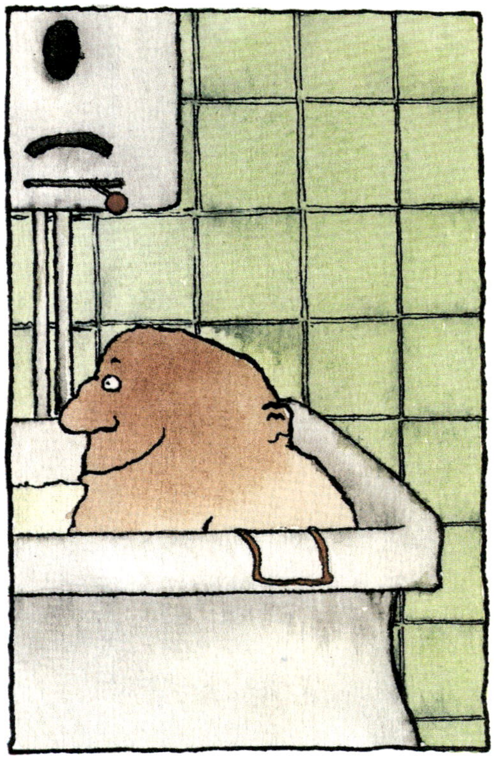

Er machte sich die Mühe, ihr kleine Kleider zu nähen, er badete sie und nannte sie seinen lieben kleinen Akt.

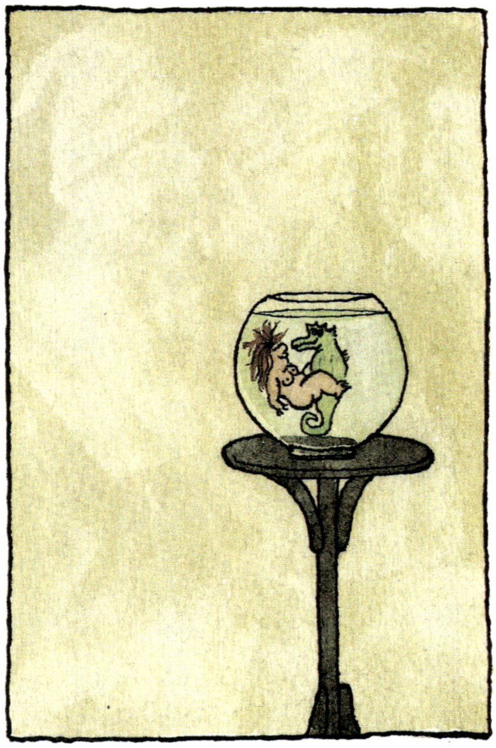

Ohne daß sein Glück je getrübt worden wäre, lebten beide glücklich bis ans Ende ihrer Tage.

AUS HEINRICH HEINE
RELIGION UND PHILOSOPHIE IN DEUTSCHLAND

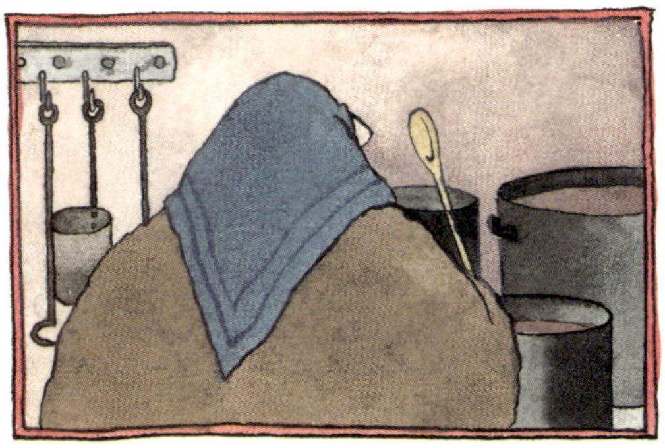

Eine Magd hatte jahrelang einen unsichtbaren Hausgeist bei sich am Herde sitzen,

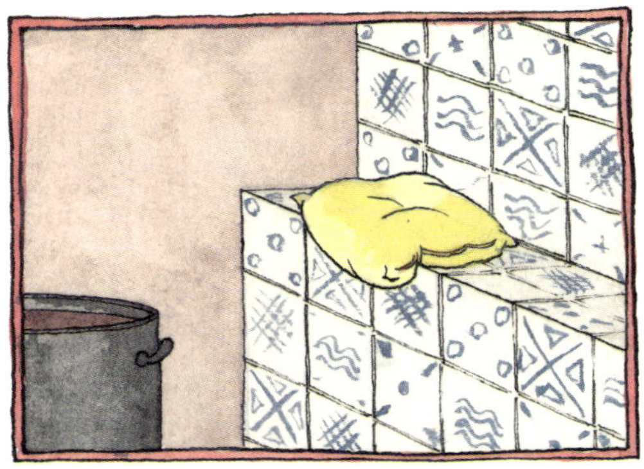

wo sie ihm ein eigenes Stättchen eingeräumt und wo sie sich die langen Winterabende hindurch mit ihm unterhielt.

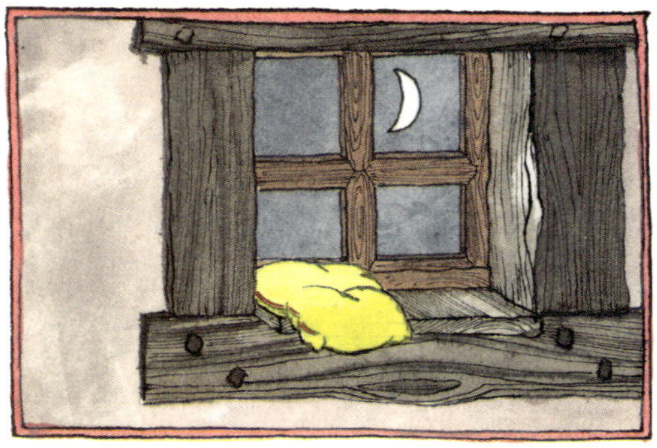

Nun bat einmal die Magd das Heinzchen, denn also hieß sie den Geist, er solle sich doch einmal sehen lassen, wie er von Natur gestaltet sei.

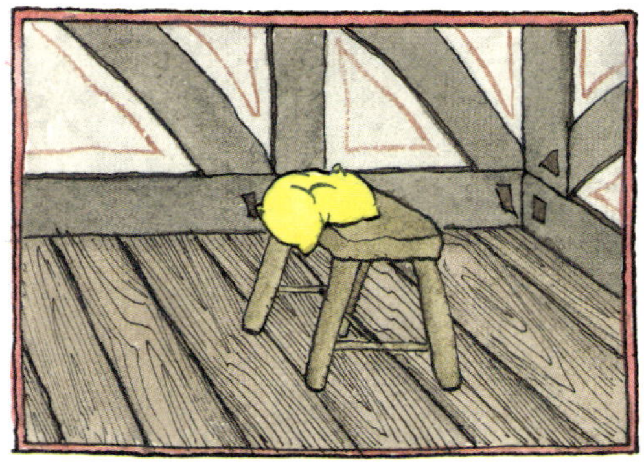

Aber das Heinzchen weigerte sich dessen.

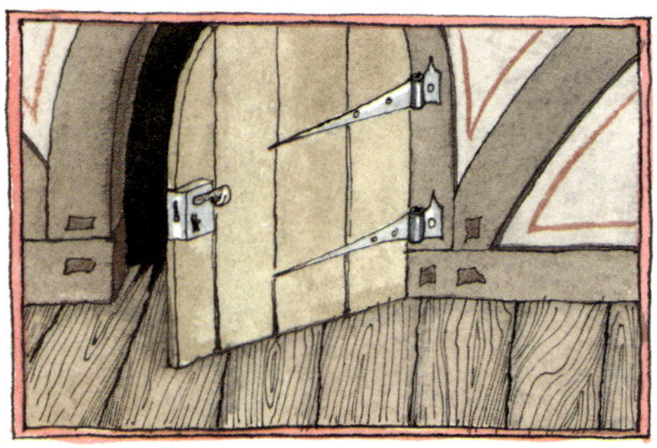

Endlich aber willigte es ein und sagte, sie möchte in den Keller hinabgehen, dort sollte sie ihn sehen.

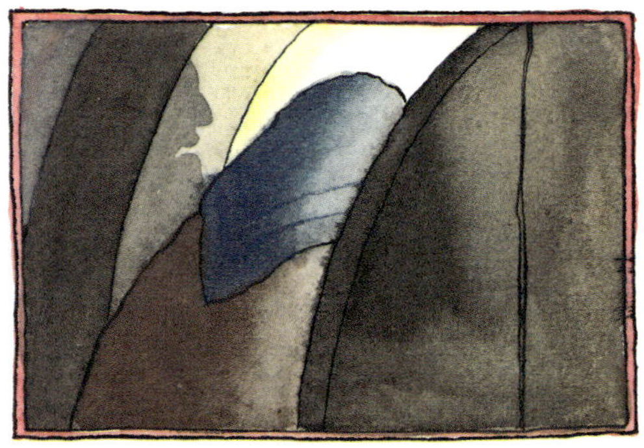

Da nimmt die Magd ein Licht, steigt hinab in den Keller und dort in einem offenen Faß...

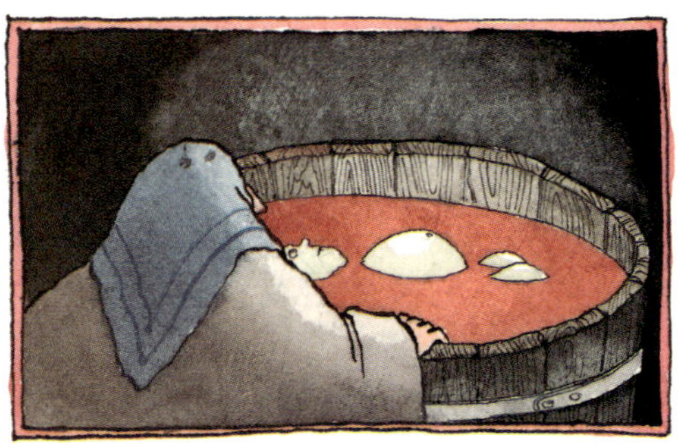

sieht sie ein totes Kindlein in seinem Blute schwimmen.

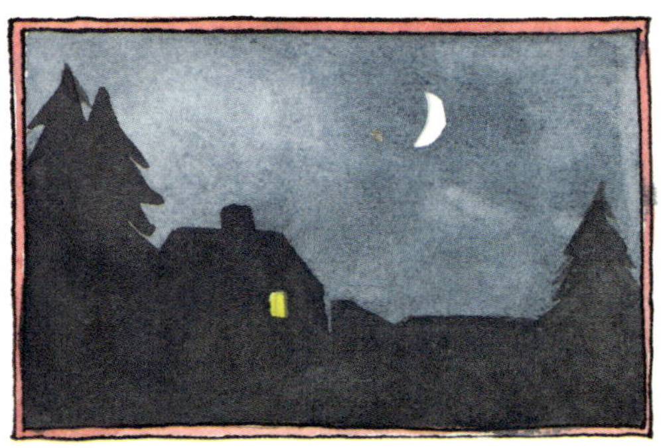

Die Magd hatte aber vor vielen Jahren ein uneheliches Kind geboren und es heimlich ermordet und in ein Faß gesteckt.

EINE URLAUBSBEKANNTSCHAFT

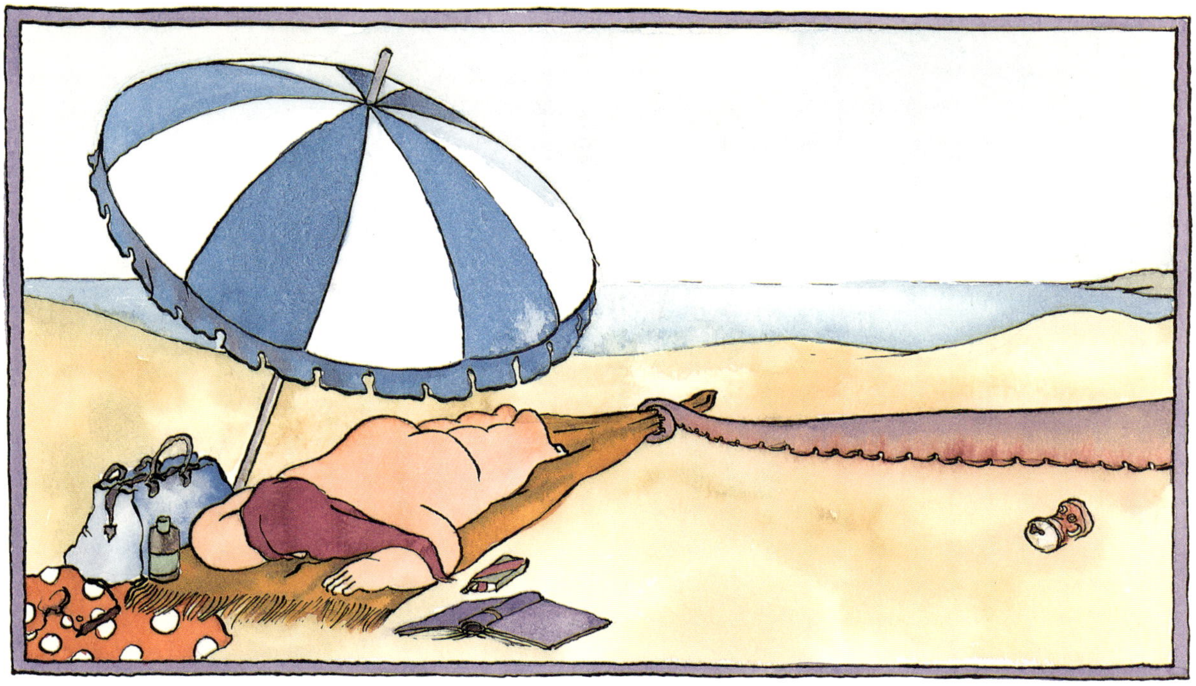

Gleich bei ihrer ersten Begegnung war Else von Albrechts Charme sehr eingenommen.

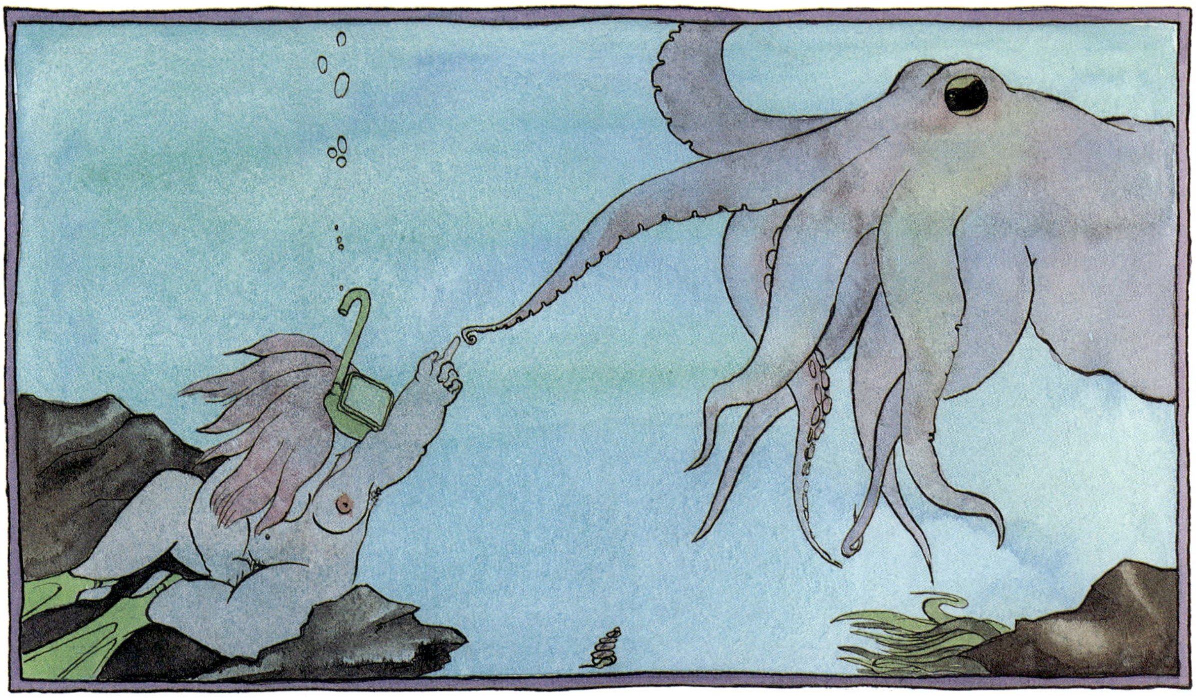

Er war so humorvoll.

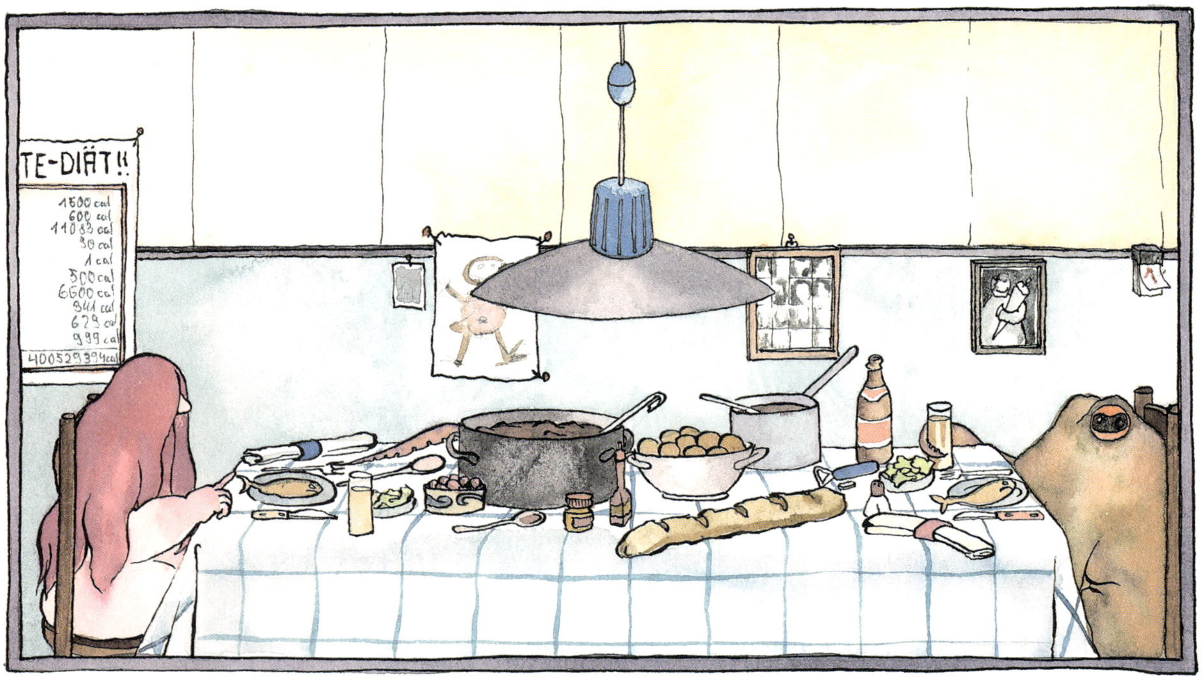

Beim Essen erwies er sich als außerordentlich aufmerksam.

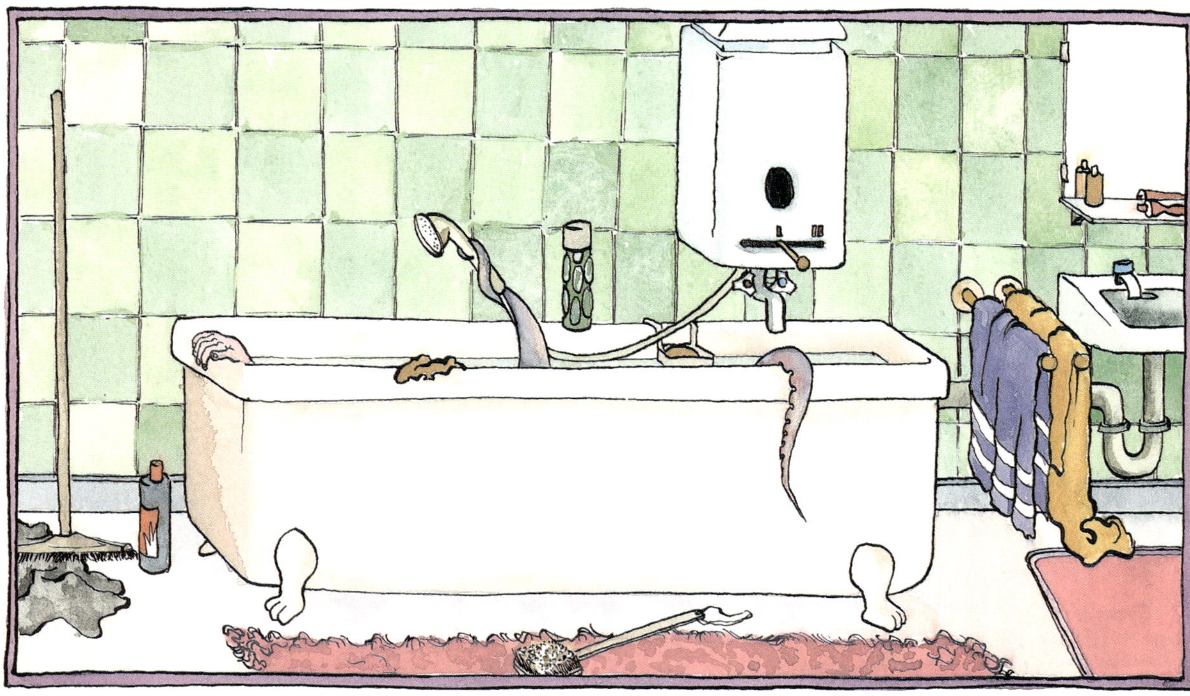

Dies galt auch für das anschließende Bad.

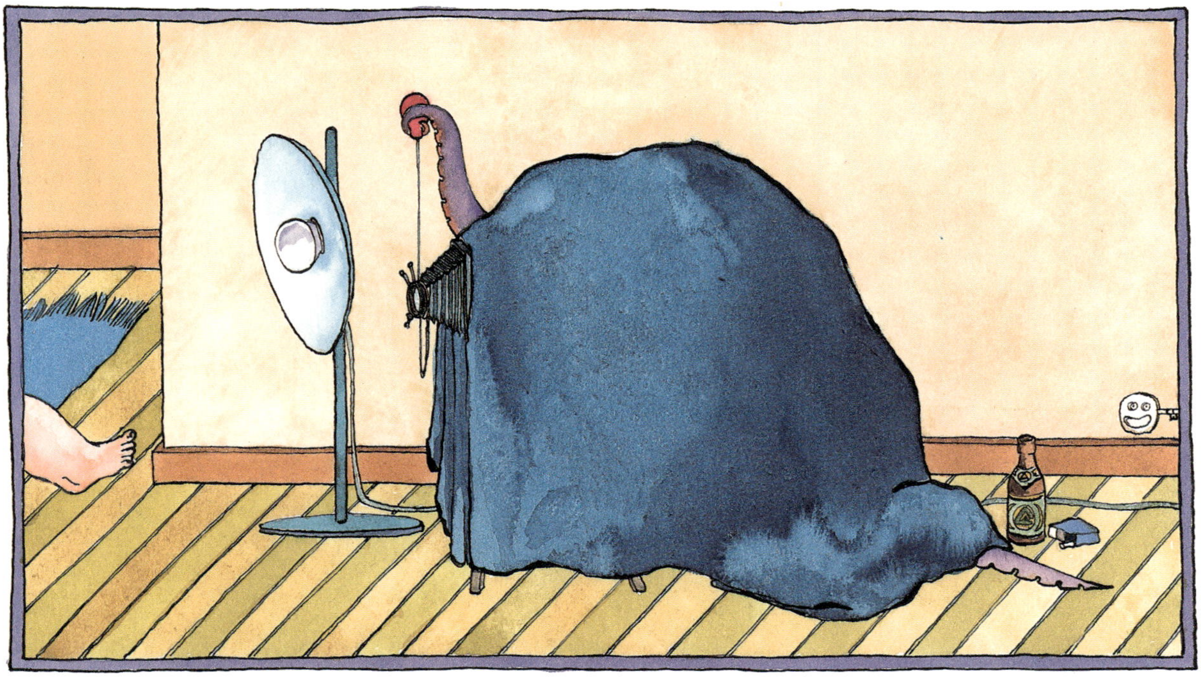

Man verlebte einen wunderschönen Tag.

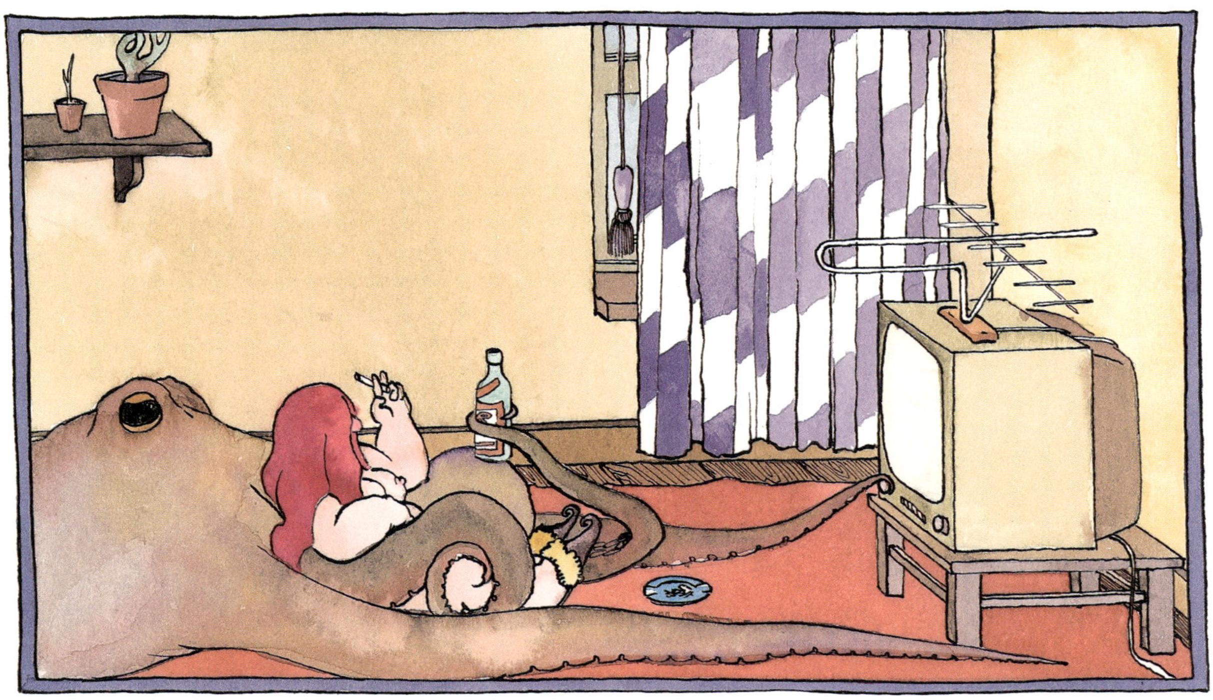

Mit Albrecht machte sogar Fernsehen Spaß.

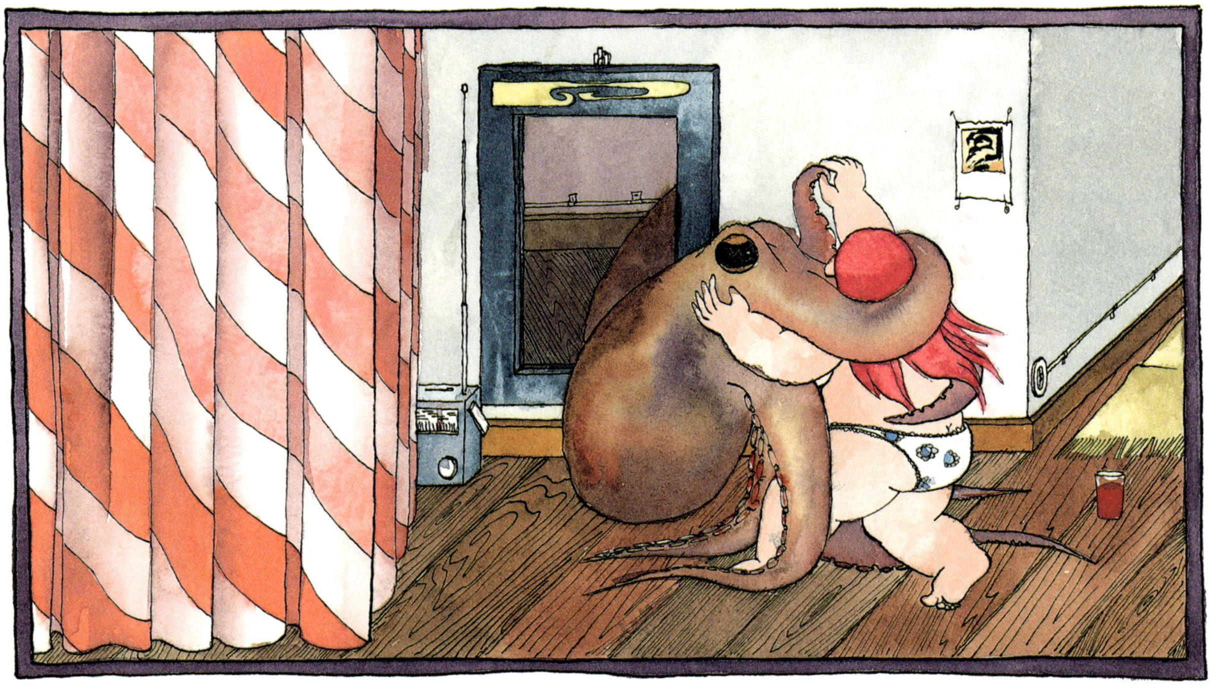

Hinzu kam sein untrüglicher Sinn für Romantik,

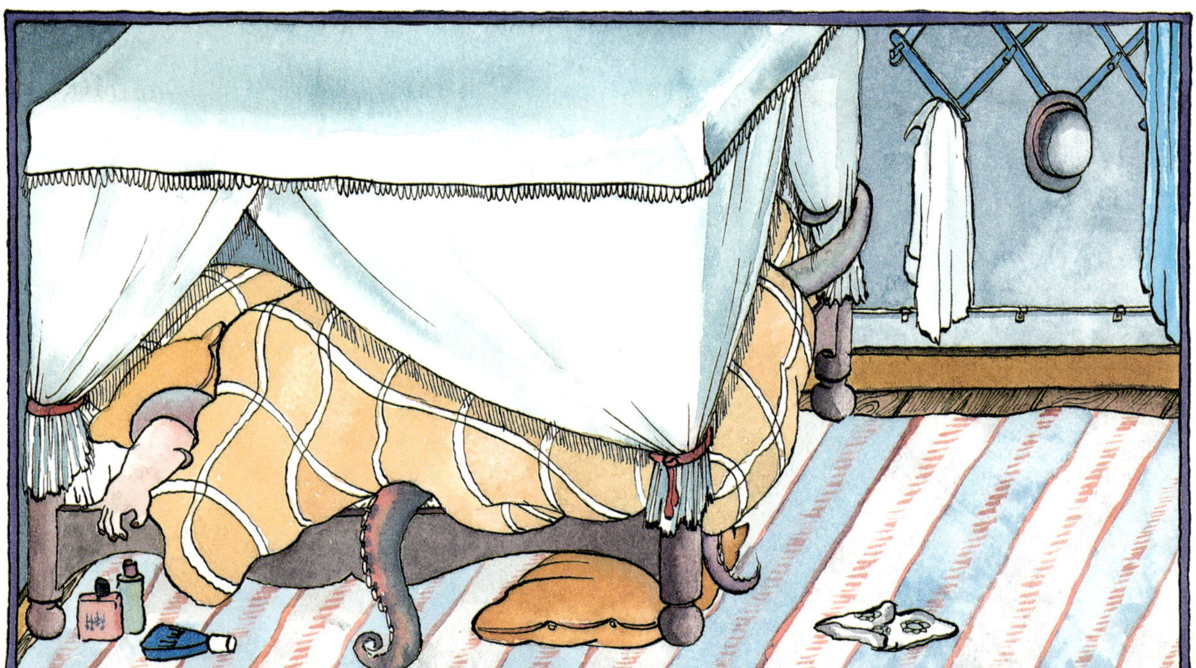

der ihn schlechterdings unwiderstehlich machte.

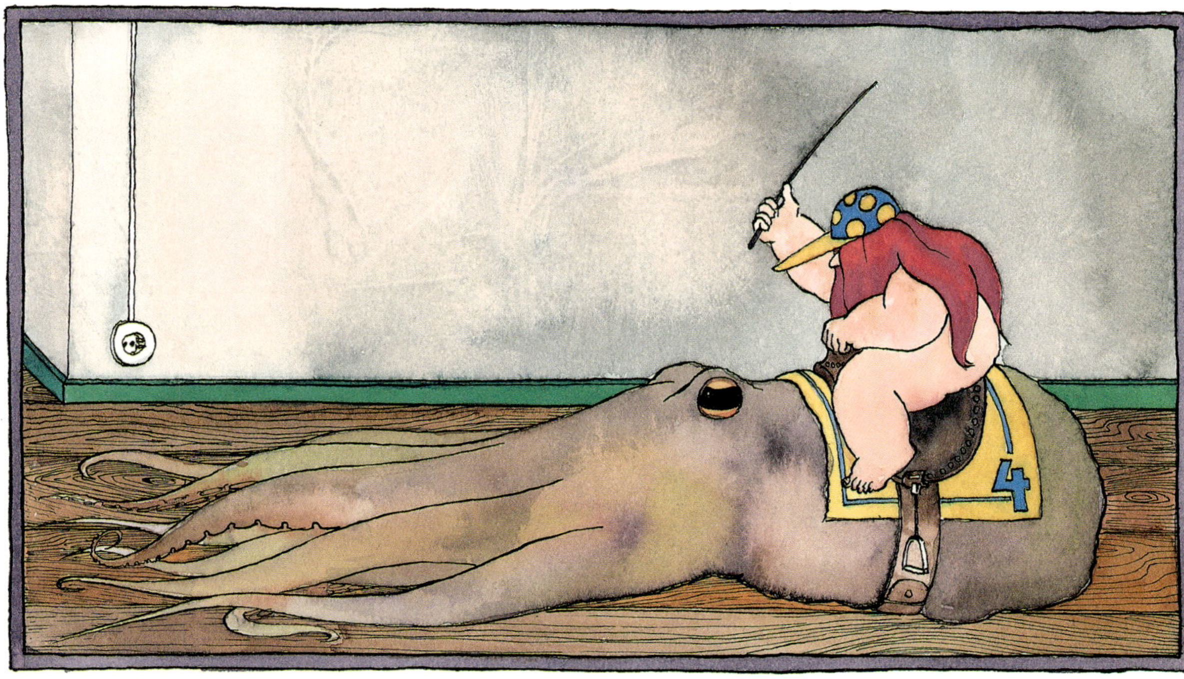

Dann hatte Else einen verrückten Einfall . . .

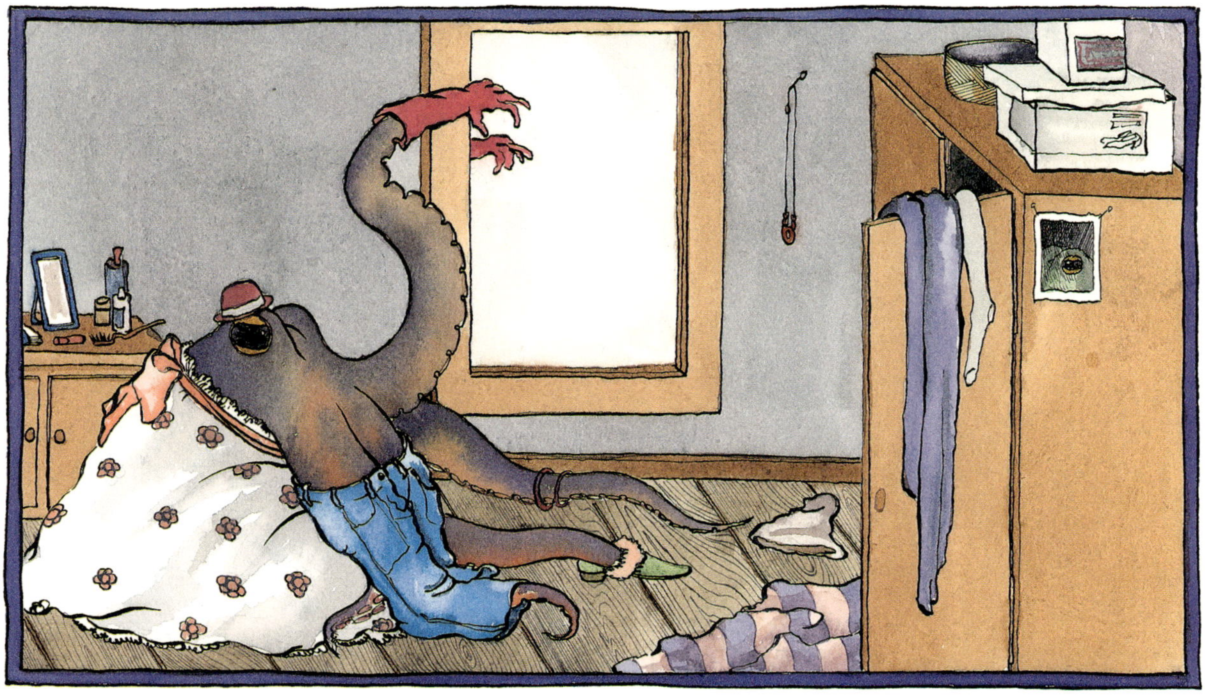

Albrecht auch.

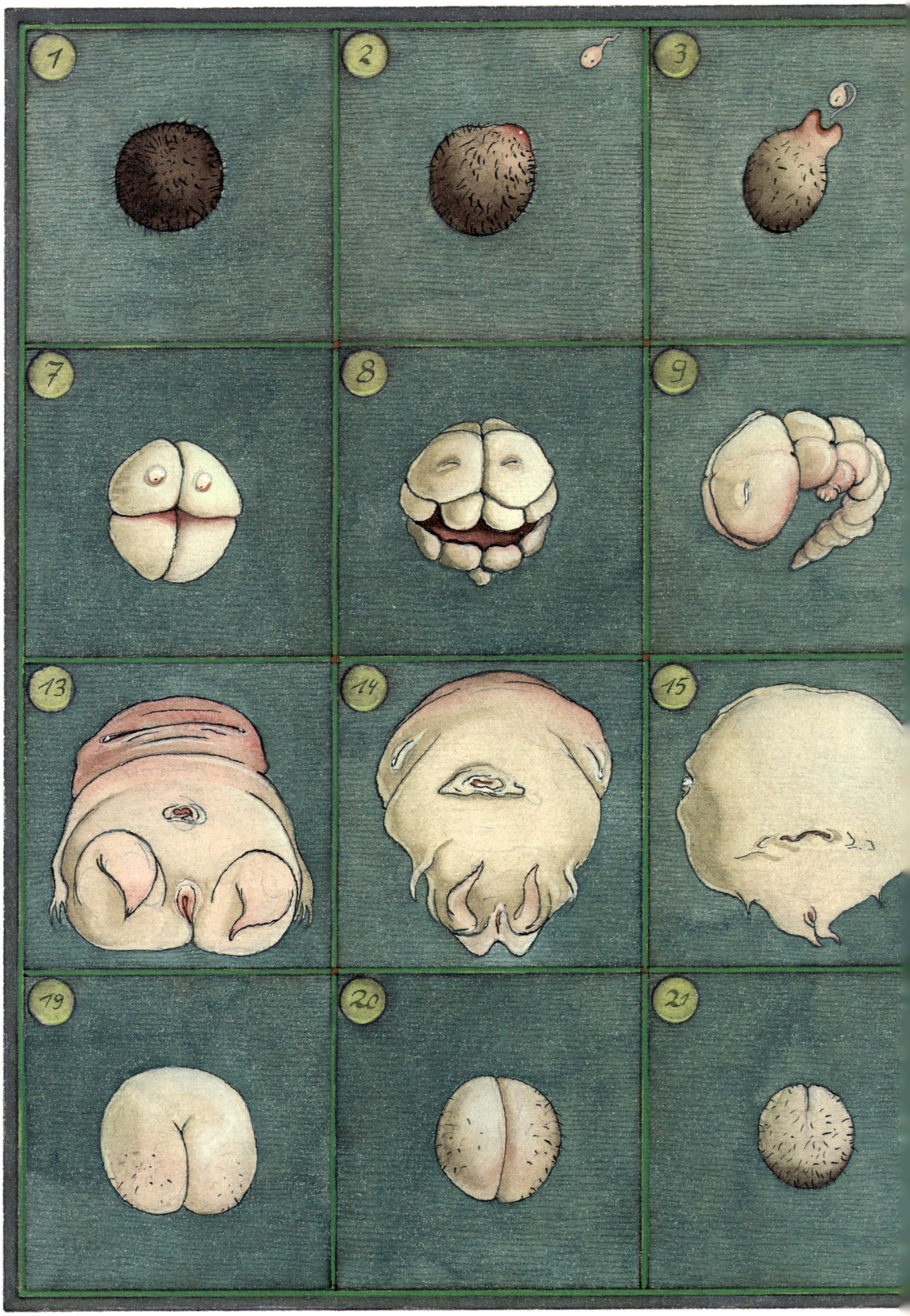
1
2
3
7
8
9
13
14
15
19
20
21

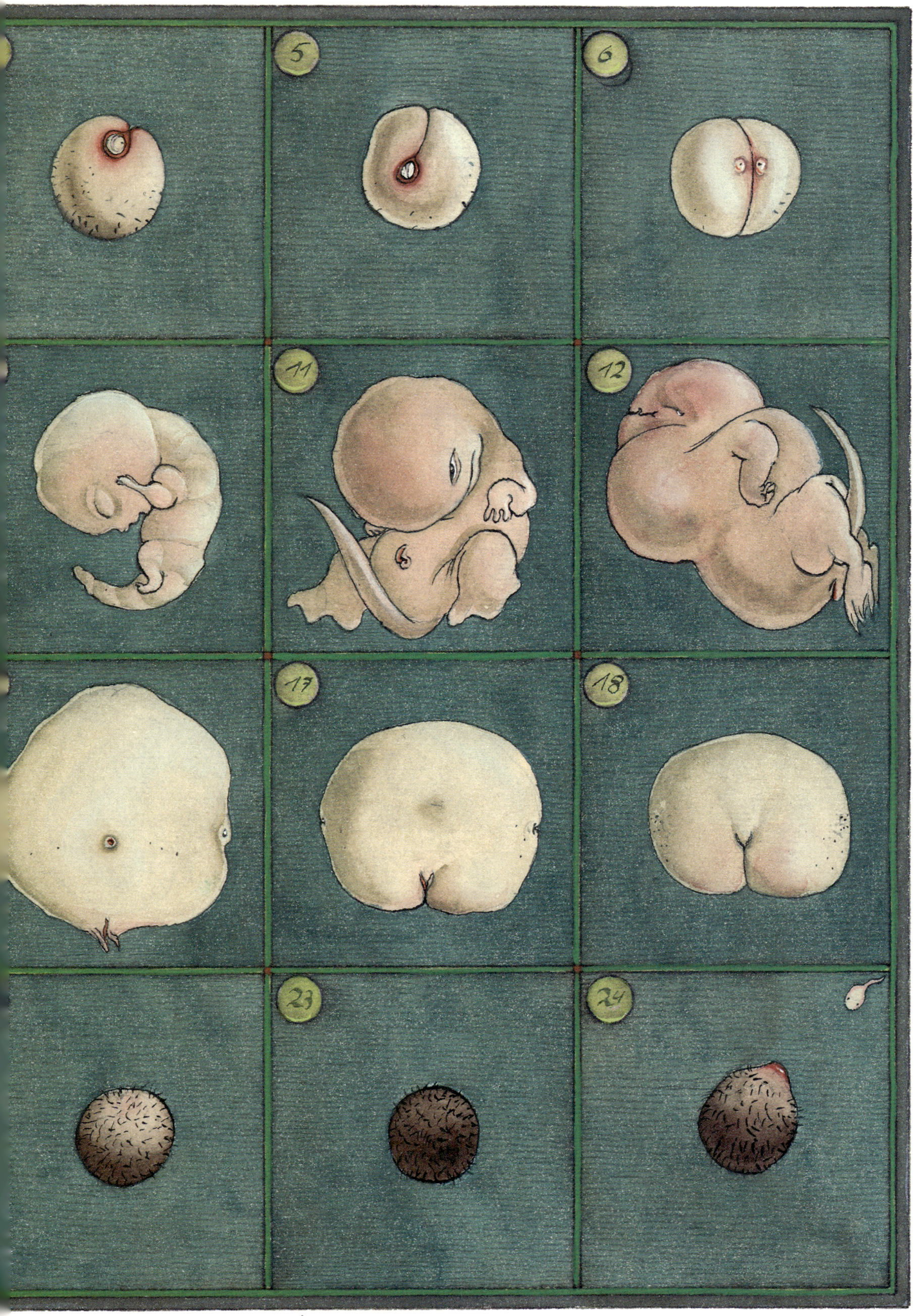
5
6
11
12
17
18
23
24

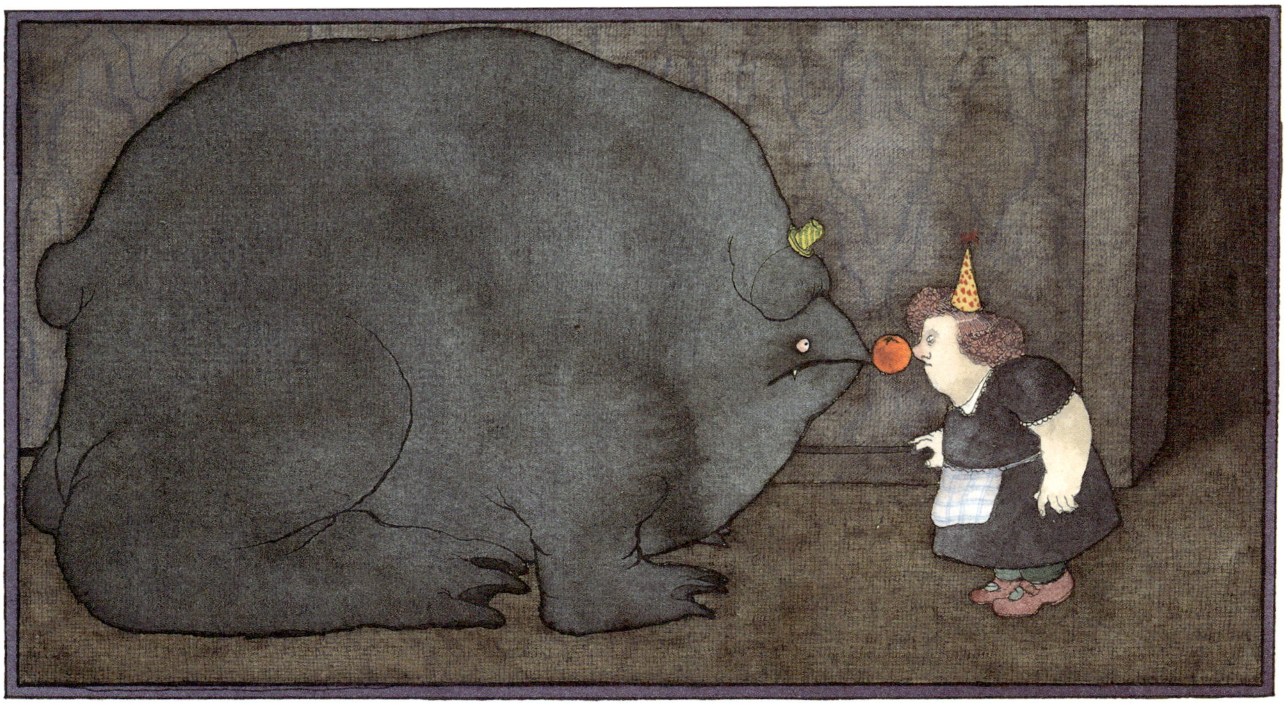

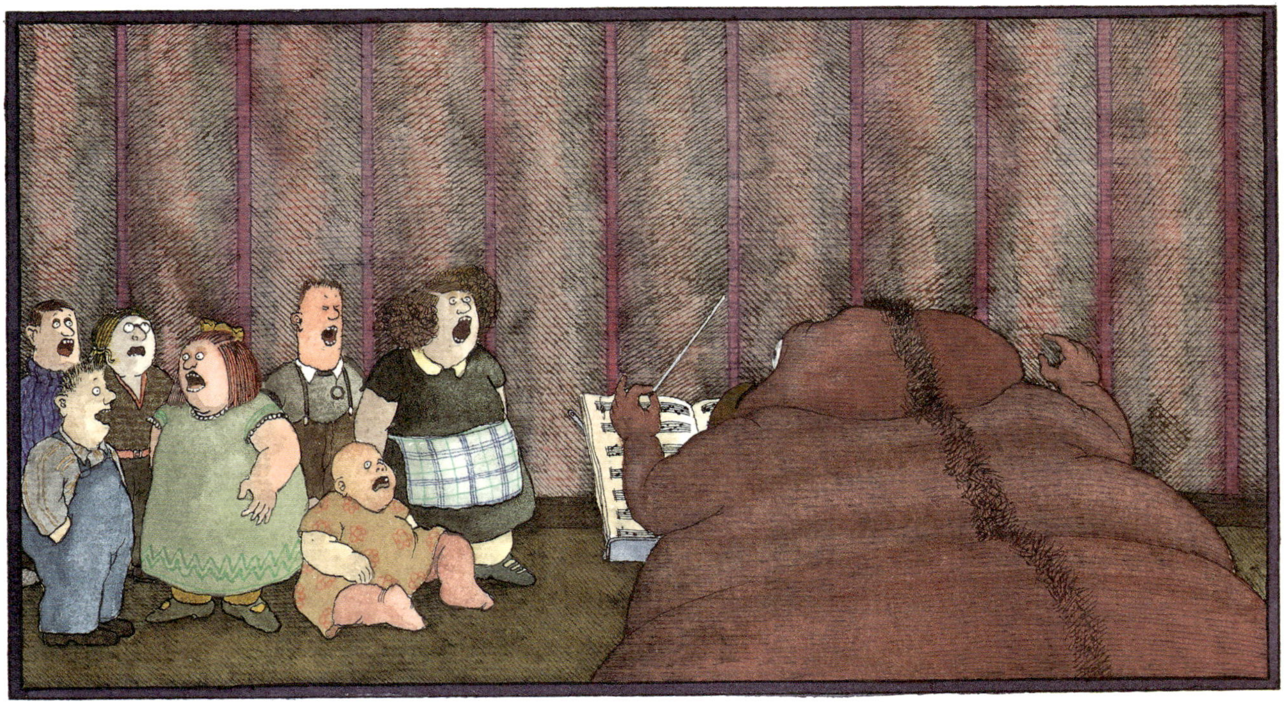

APFELSINENTANZ/GESANGSSTUNDE

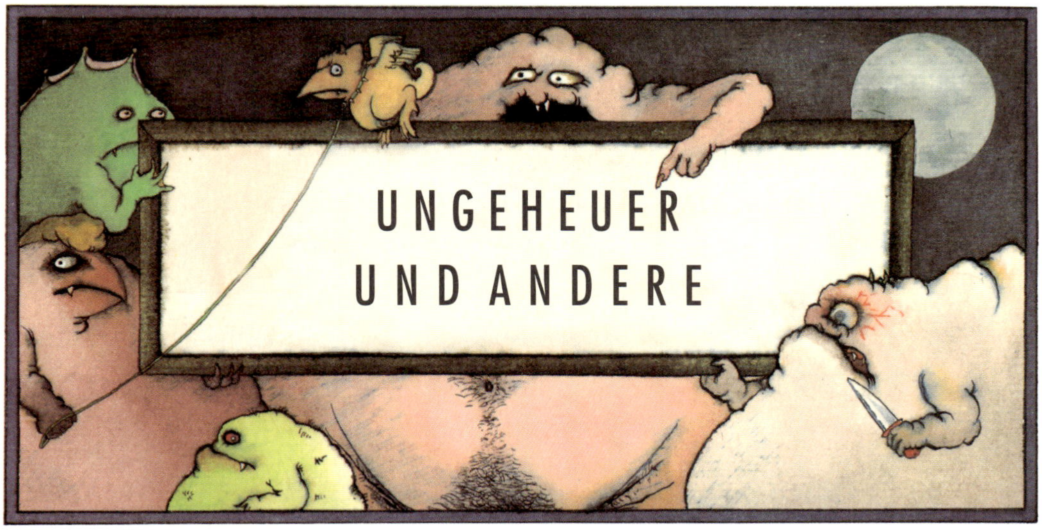

Ich lege Wert auf die Feststellung, kein Ungeheuer zu sein, sondern lediglich ein Unmensch.
G. de Rais d. J., „Gerichtsprotokolle"

Es war eine kolossale und grauenhafte Blasphemie, ein unsäglich verbotenes Ungeheuer mit infernalisch glühenden roten Augen, das in seinen skeletthaften Krallen einen lebenden Menschen umklammert hielt, dessen Kopf es, wie ein Kind, das sich an einer Zuckerstange gütlich tut, abknabberte.
H. P. Lovecraft, „Pickmans Modell"

Man sollte sich langsam daran gewöhnen, daß die überwiegende Zahl der Ungeheuer nicht im mindesten daran interessiert ist, irgend jemanden zu erschrecken.
Volksmund

Allein der dem Auge sichtbare Teil gemahnte in seiner Dimension an Ungeheuerliches.
Goethe, „Ungarische Reise"

Von der Warte des Ungeheuers aus ist jede angebliche Ähnlichkeit desselben mit gewissen Menschen anmaßend und irreführend.
Th. C. Ritscher, 1798

Wahrscheinlich empfanden die Ungeheuer das Auftauchen des Menschen als nachhaltige Störung ihrer Identität, was ihr anfänglich brüskes Verhalten ihm gegenüber erklären würde.
Theo Graf Lausnitz, „Über das zunehmende Verschwinden der Ungeheuer". Leipzig, o. J.

In einer Zeit, in der jedermann peinlich darauf achtet, in Wort oder Bild vorteilhaft dargestellt zu werden und diesen Wunsch gegebenenfalls lautstark verficht, verwundert die Zurückhaltung der Ungeheuer diesbezüglich.
F. J. Fuchs, „Sittengeschichte der Neuzeit"

Der Schlaf der Ungeheuer hat Gründe.
„Bestiarium", Anonym, um 1800

Der gewaltige, grünlich-schwammig ausrufende Leib schien den gebührend kontrastierenden Rahmen für das etwa desserttellergroße, hochintelligente „Gesicht" abzugeben, das in der Mitte des Ungeheuers seinen Platz hatte.
A. Fafner, „Reisetagebücher" 1904 – 07

Es (das Ungeheuer) war etwa 100 Fuß lang und lächelte an beiden Enden.
Logbuch „Carmen", 4. Mai 1761, Adm. Rodriguez

Wir beobachteten das Ungeheuer über längere Zeit hin täglich bei seinen Verrichtungen, konnten allerdings über sein Geschlechtsleben nichts Nennenswertes herausfinden, da es stets vorher das Licht löschte.
P. A. Cousteau, „Ungeheuer"

Vernünftige Ungeheuer gebären im Schlaf
„Bestiarium", Anonym, um 1800

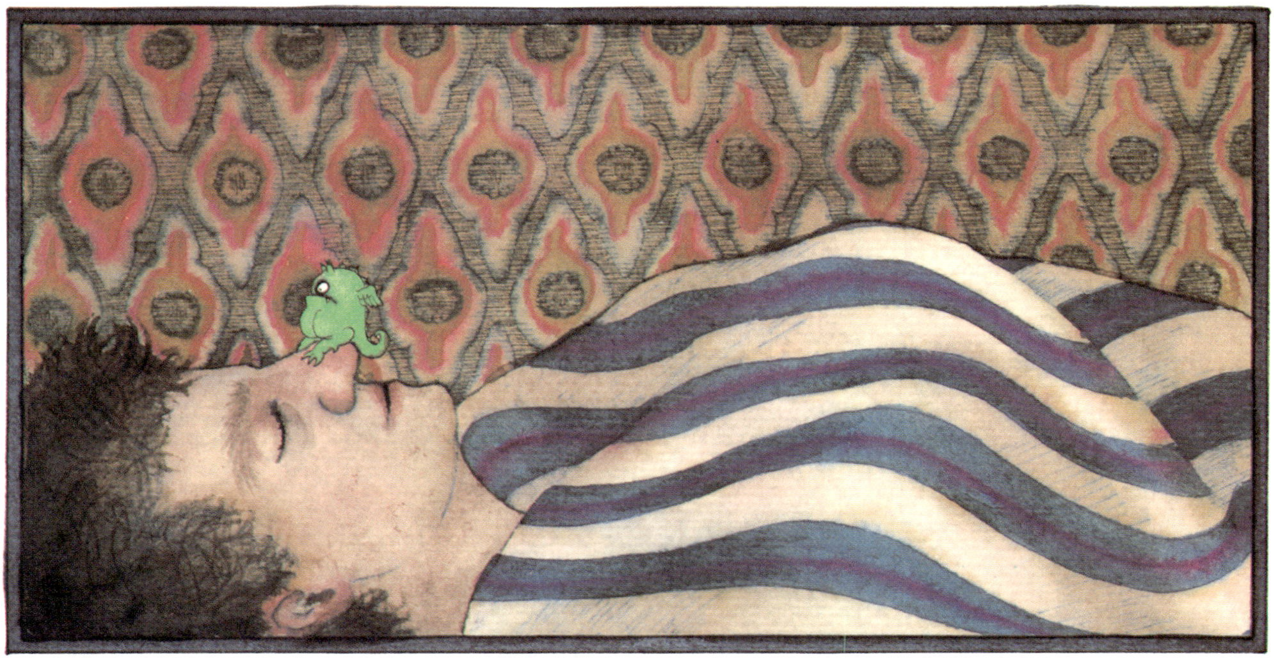

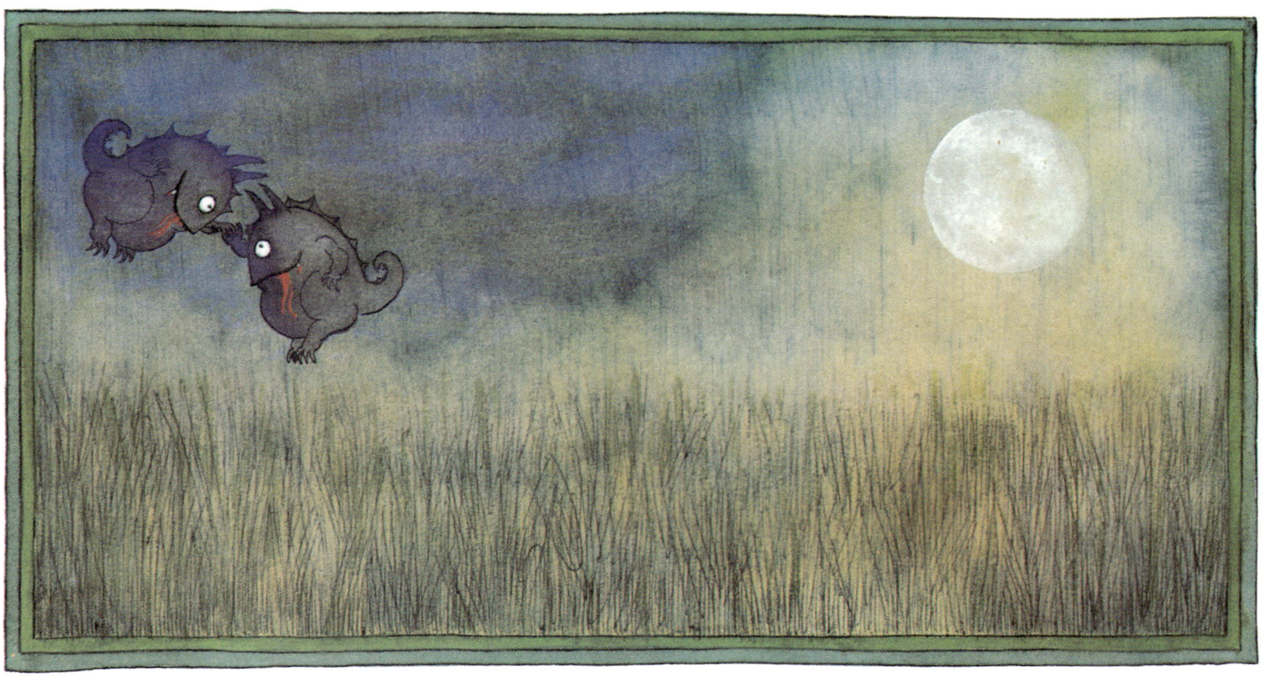

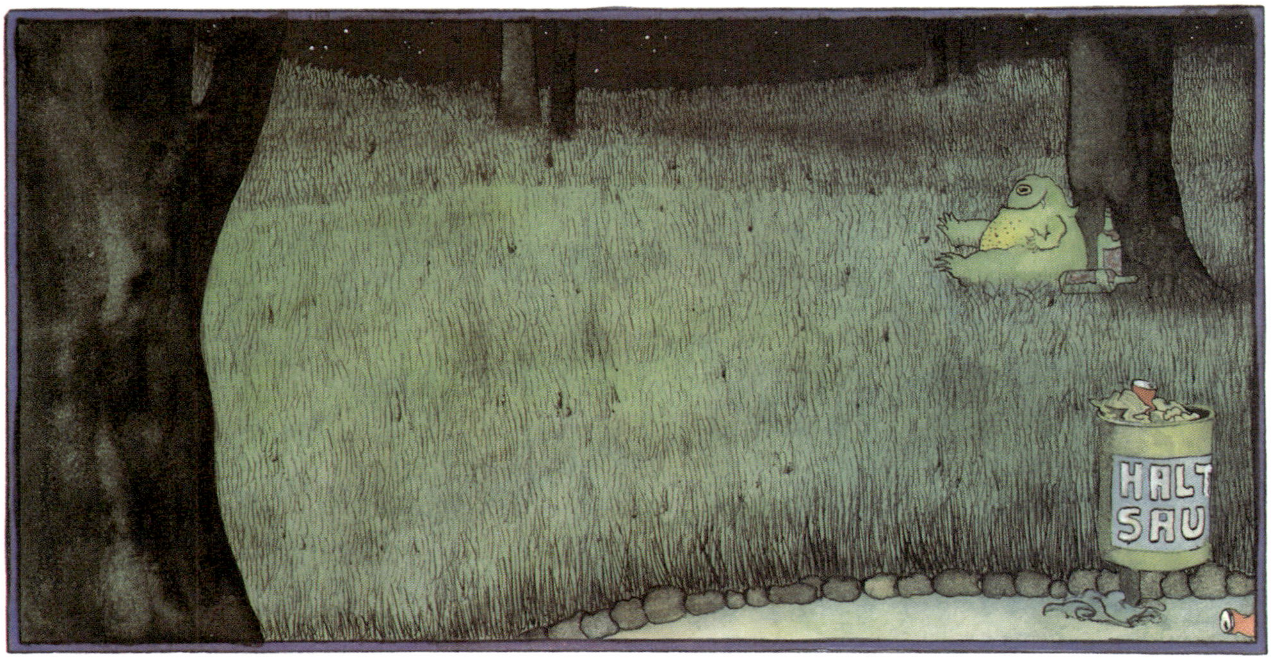
HALT
SAU

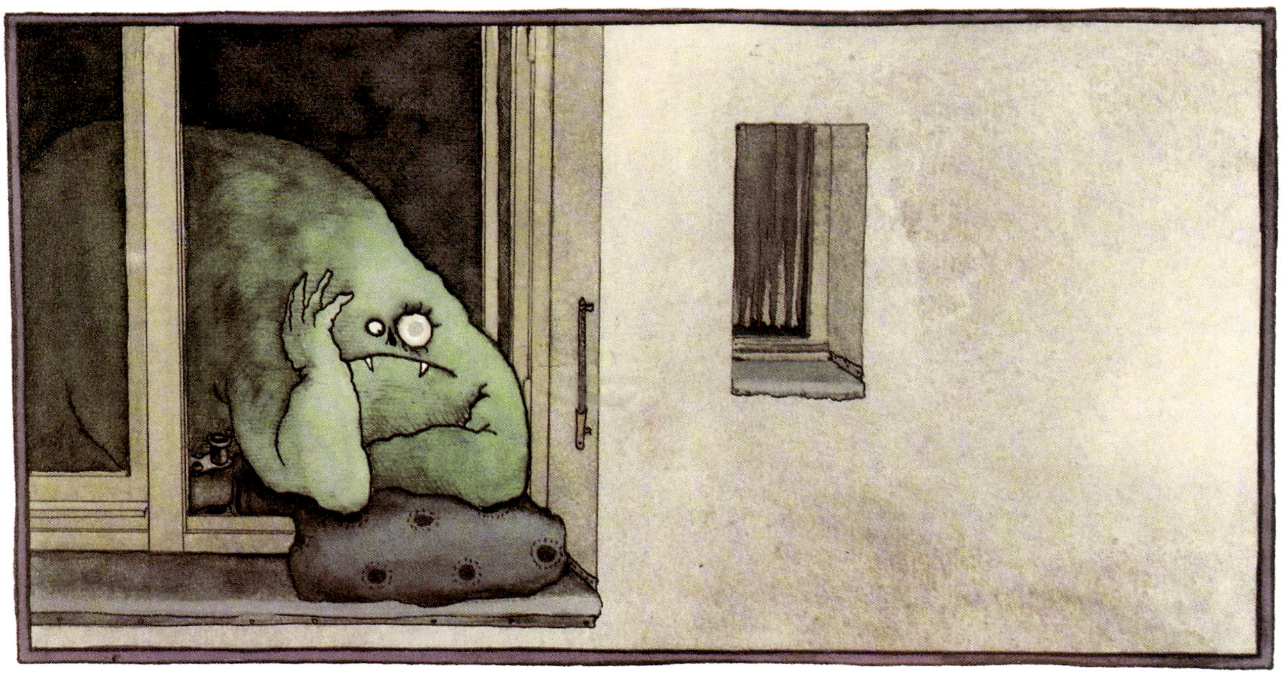

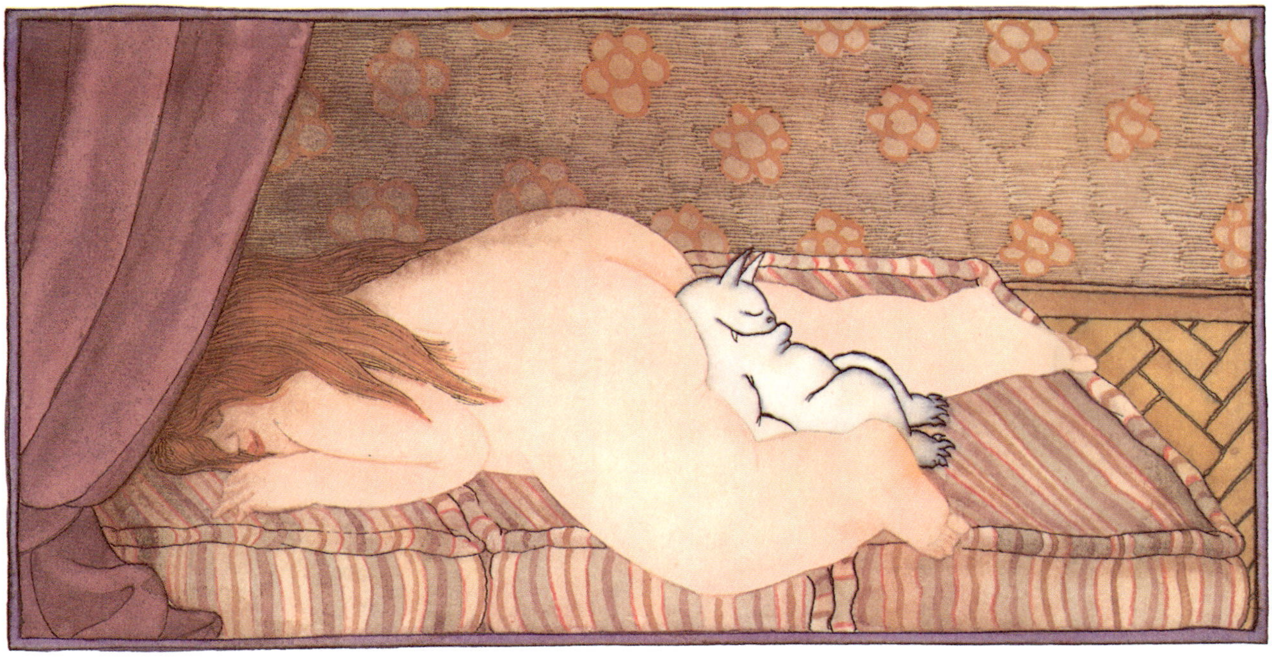

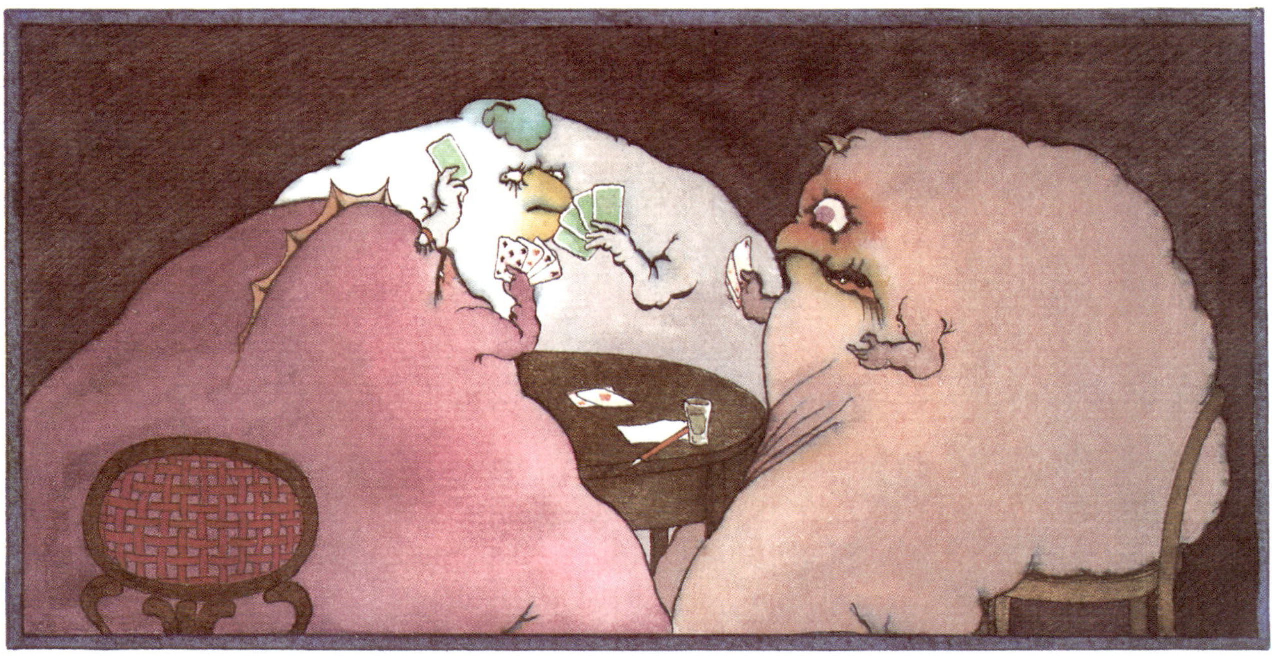

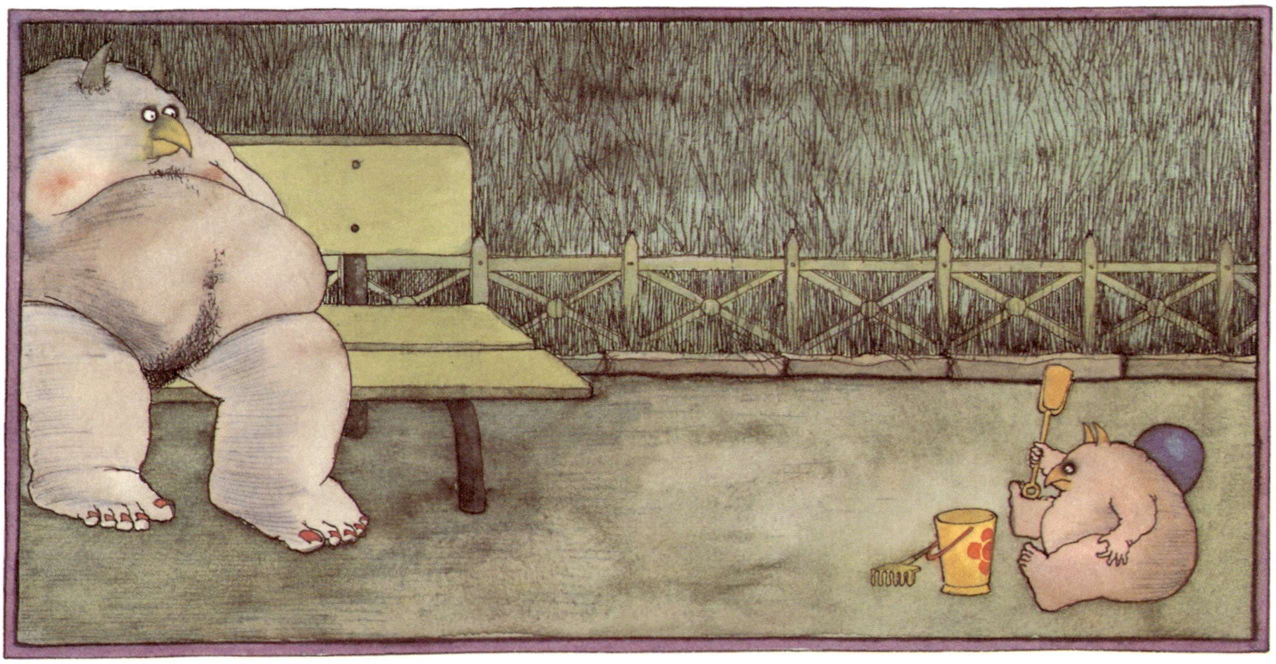

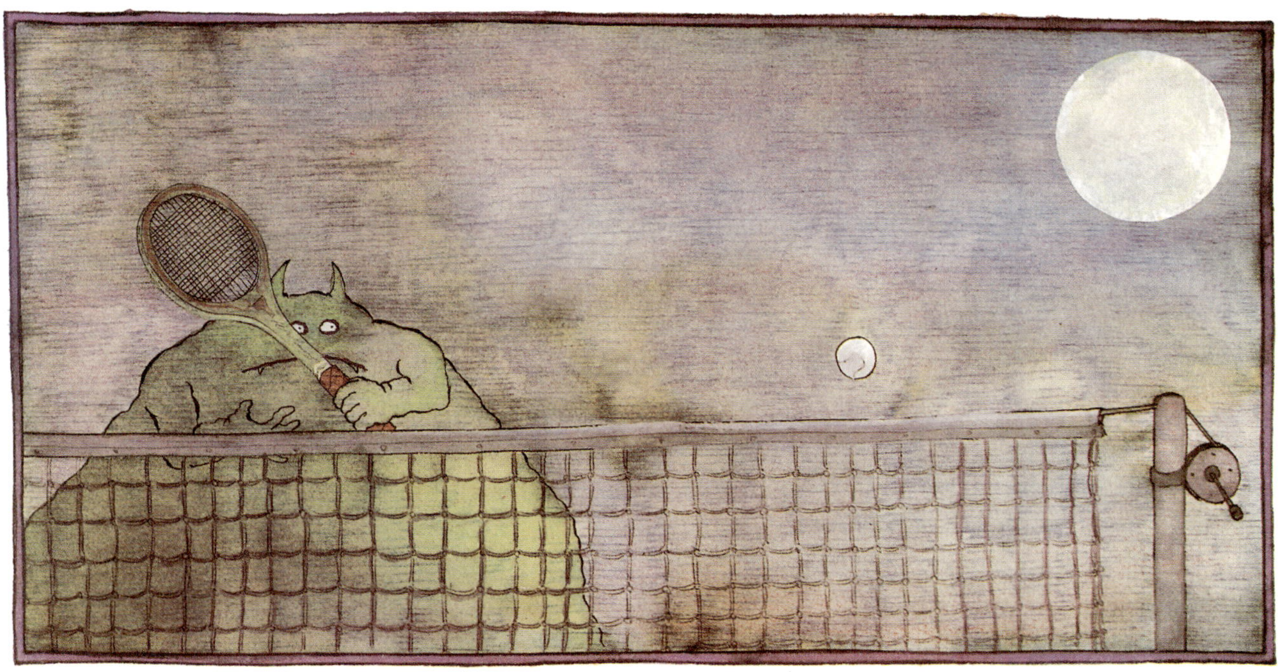

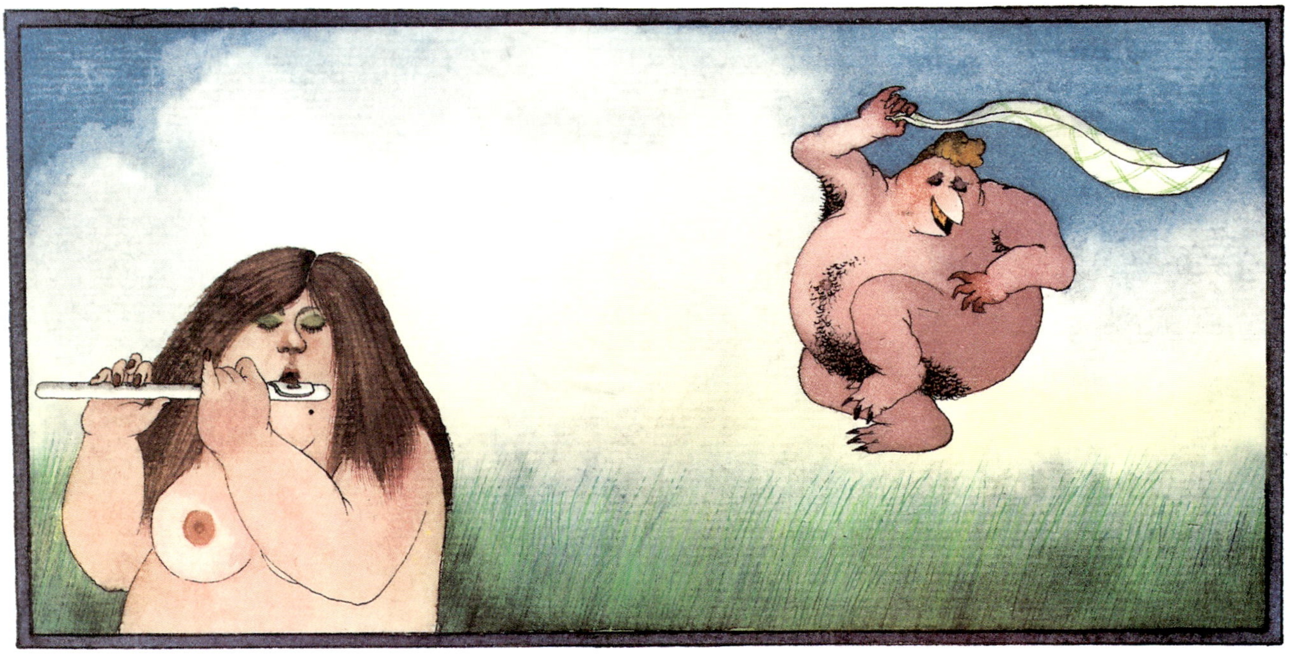

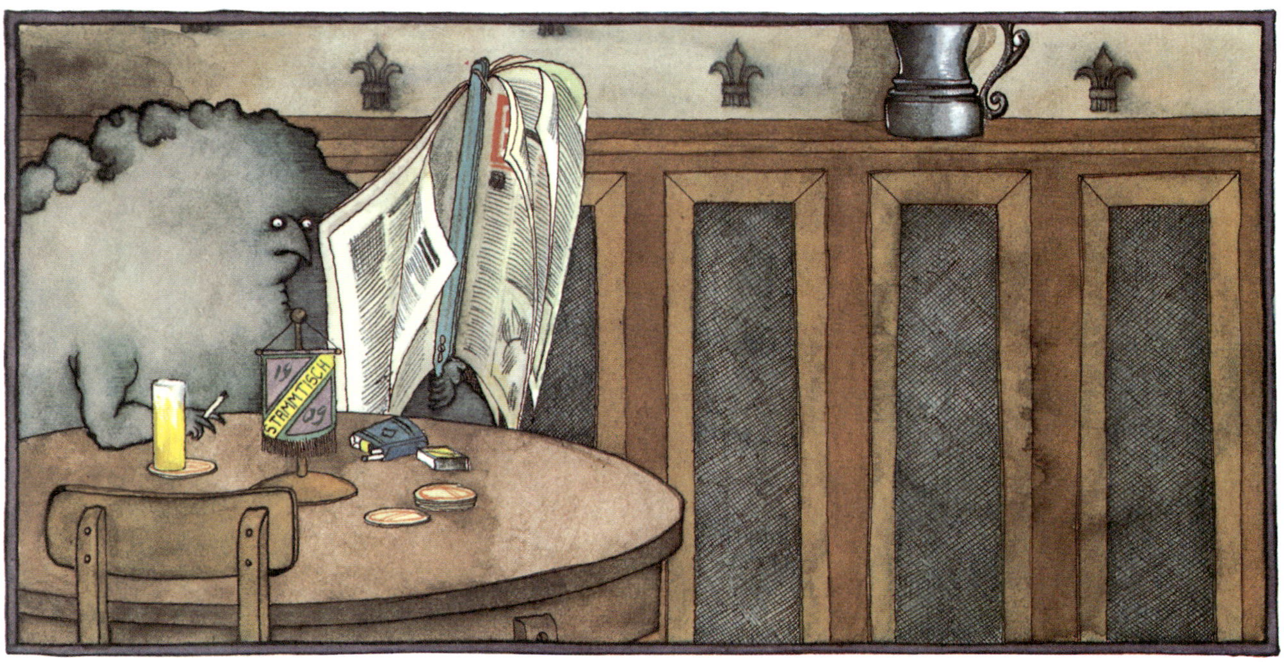
19
STAMMTISCH
09

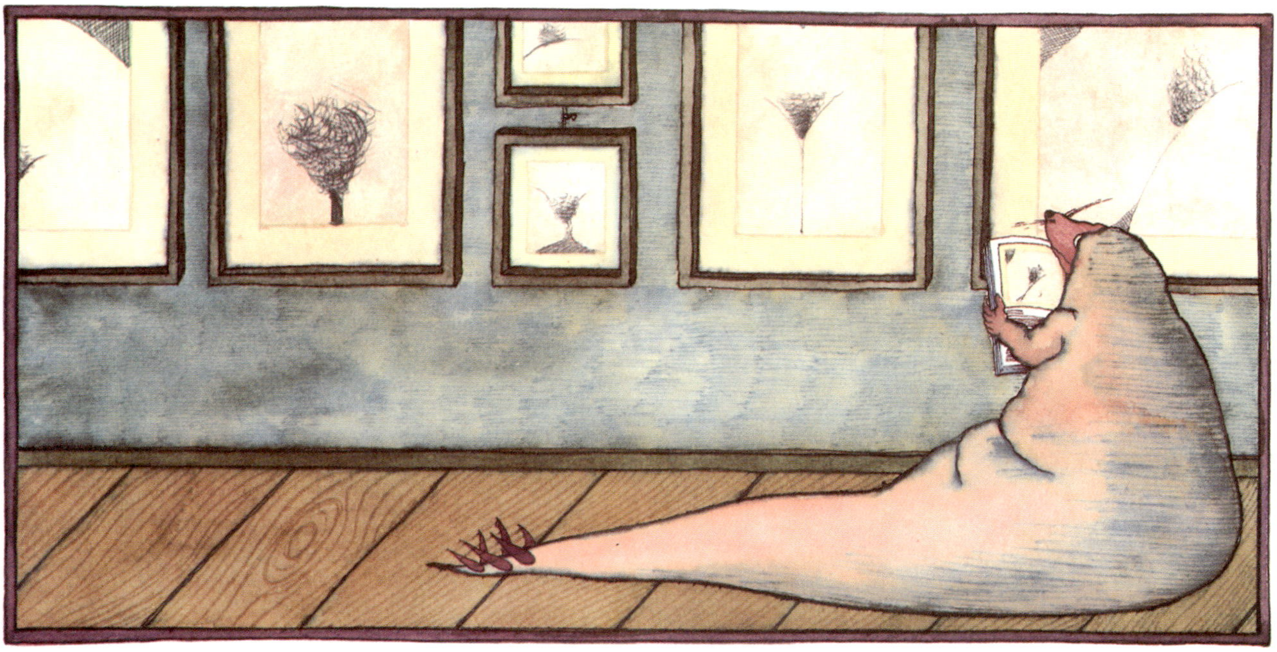

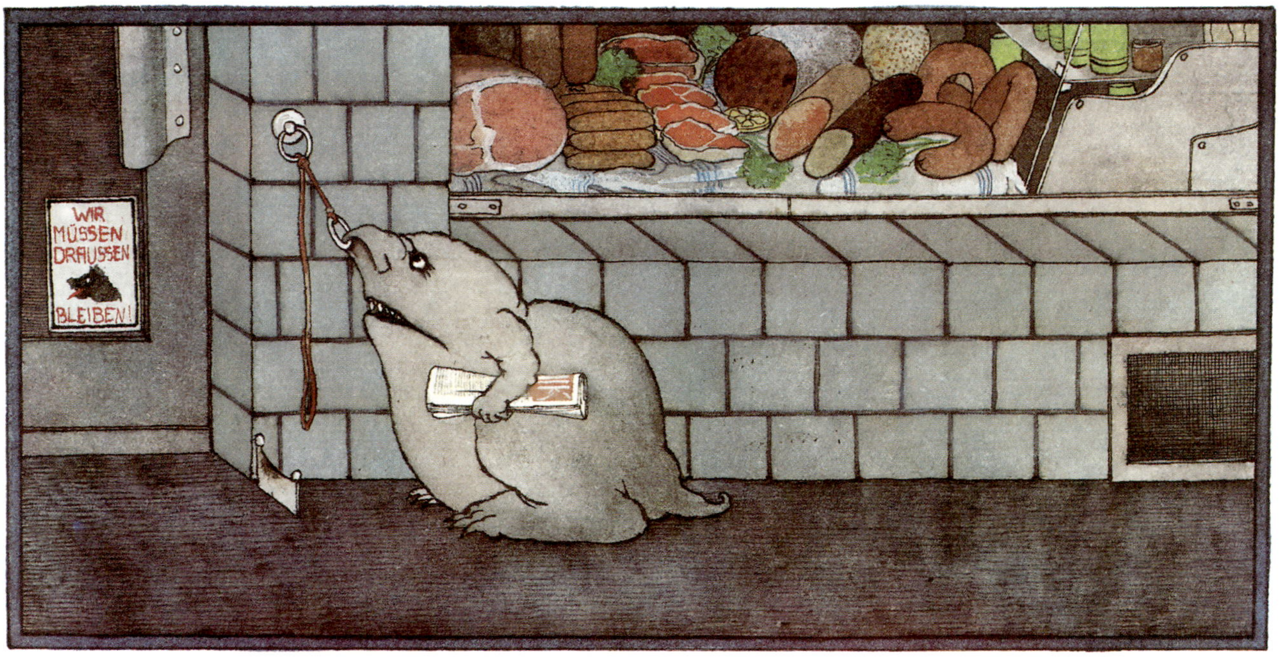
WIR MÜSSEN DRAUSSEN BLEIBEN!

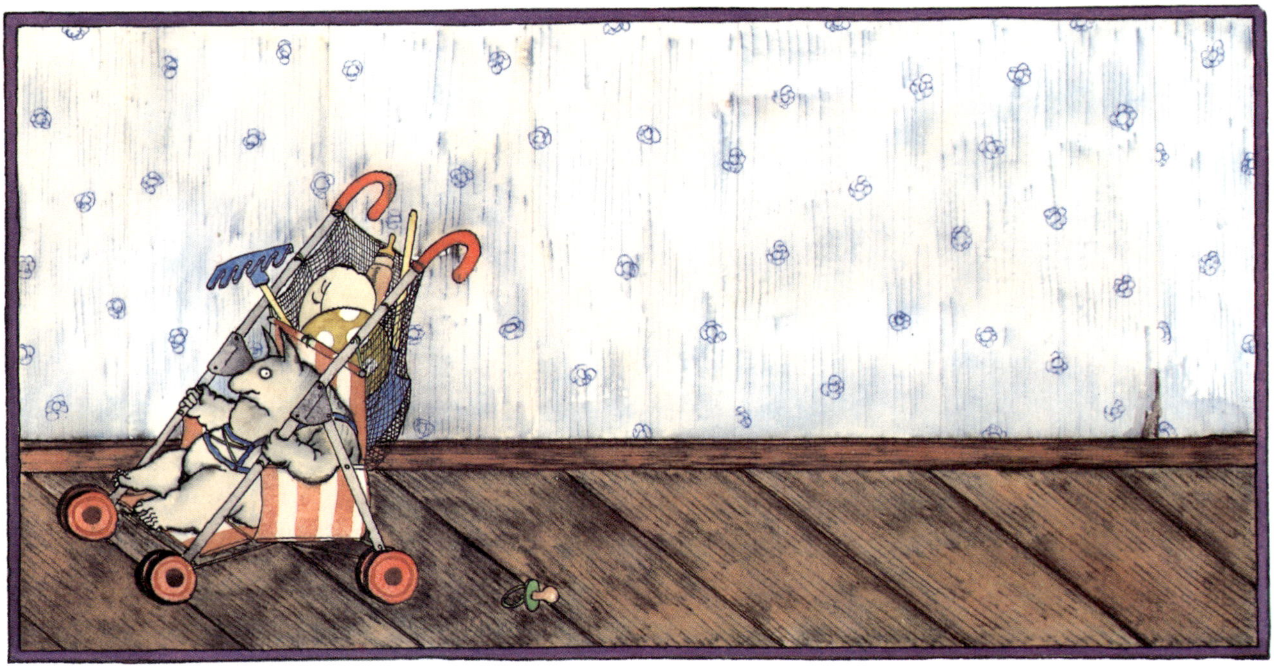

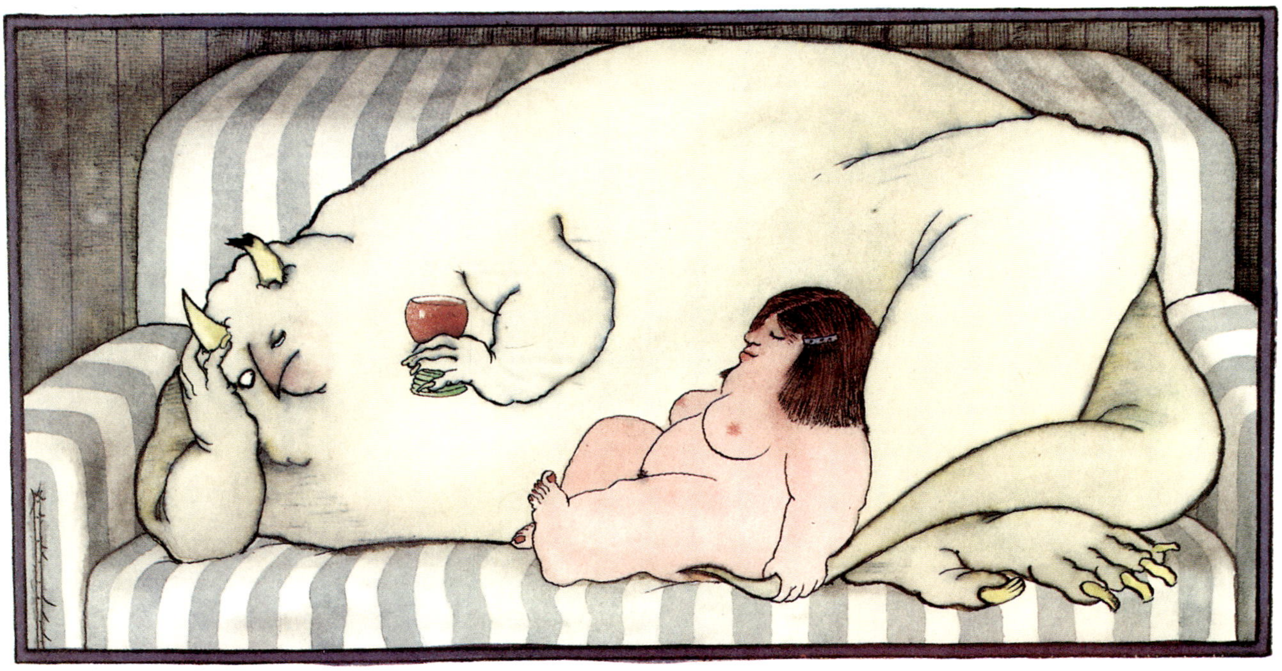

NACH LUKAS CRANACH

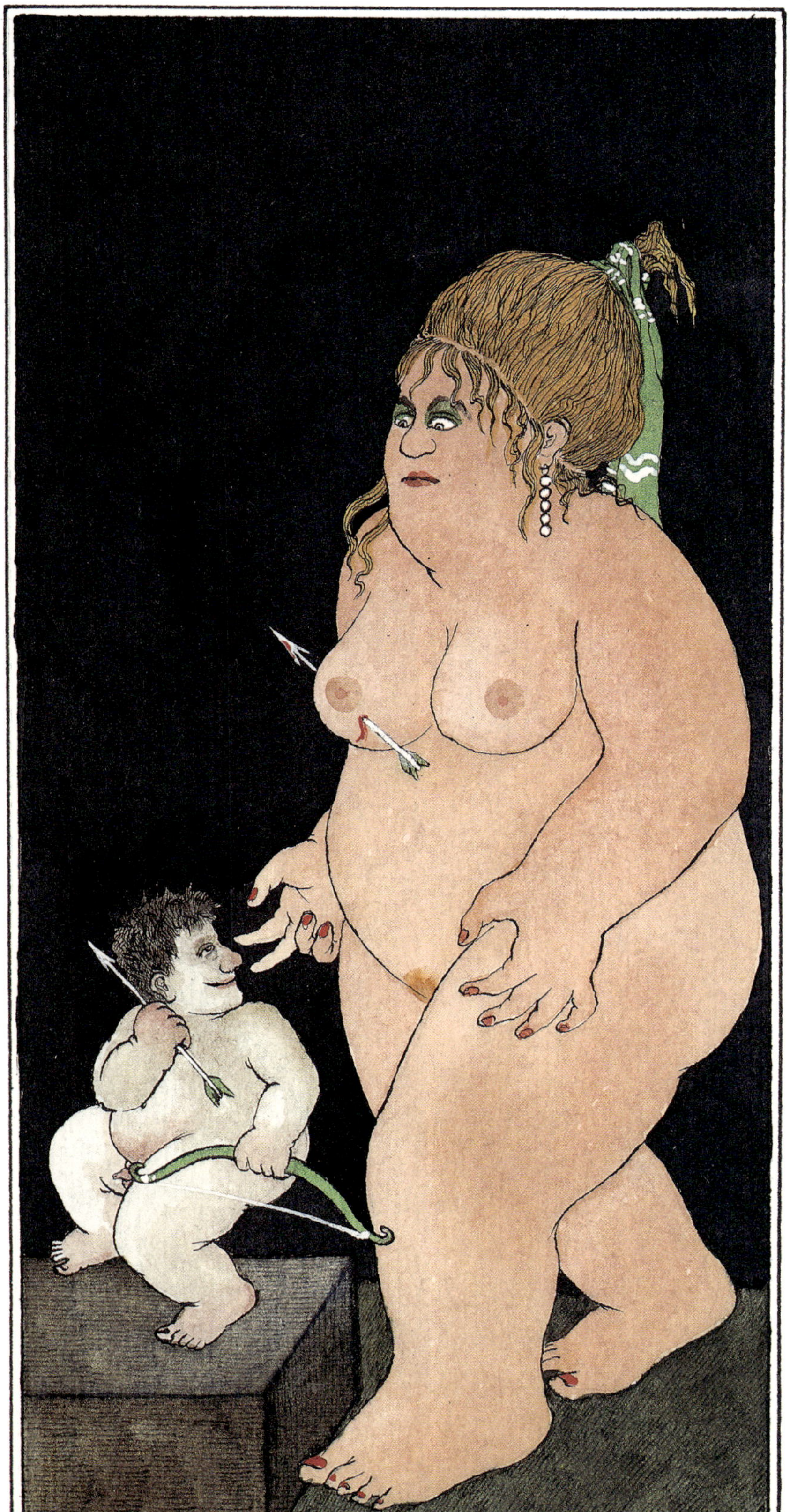

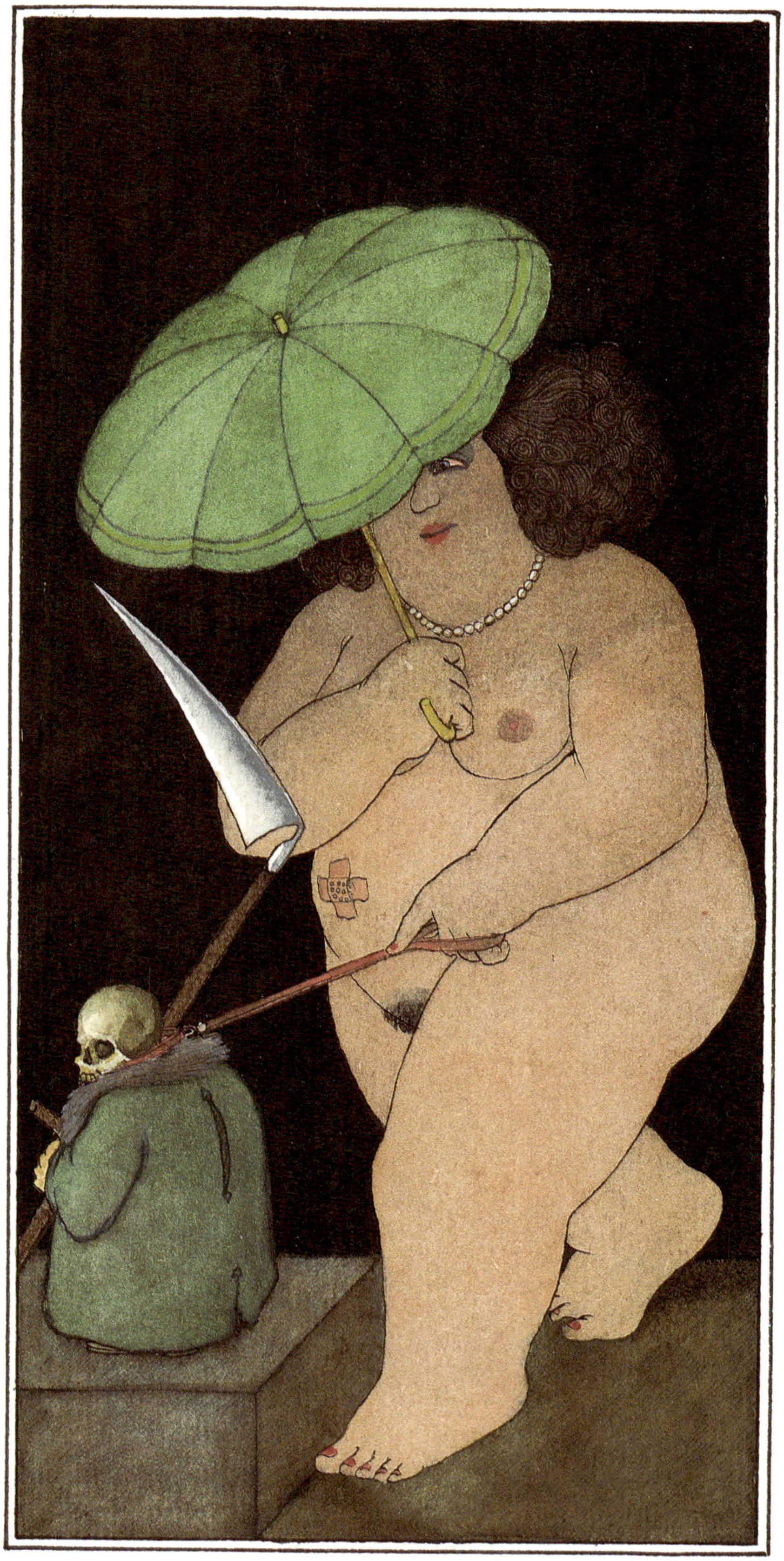

NACH LUKAS CRANACH

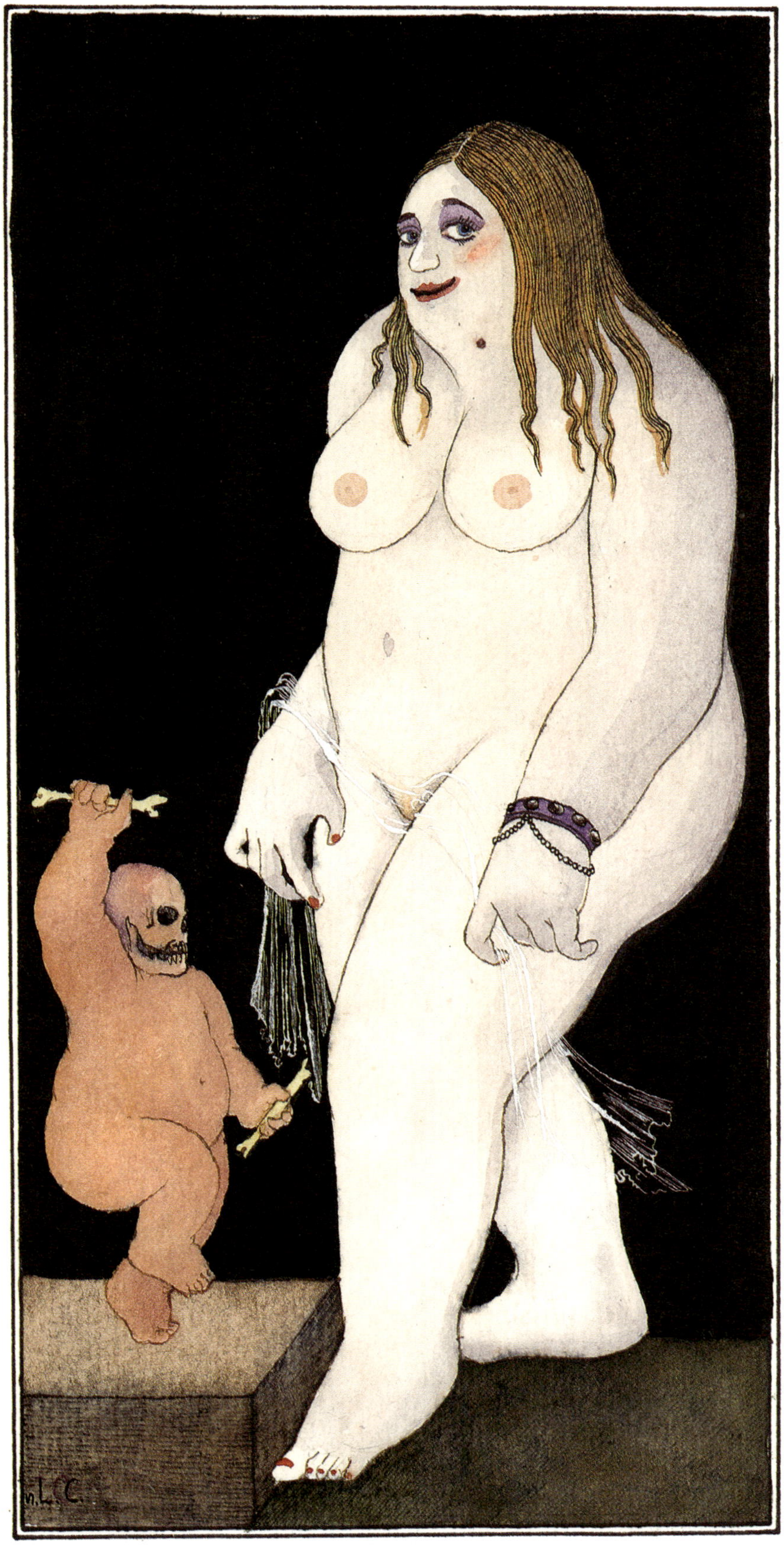

NACH LUKAS CRANACH

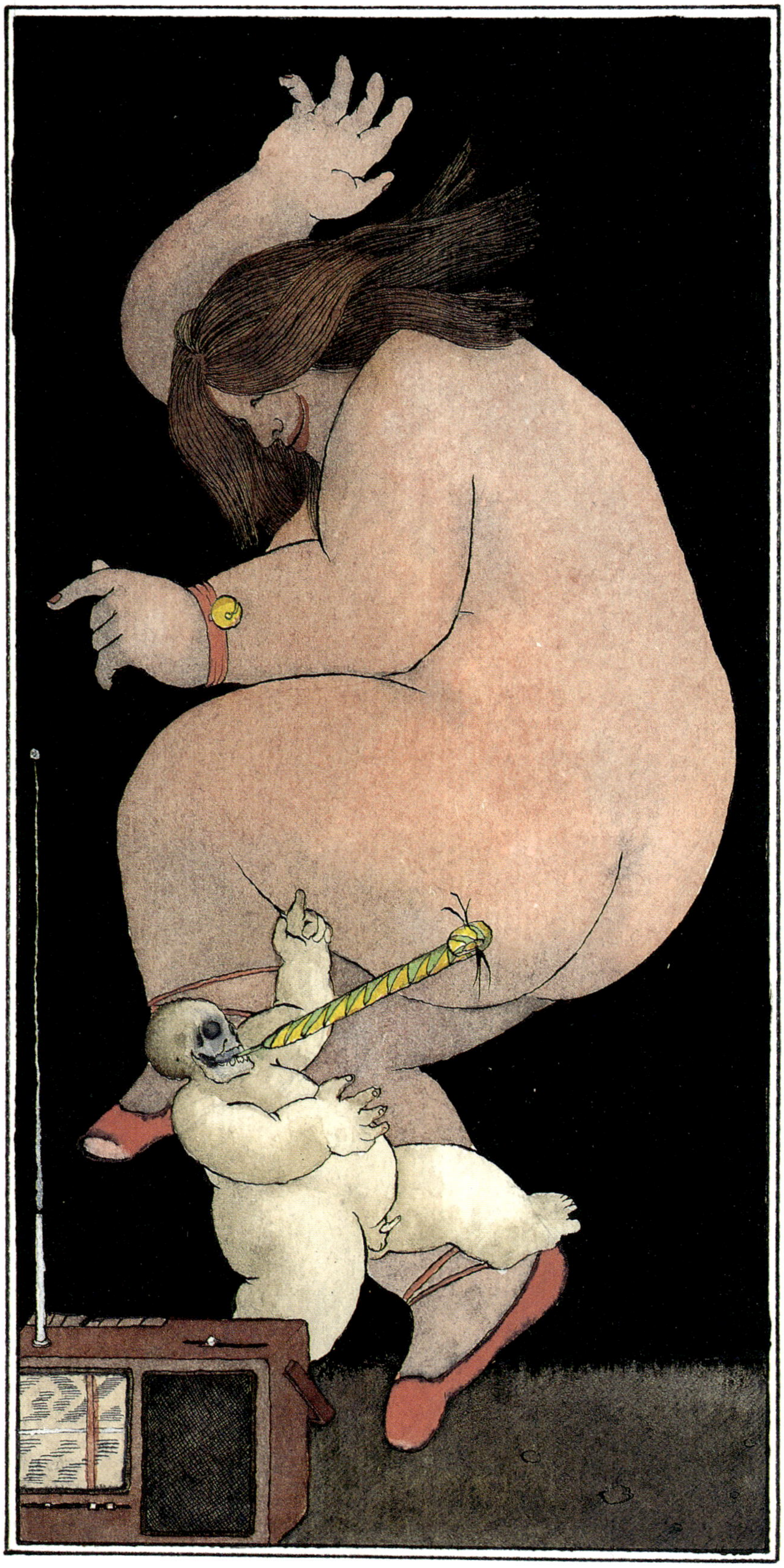

NACH LUKAS CRANACH

EINE KLEINE LIEBESGESCHICHTE

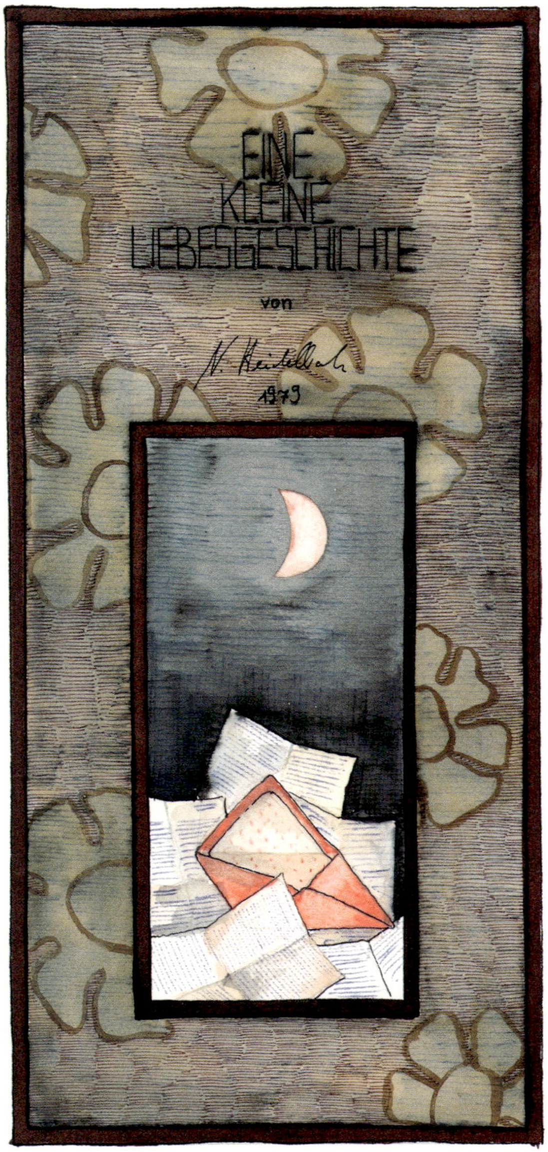

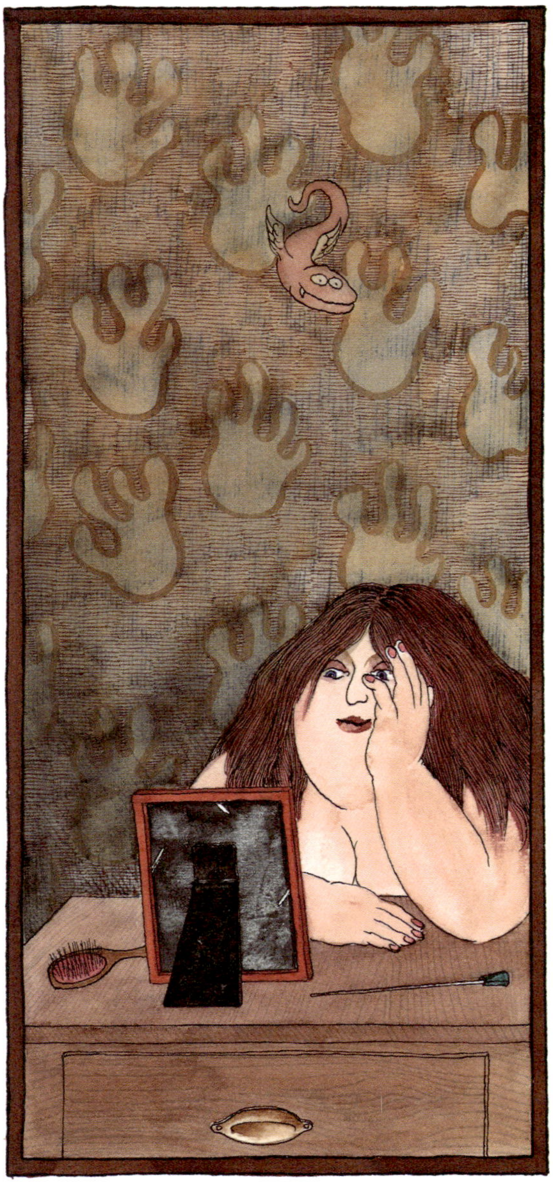

Eine junge Frau saß, seit einiger Zeit verliebt, zu Hause.

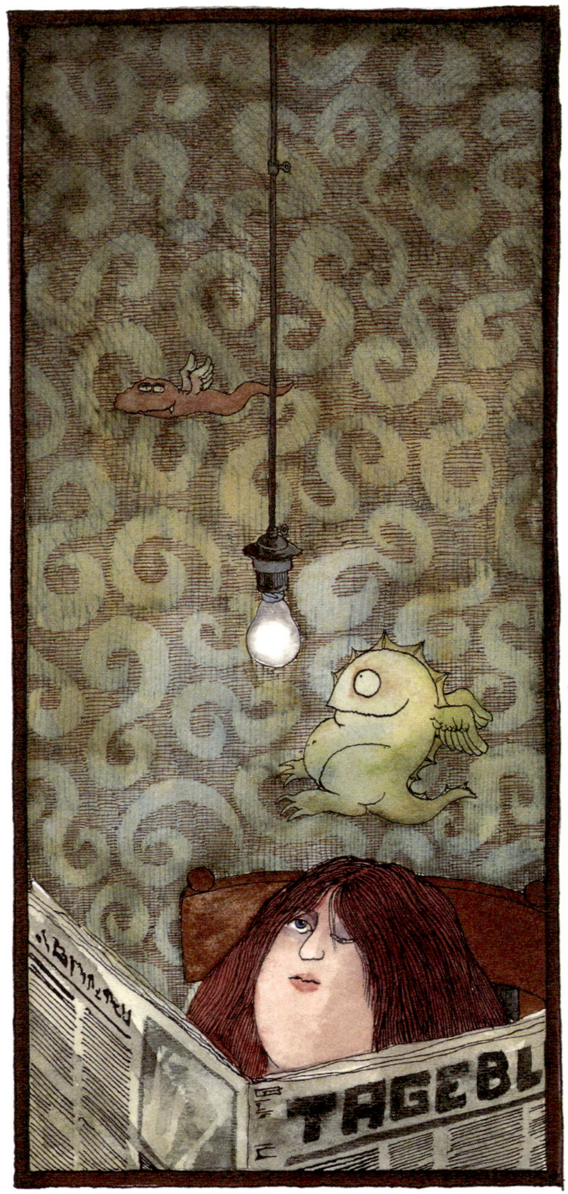

Sie war sogar sehr verliebt.

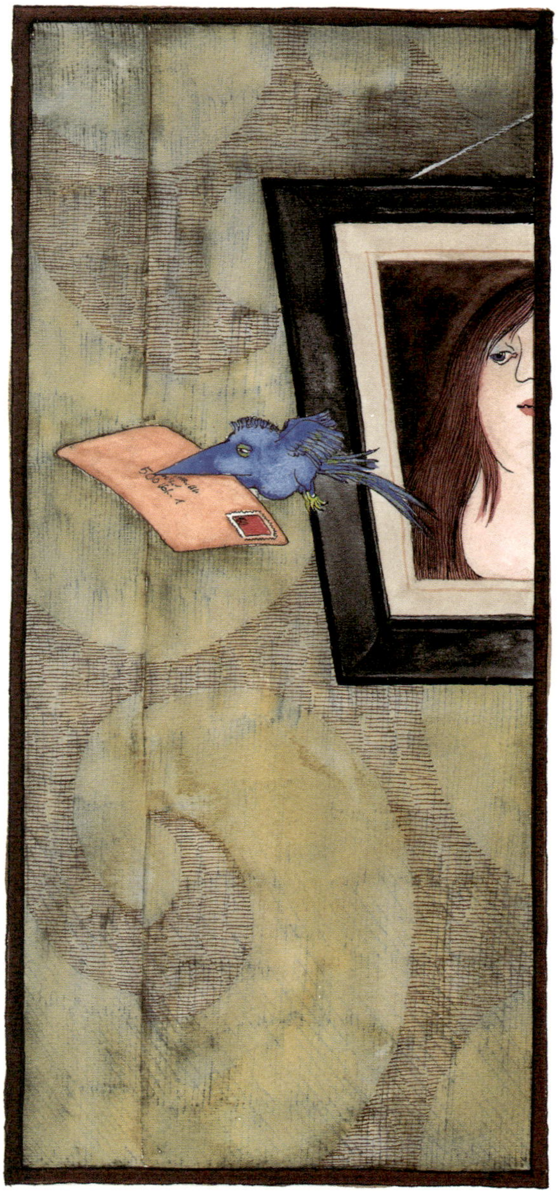

Endlich gegen Abend, traf ein erwarteter Brief ein.

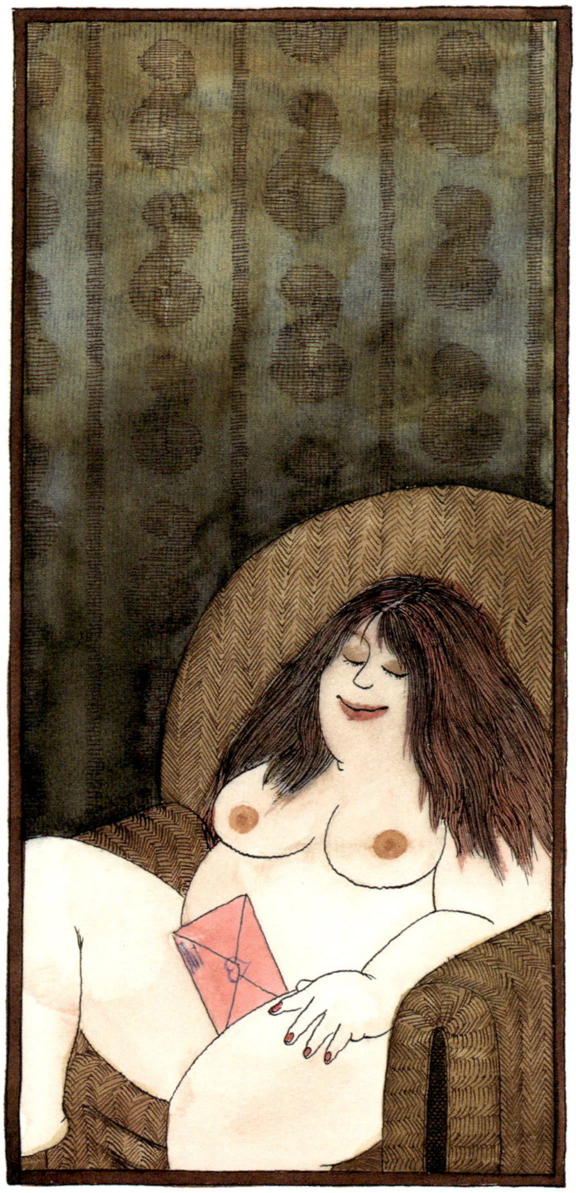

Sie zögerte glücklich, ihn zu öffnen.

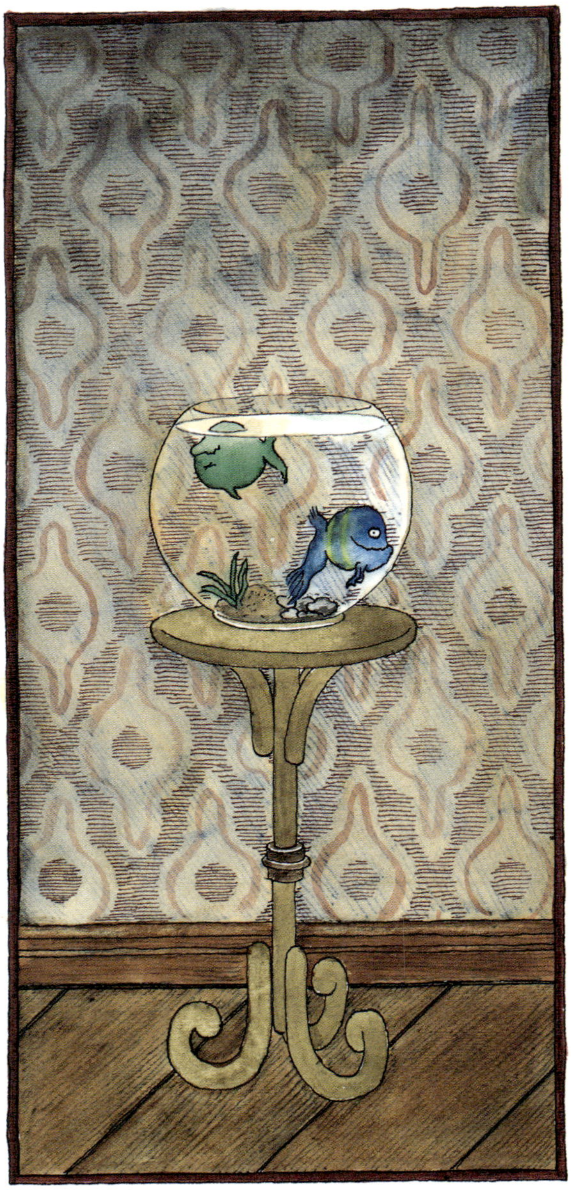

Währenddessen spielte sich etwas abseits eine Szene von großer Symbolträchtigkeit ab.

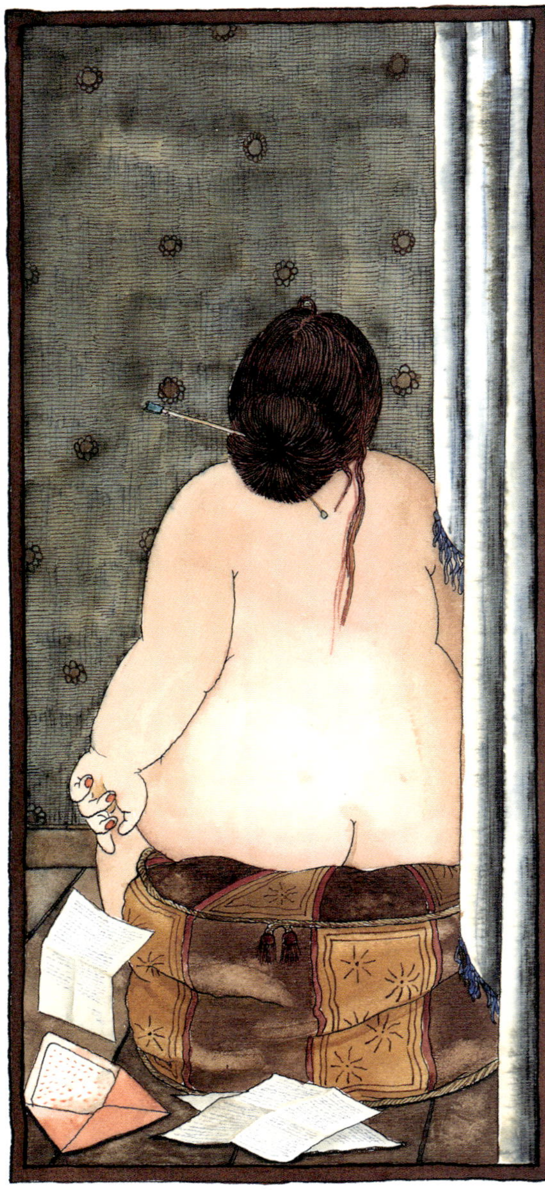

Der Inhalt des Briefes enttäuschte ihre schönsten und übertraf ihre schlimmsten Erwartungen.

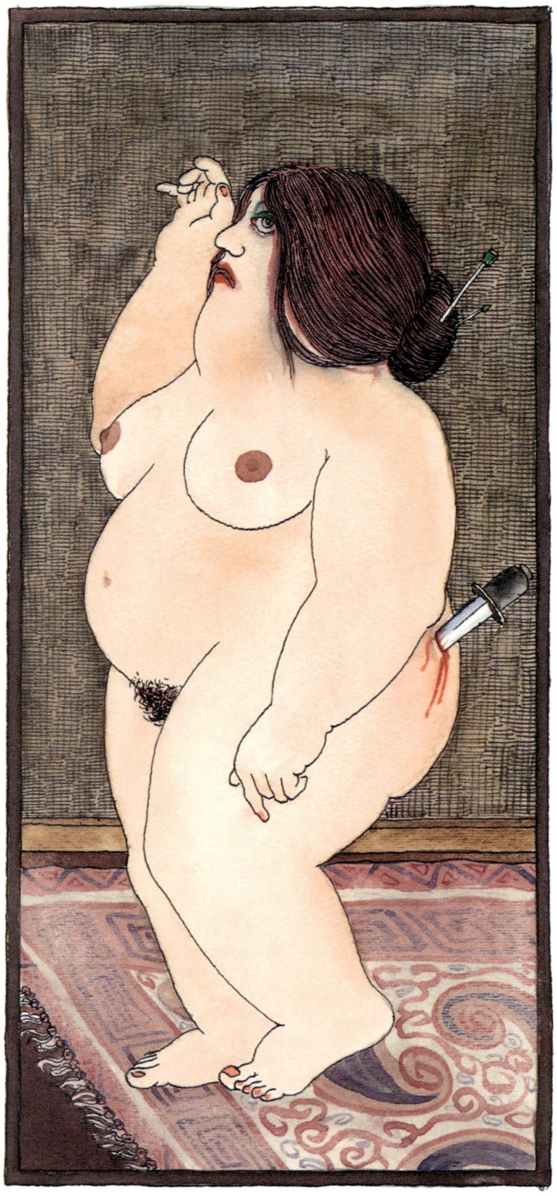

Der folgende mißlungene Versuch, ihrem Leben ein Ende zu setzen, weckte sie aus ihrer Erstarrung.

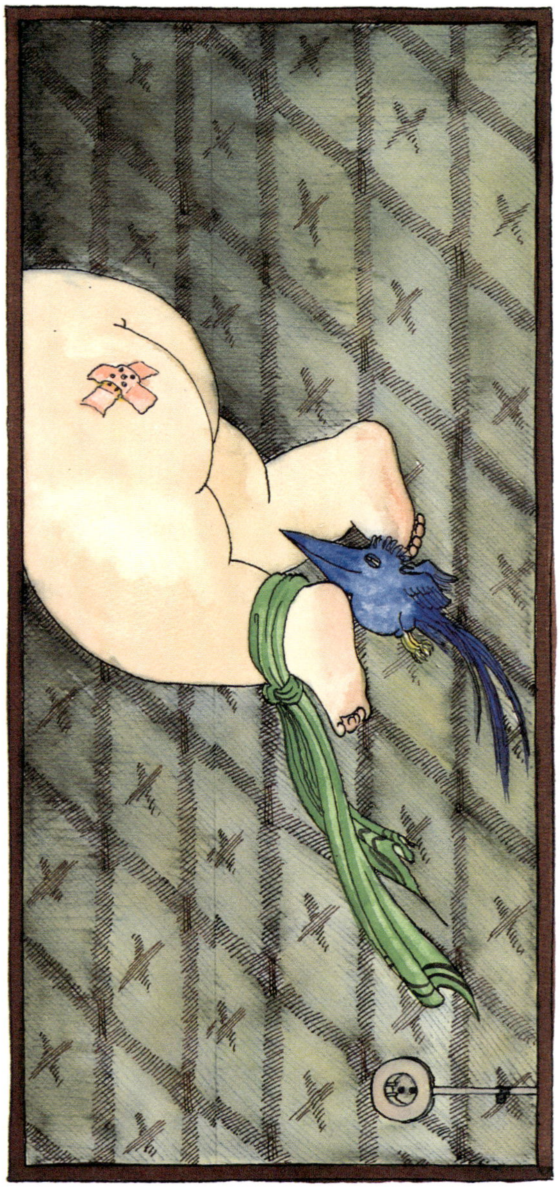

Der Bote nutzte die günstige Stunde, um ihr ein leidenschaftsloses, aber sorgenfreies Leben an seiner Seite anzubieten, worauf sie mit ihm davonflog.

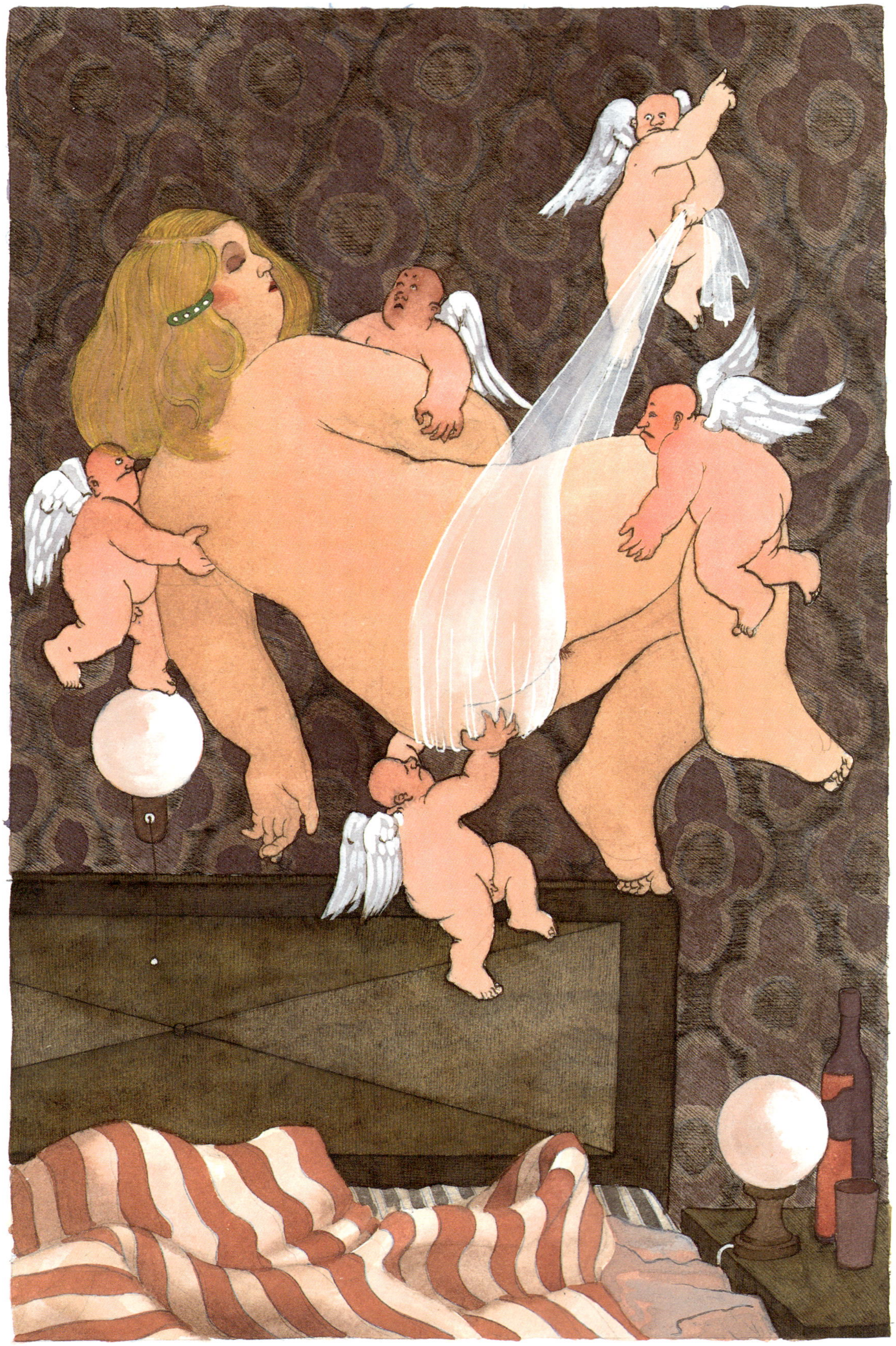

ELSE MARIAS HIMMELFAHRT

KLEINER DICKER TOTENTANZ

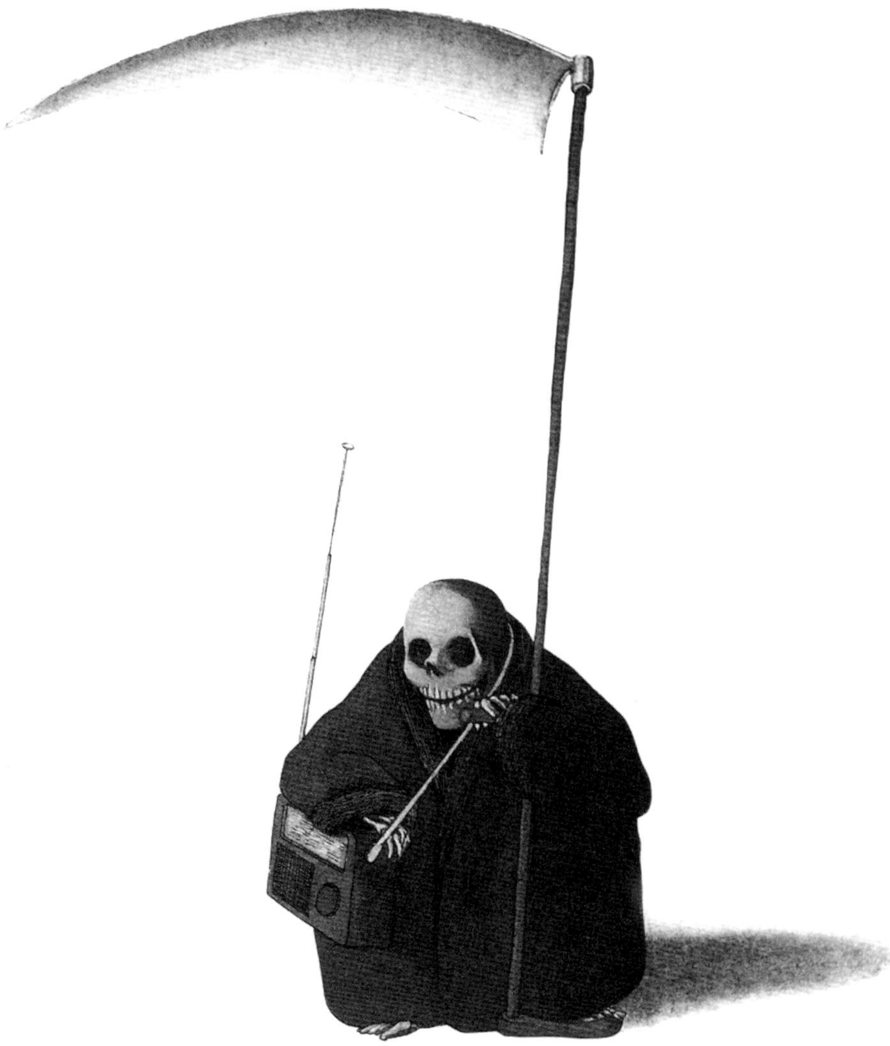

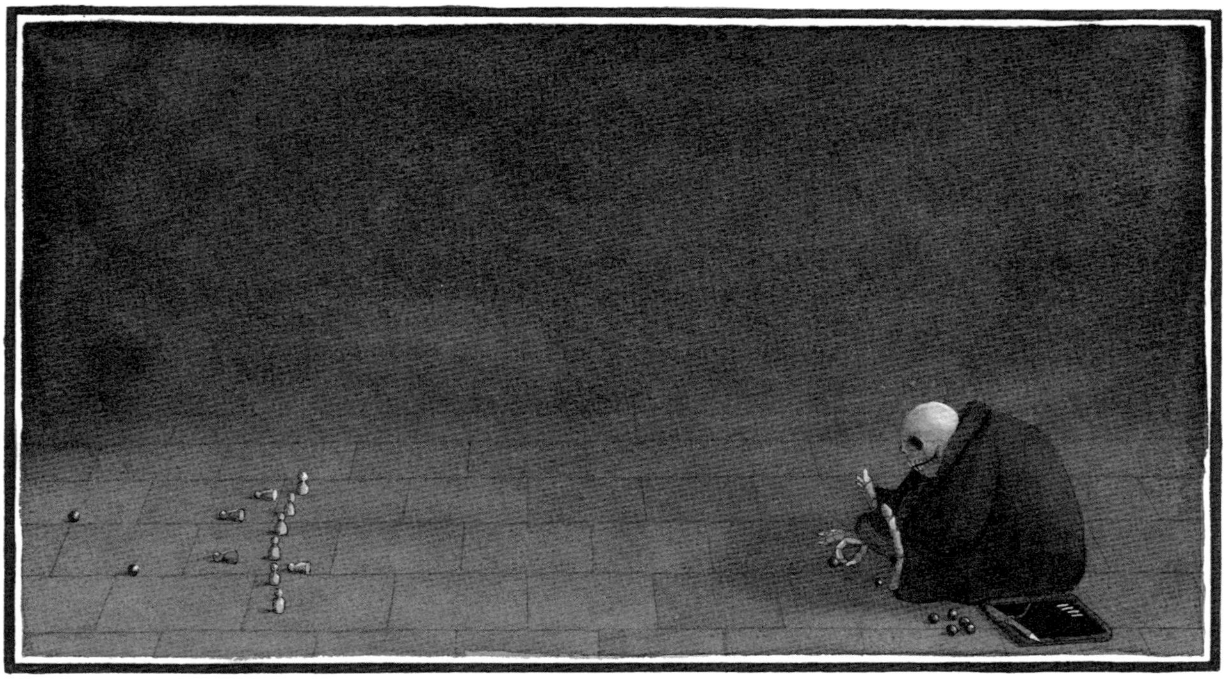

Übung

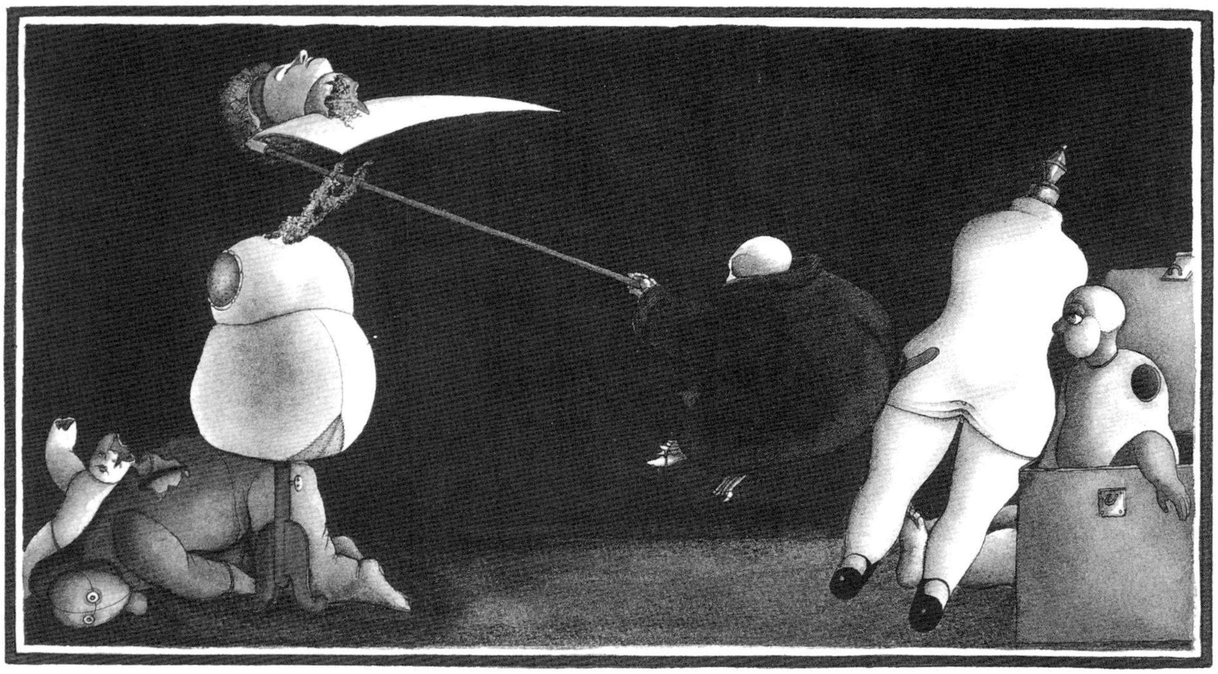

Test

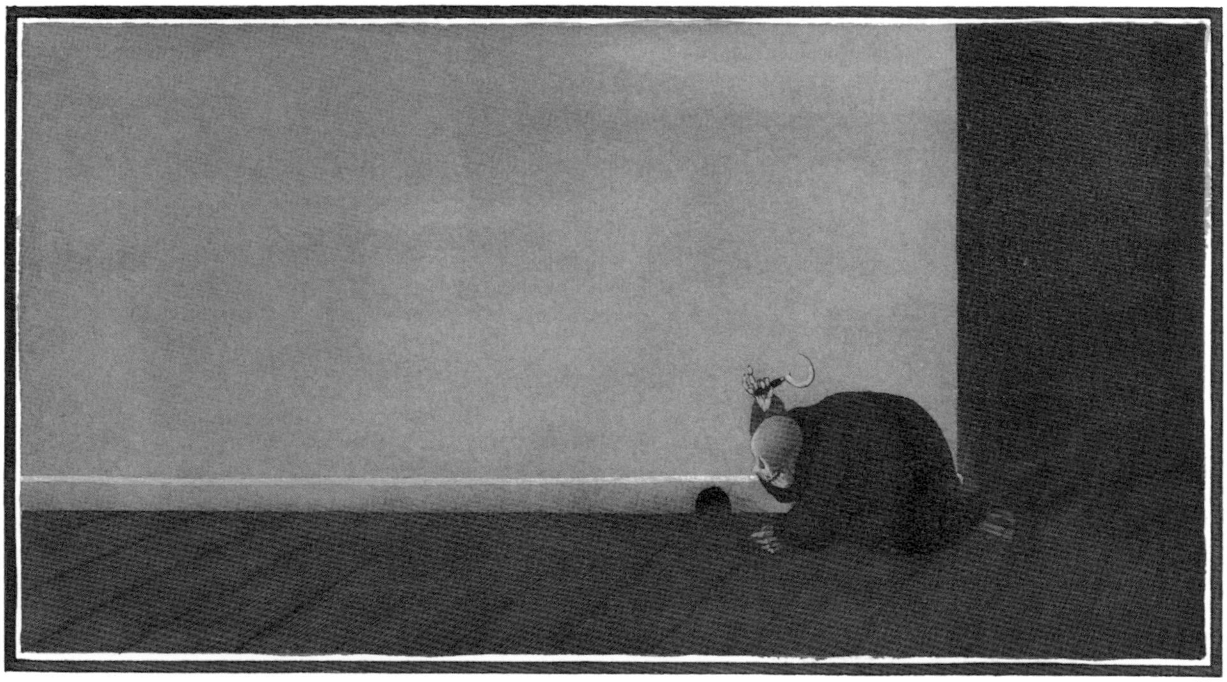

Maus

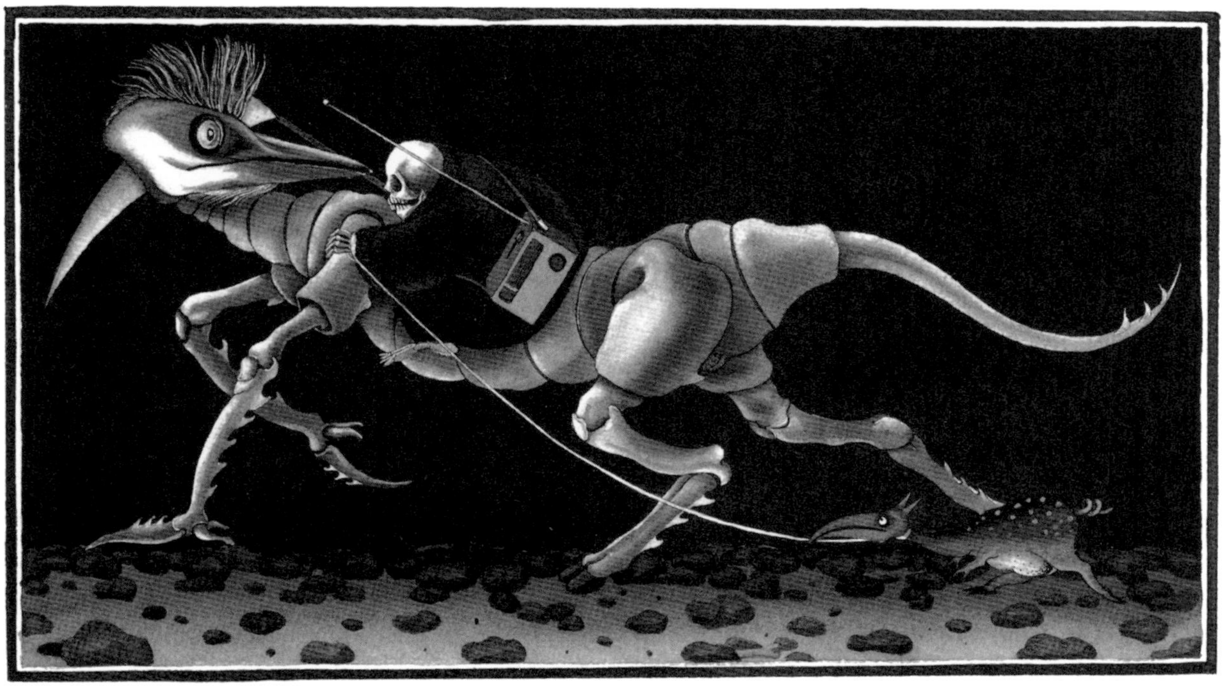

Ausritt

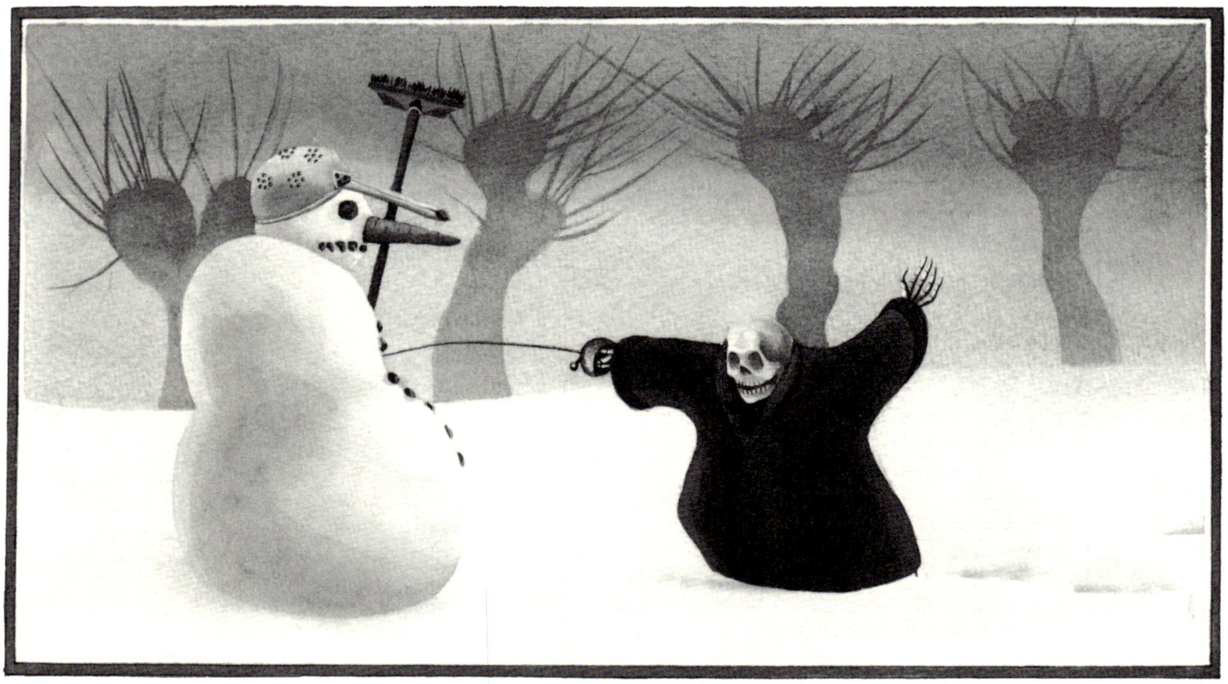

Touché

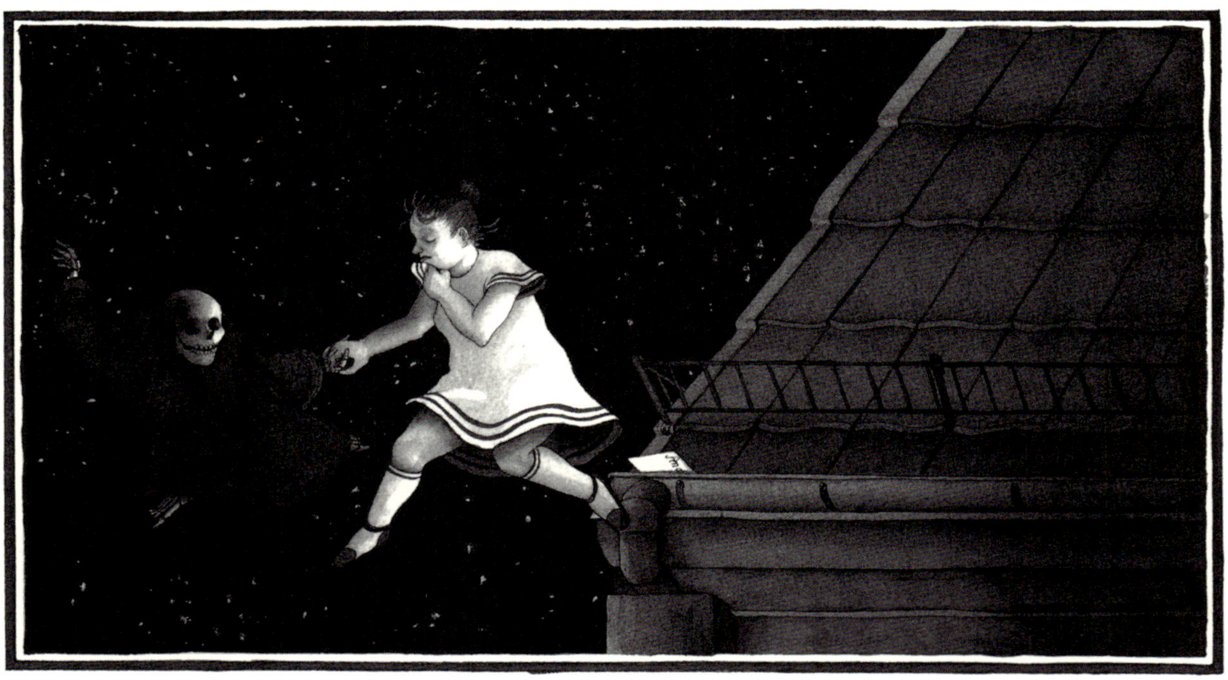

Freiwillig

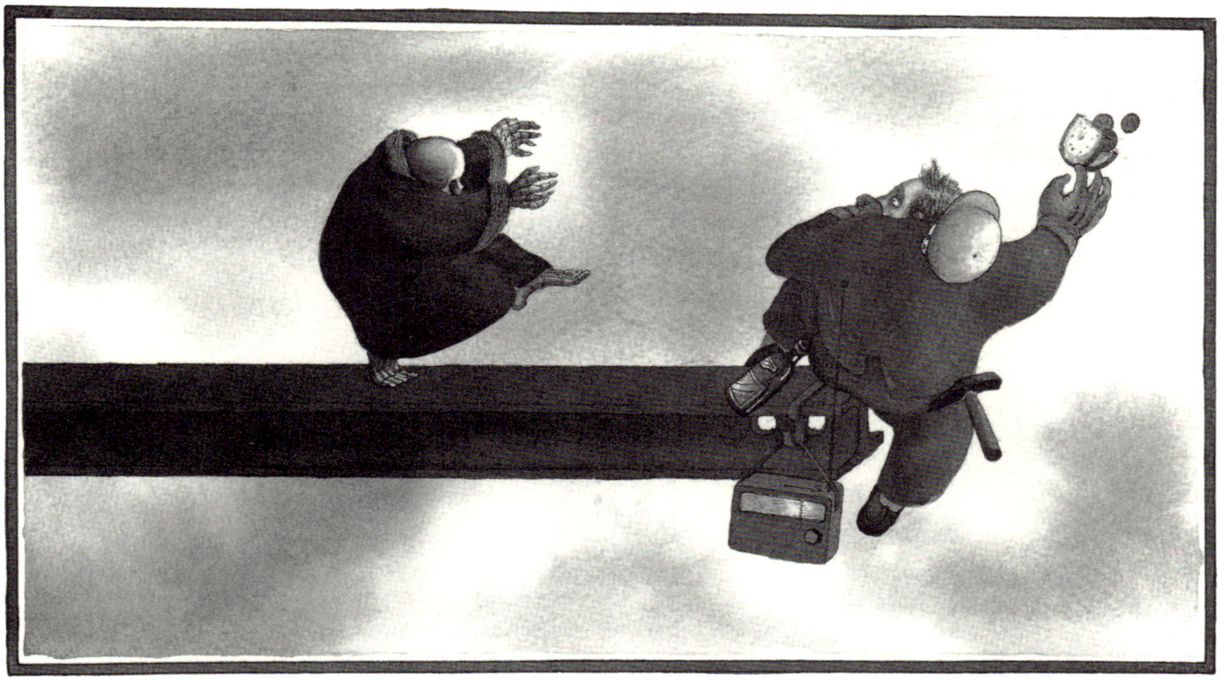

Facharbeiter

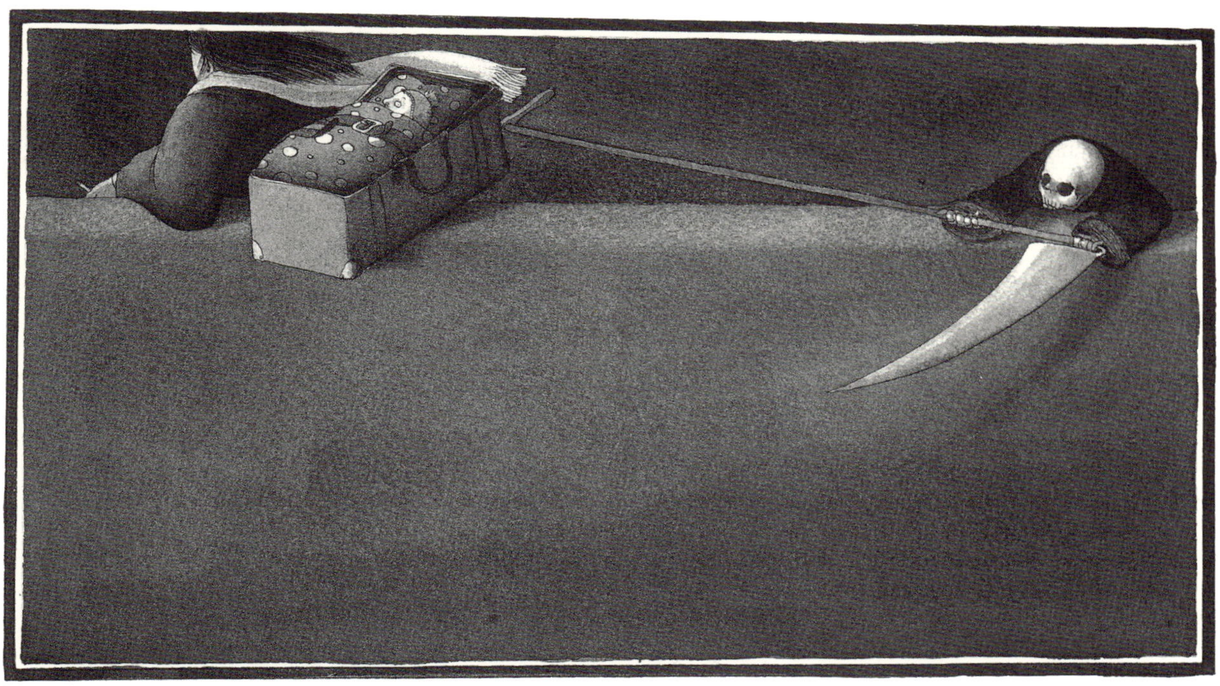

Nachhilfe

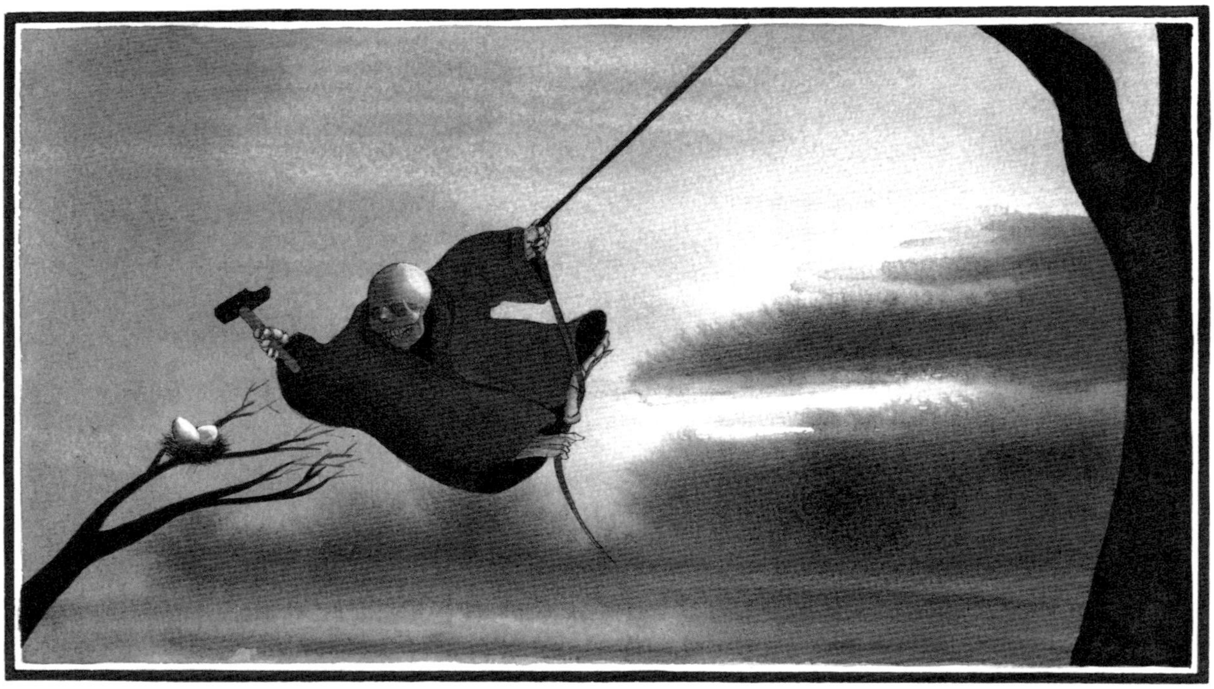

Die Eier

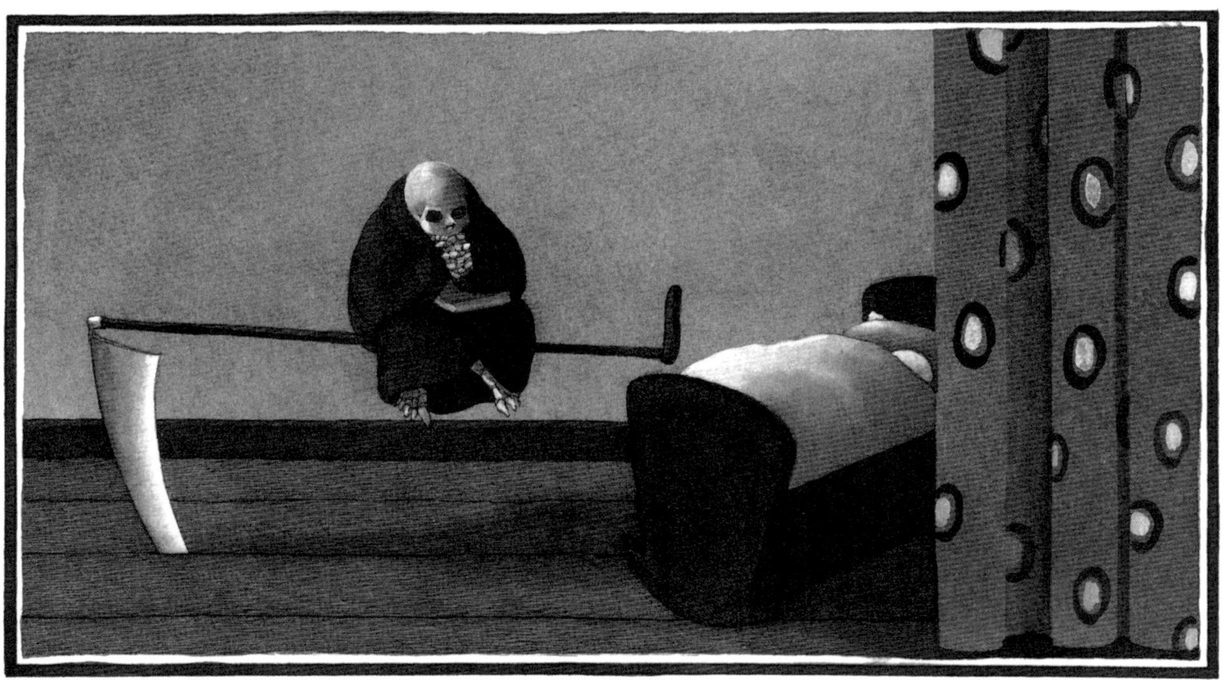

Geduld

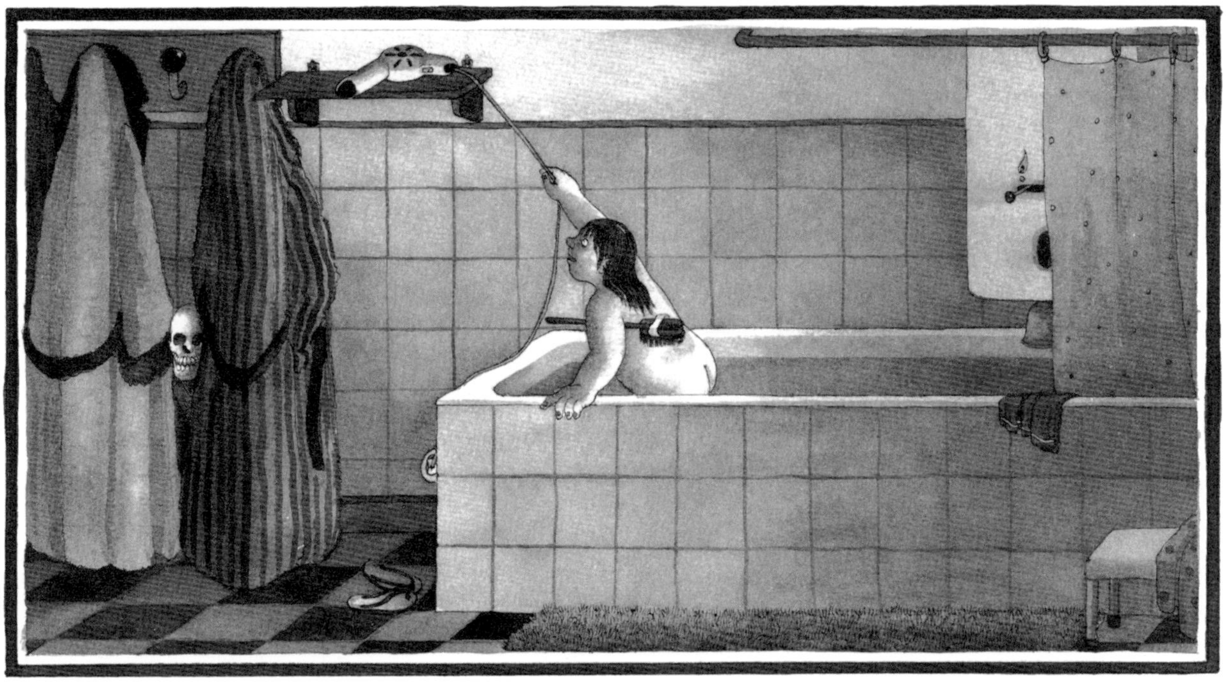

Samstag

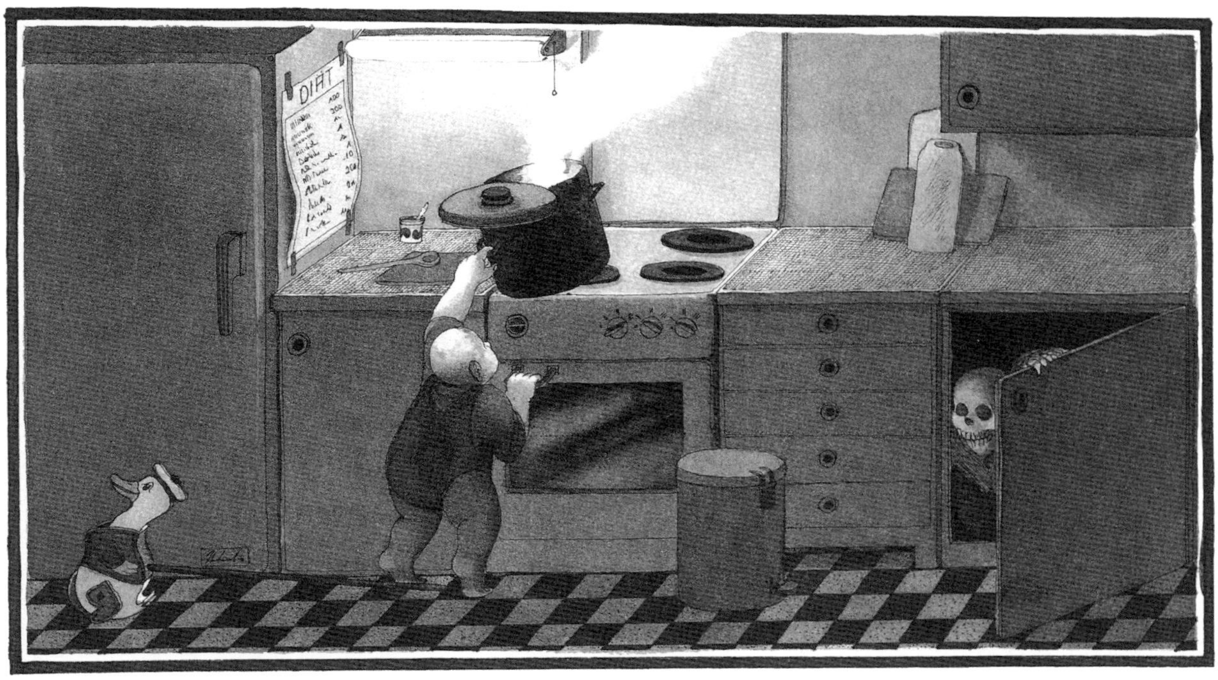

Hoppla

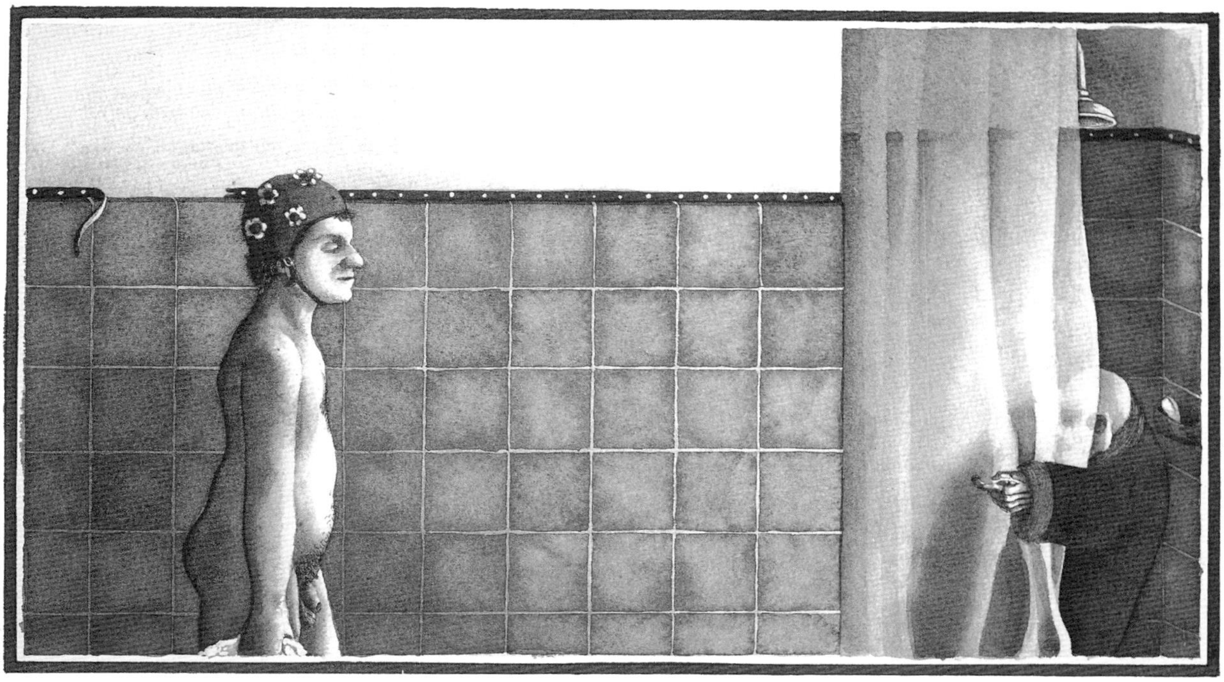

Opal duscht

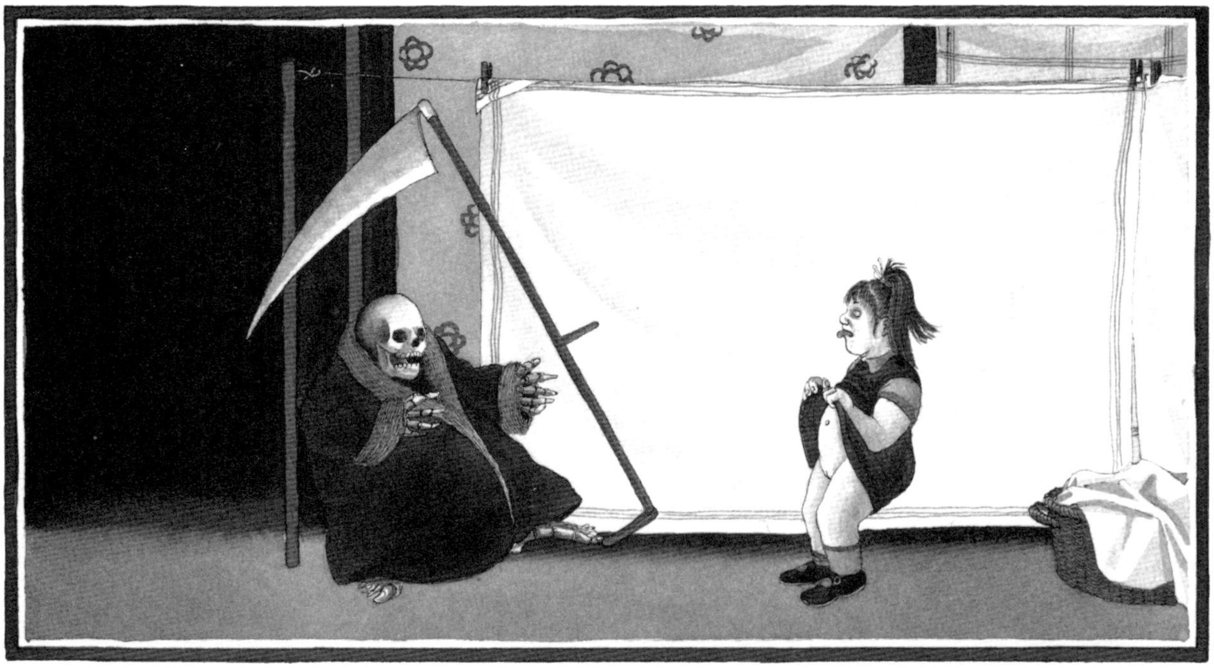

Niederlage

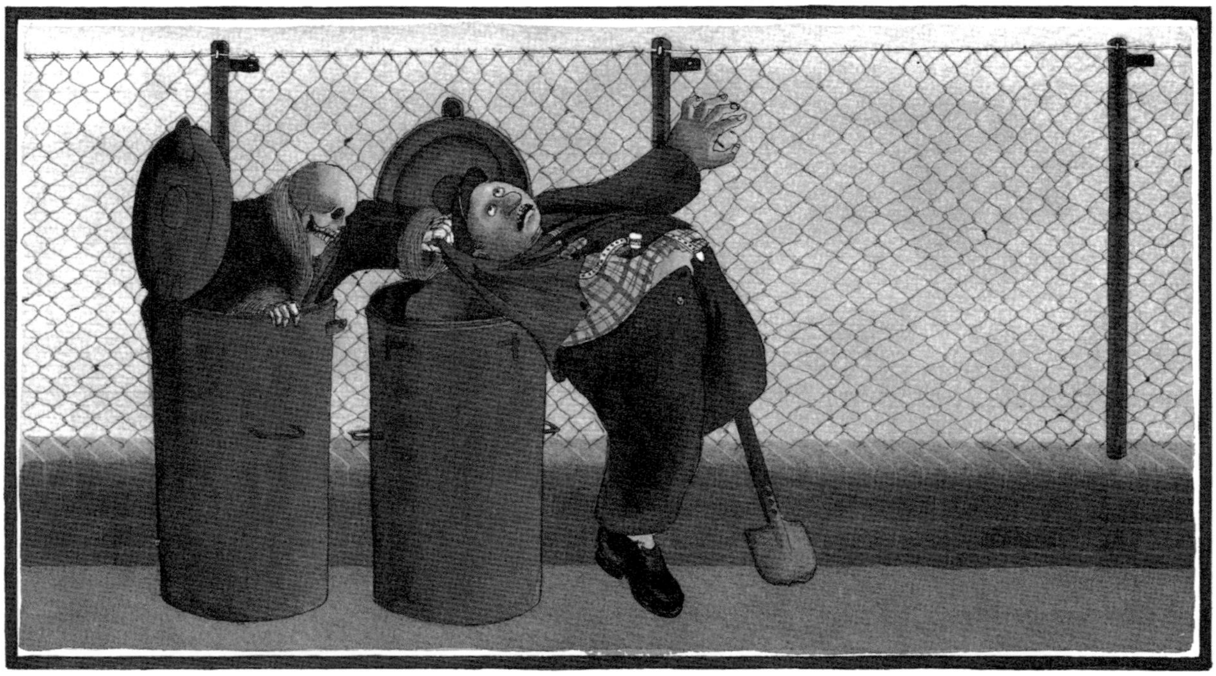

Der Hauswart

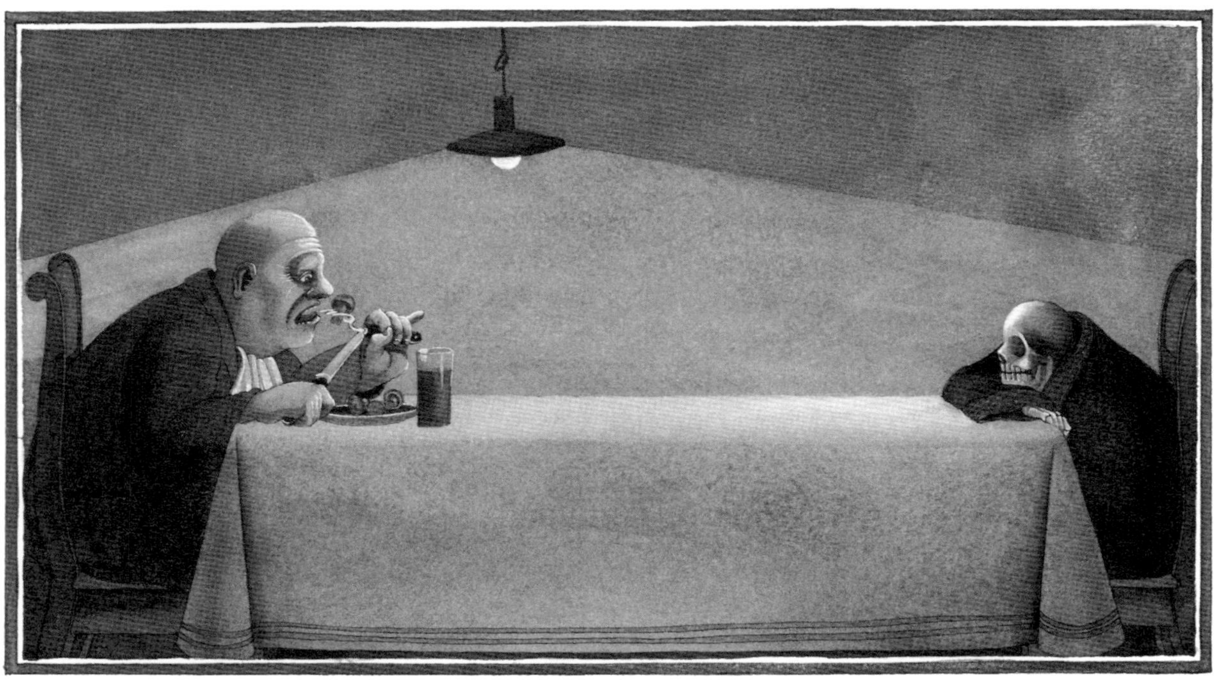

Schwammerl

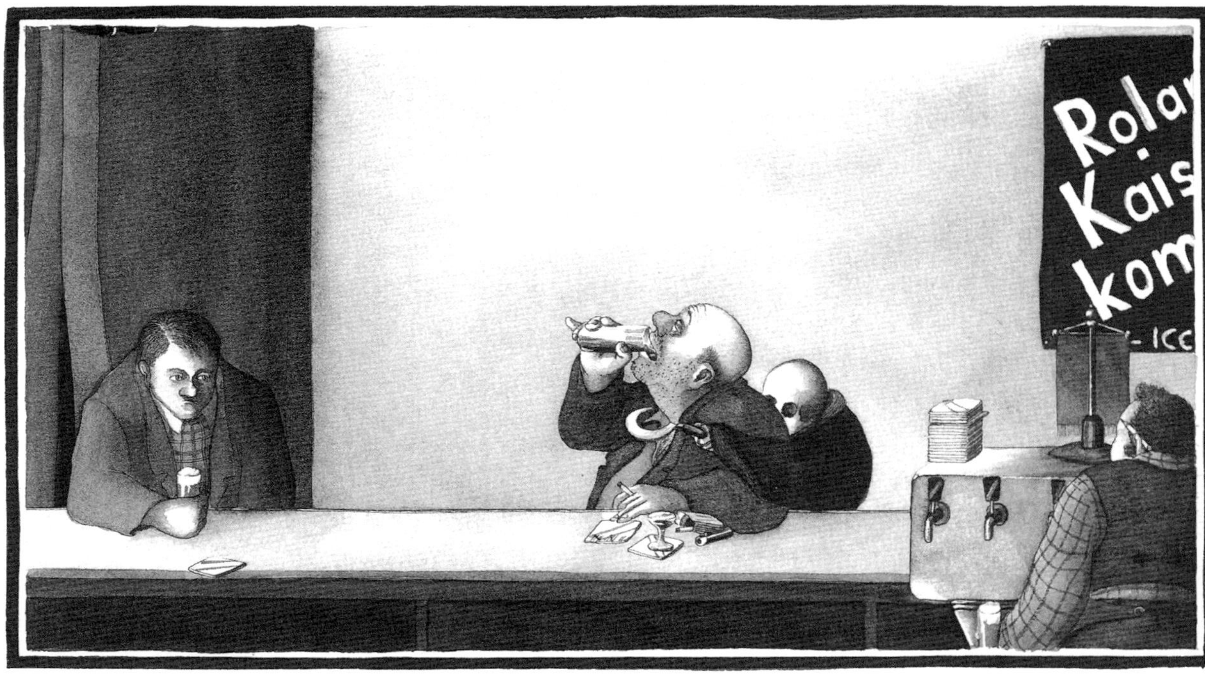

Hinterlistig

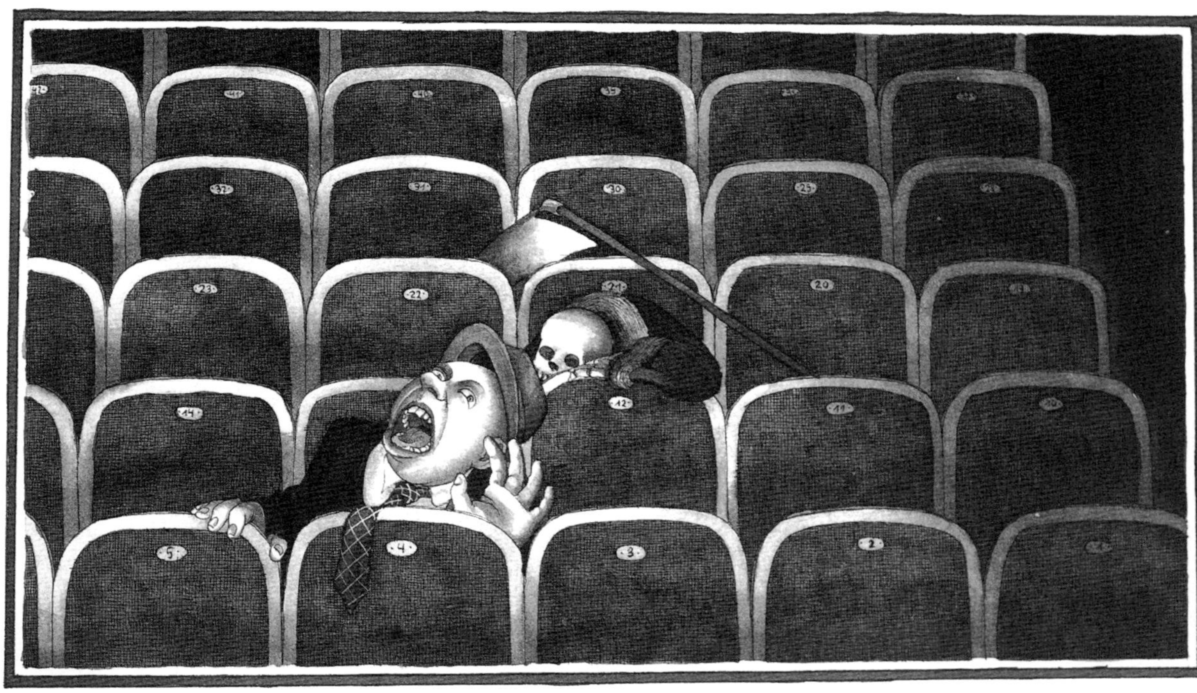

Ein Horrorfilm

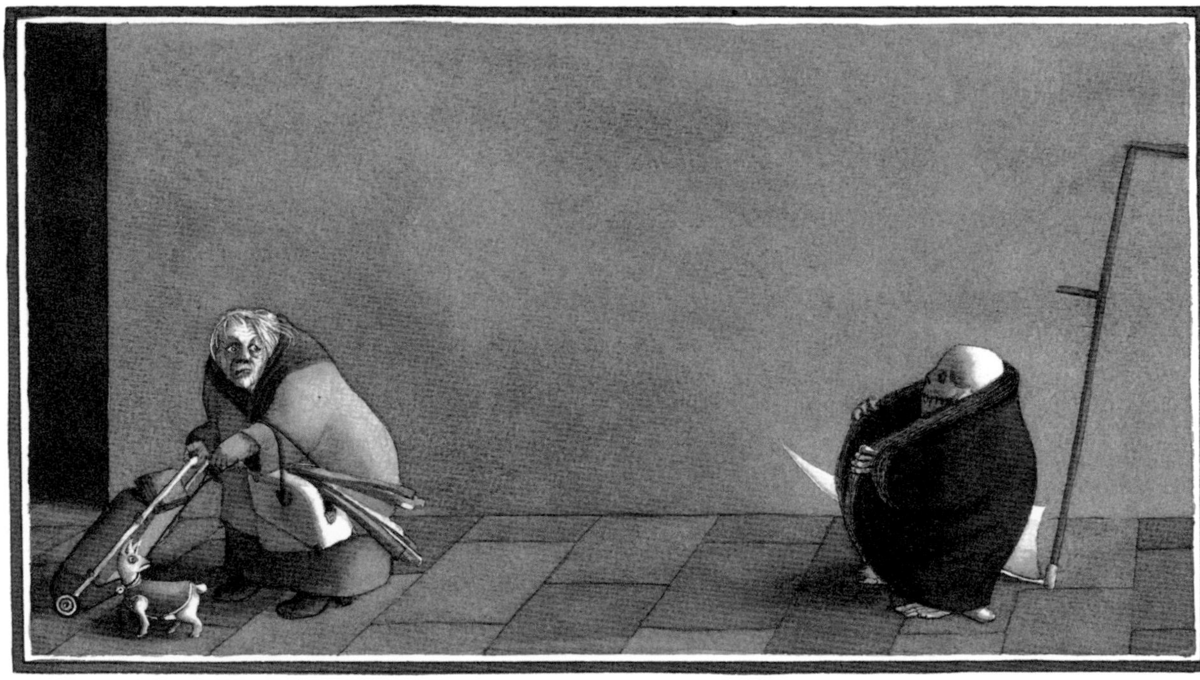

Hallo

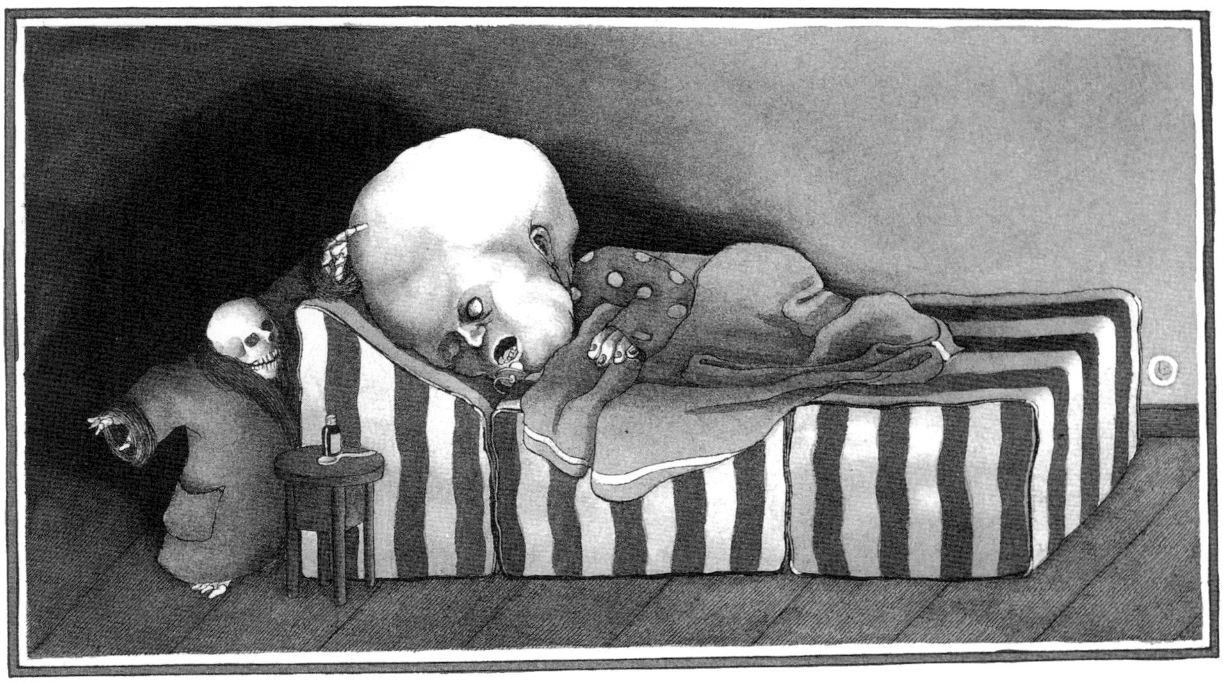

Ein Wasserkopf

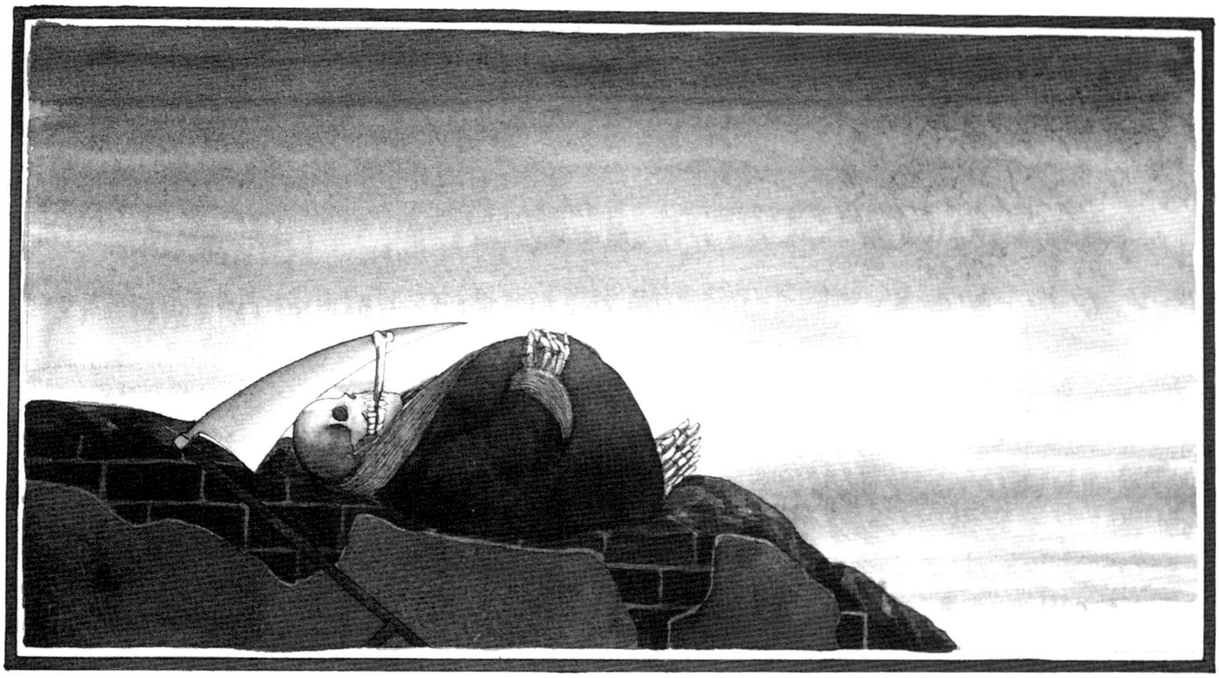

Päuschen

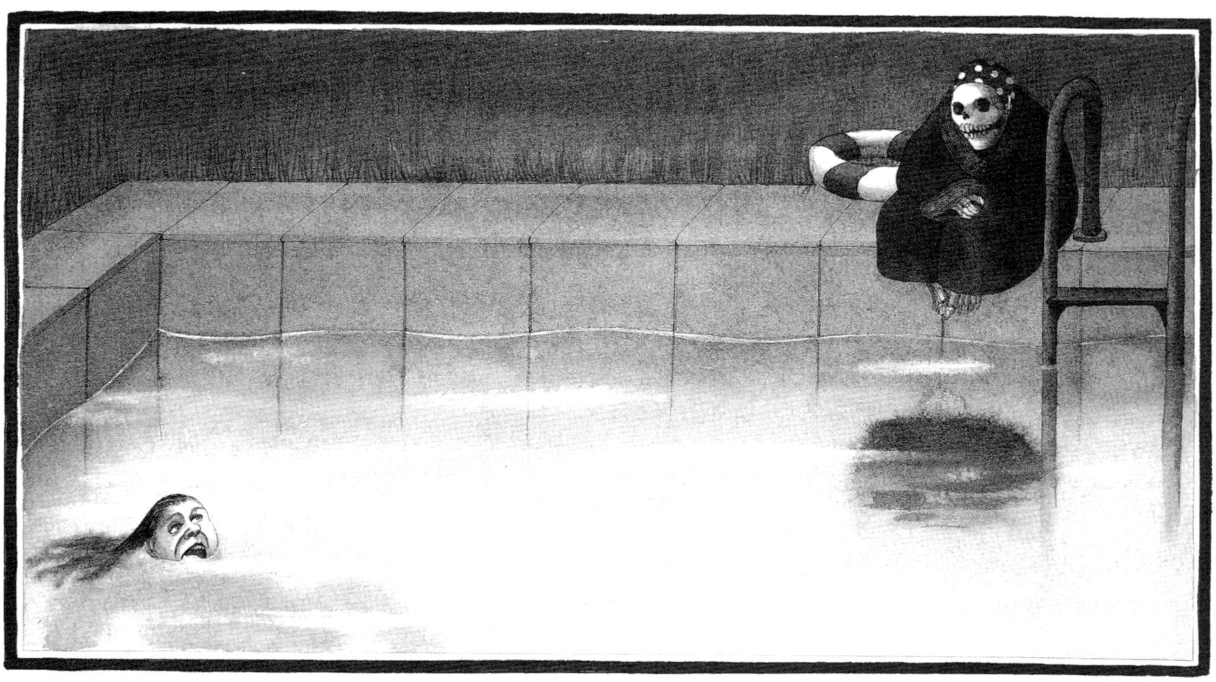

Freischwimmer

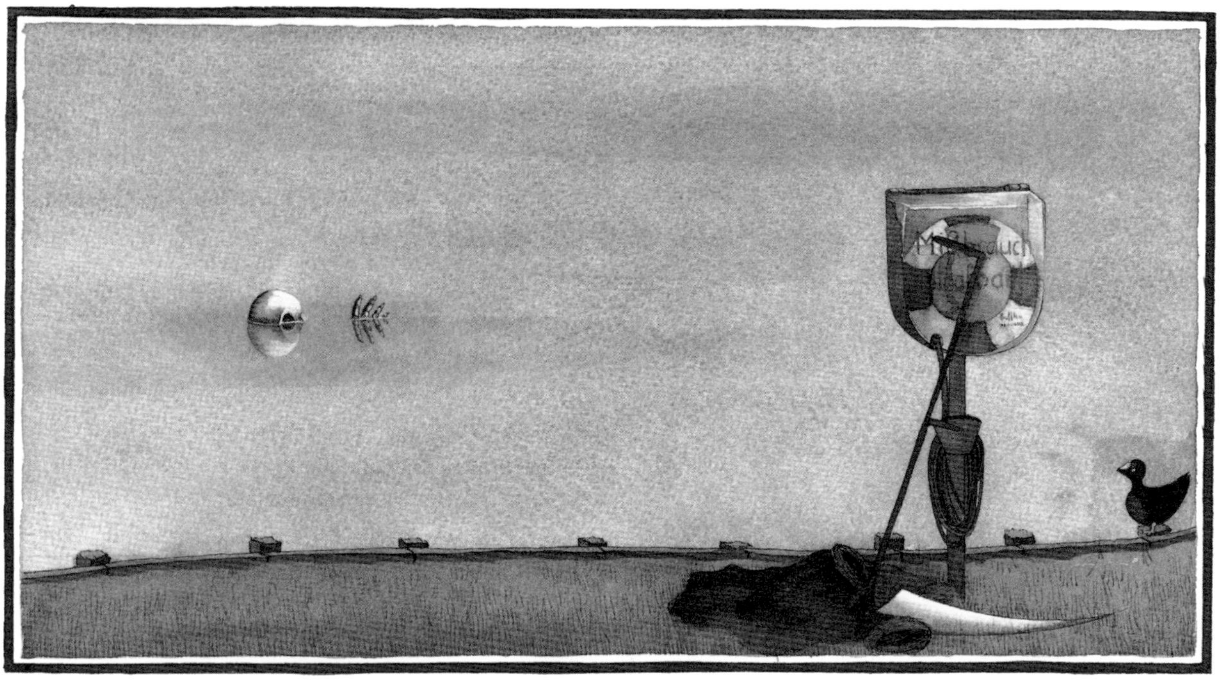

Lietzensee

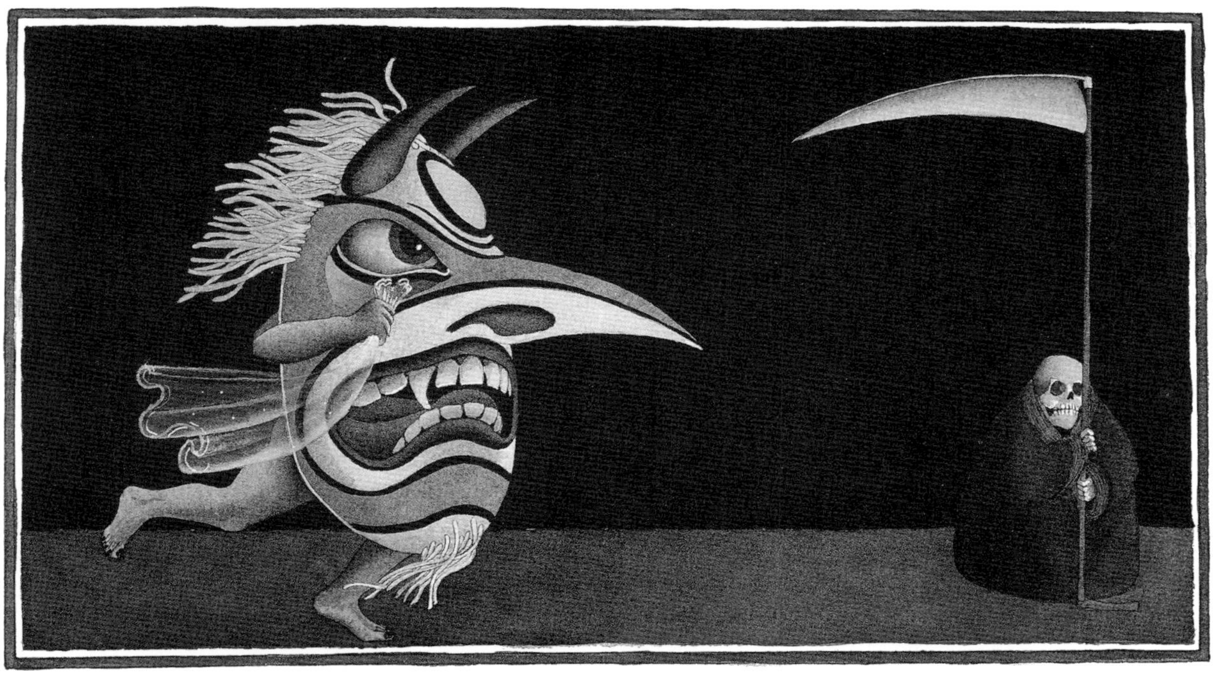

Provokation

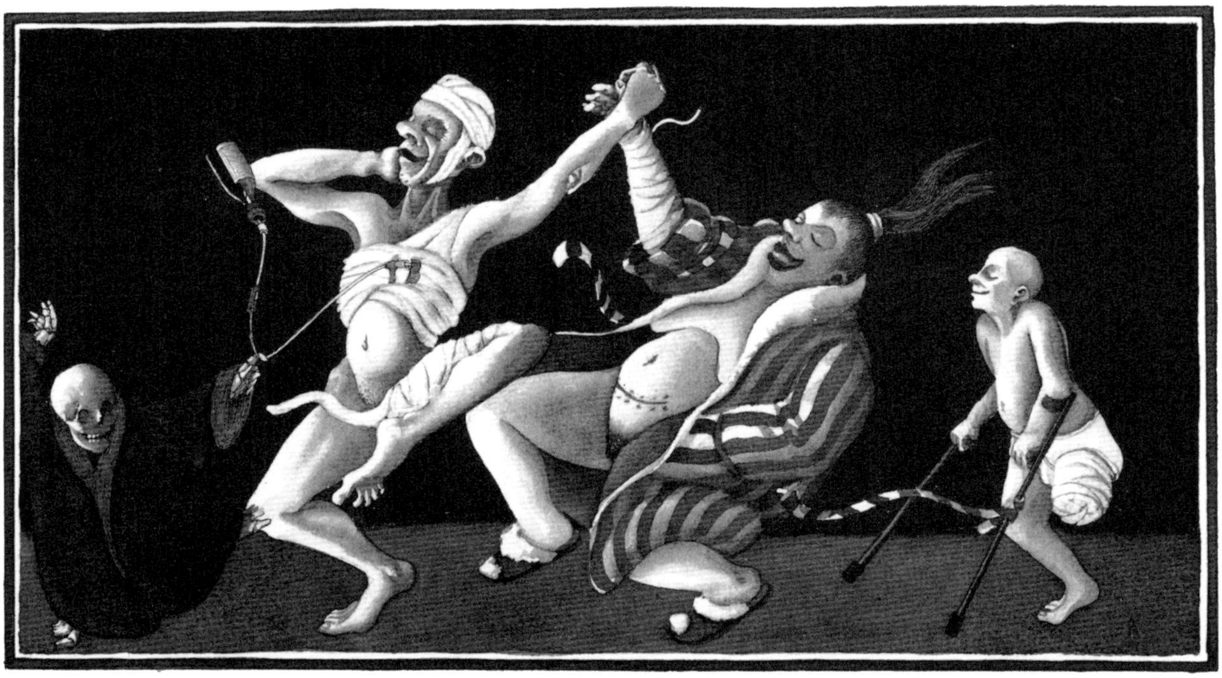

Krankentanz

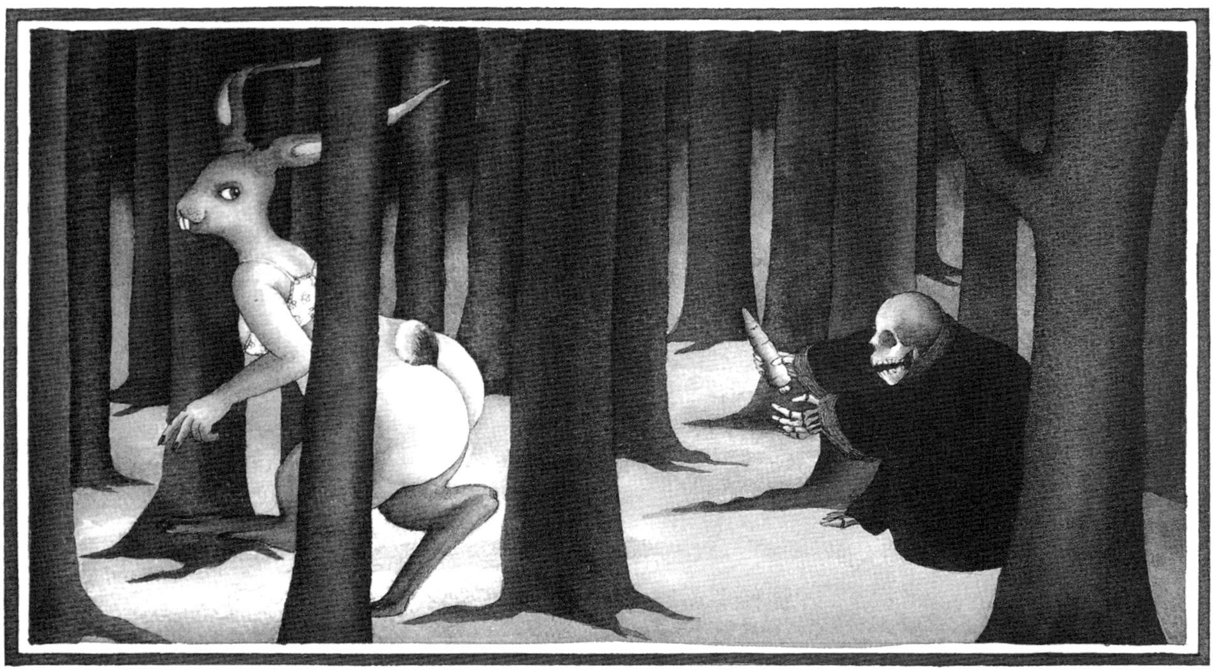

Ein fauler Trick

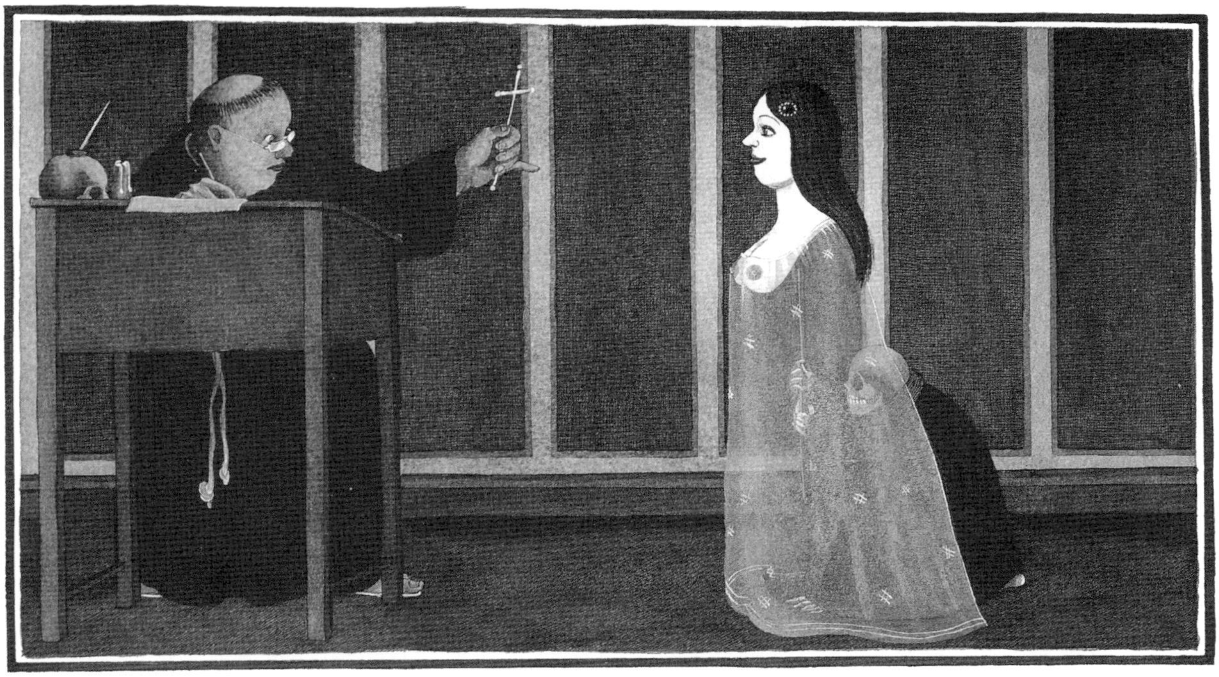

Versuchung

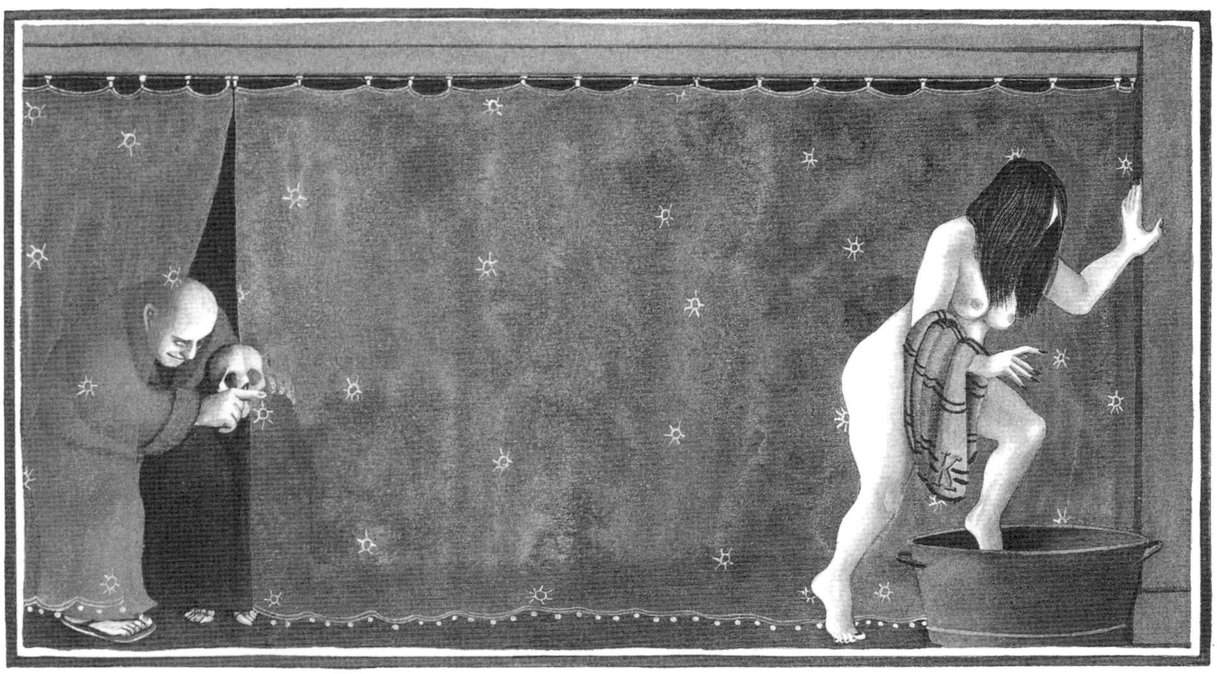

Kandaules

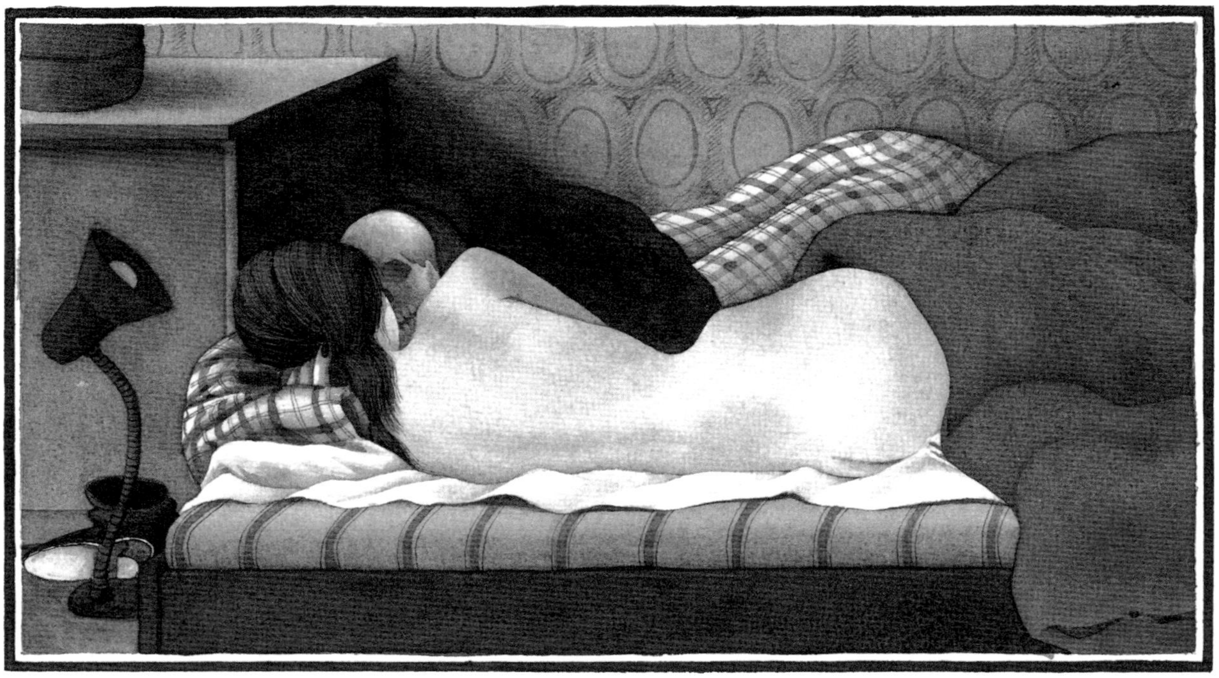

Liebesnest

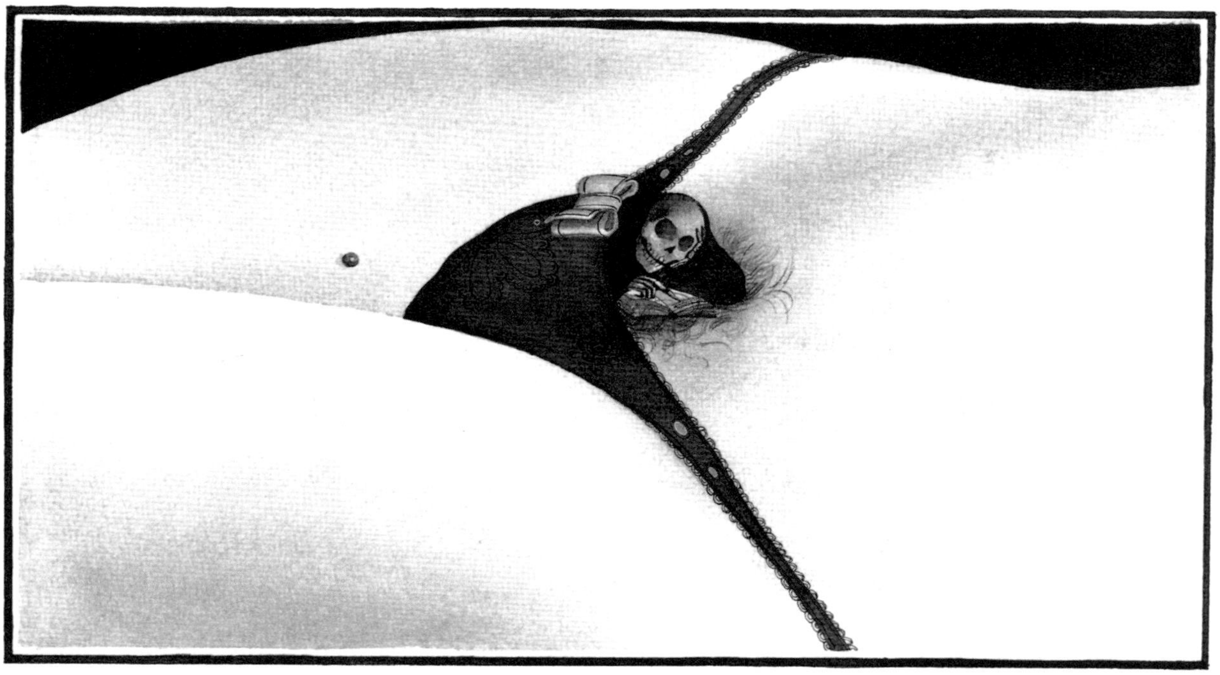

Mit Mädchen

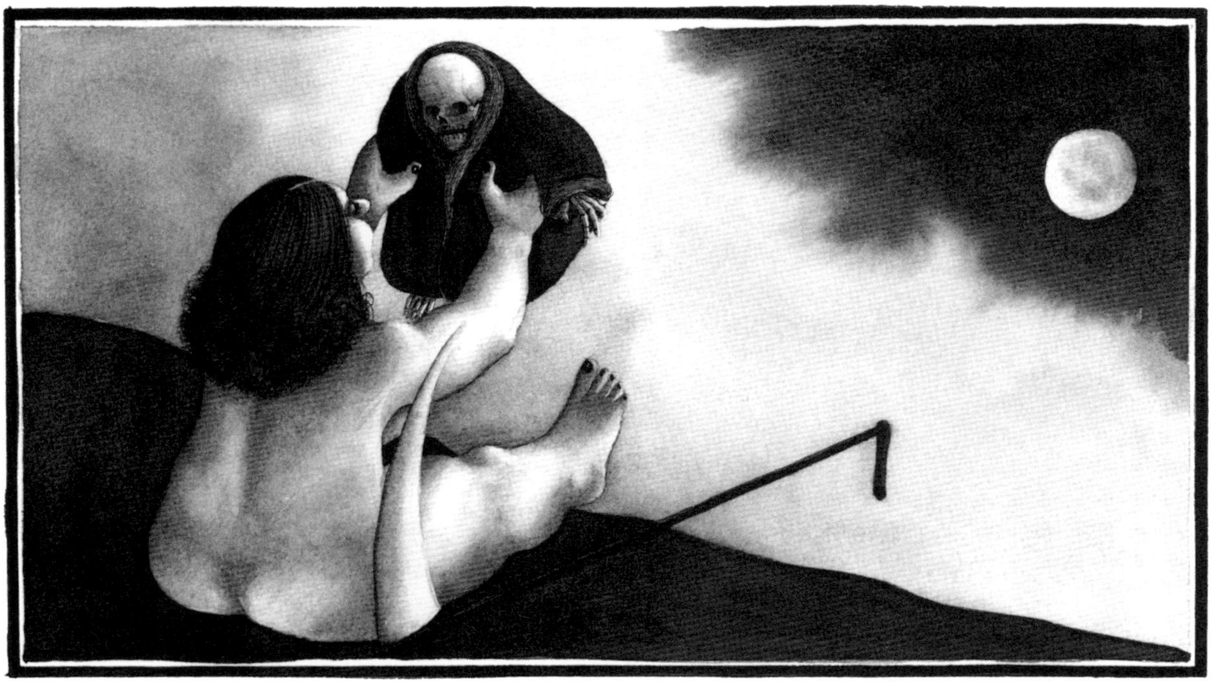

Am Abgrund

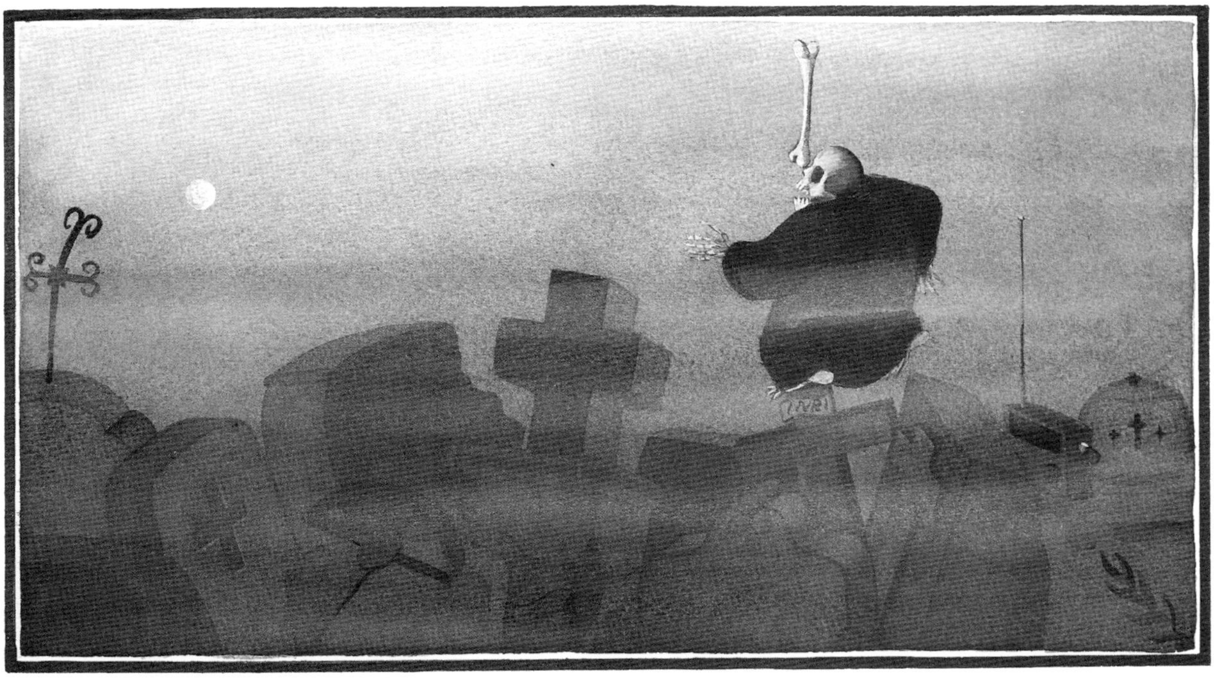

Tanzeinlage

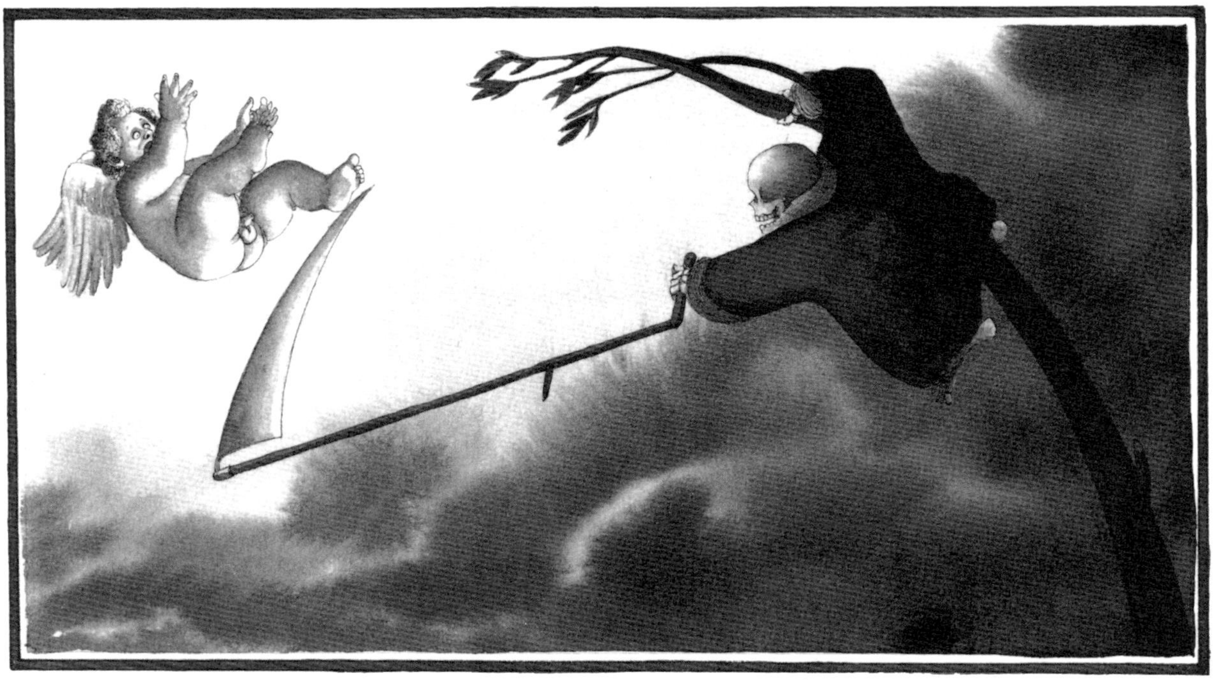

Daneben

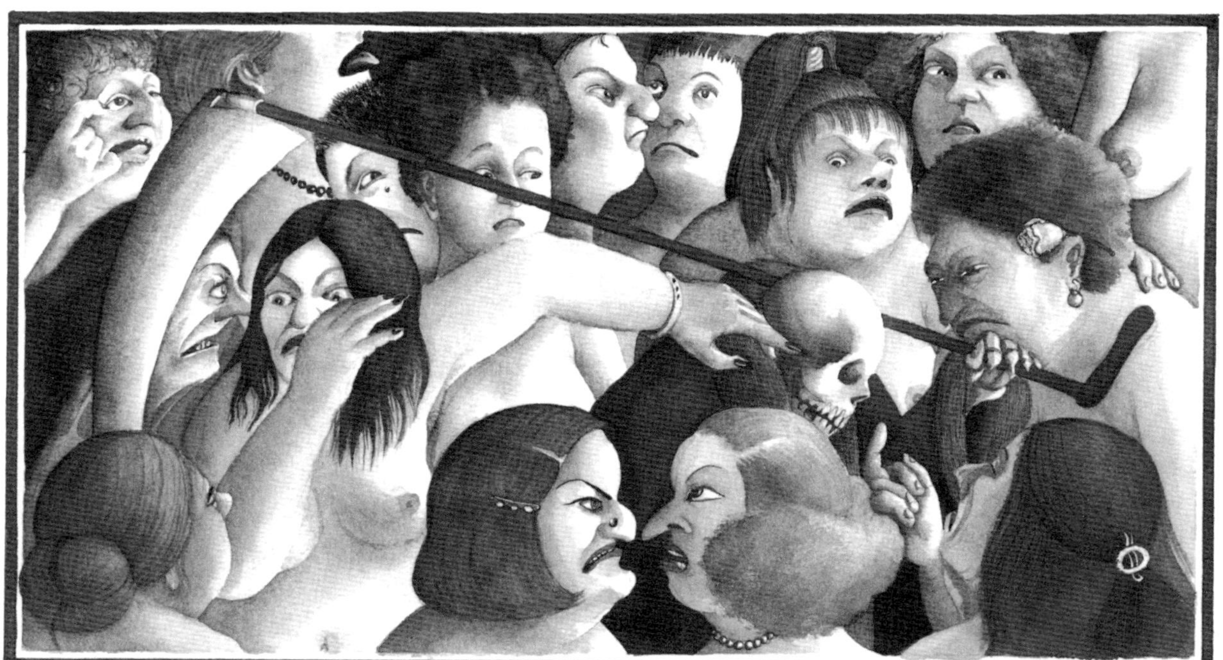

Garten der Lüste

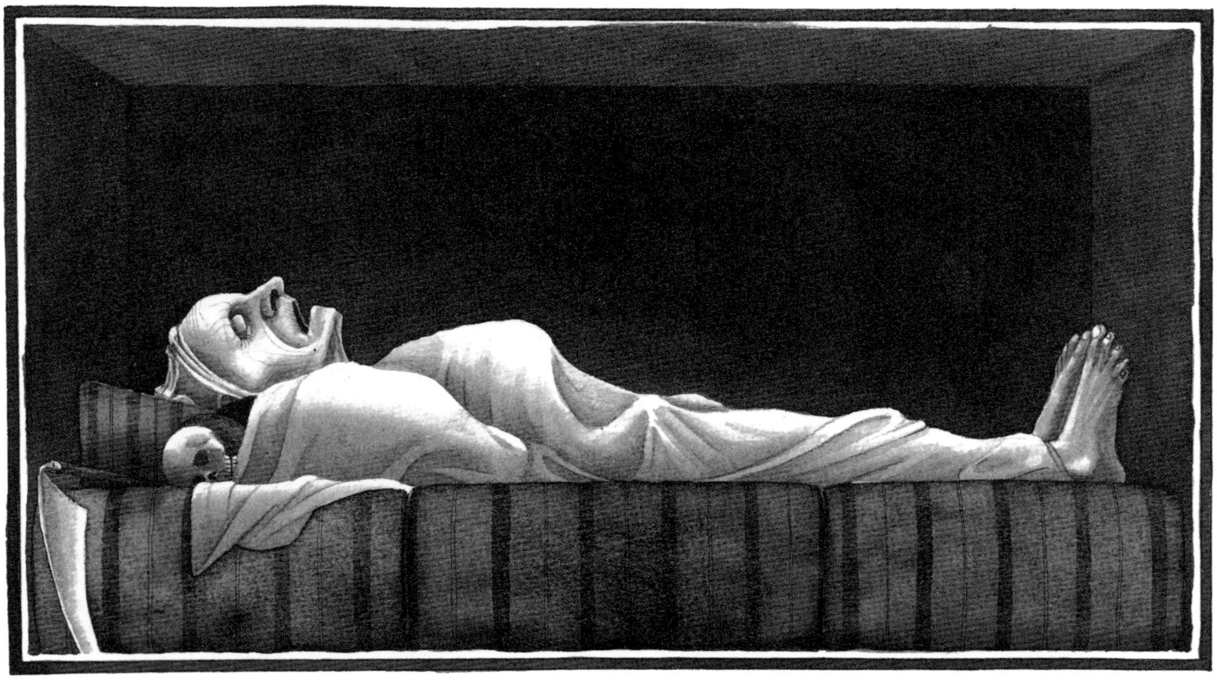

Nachtwache

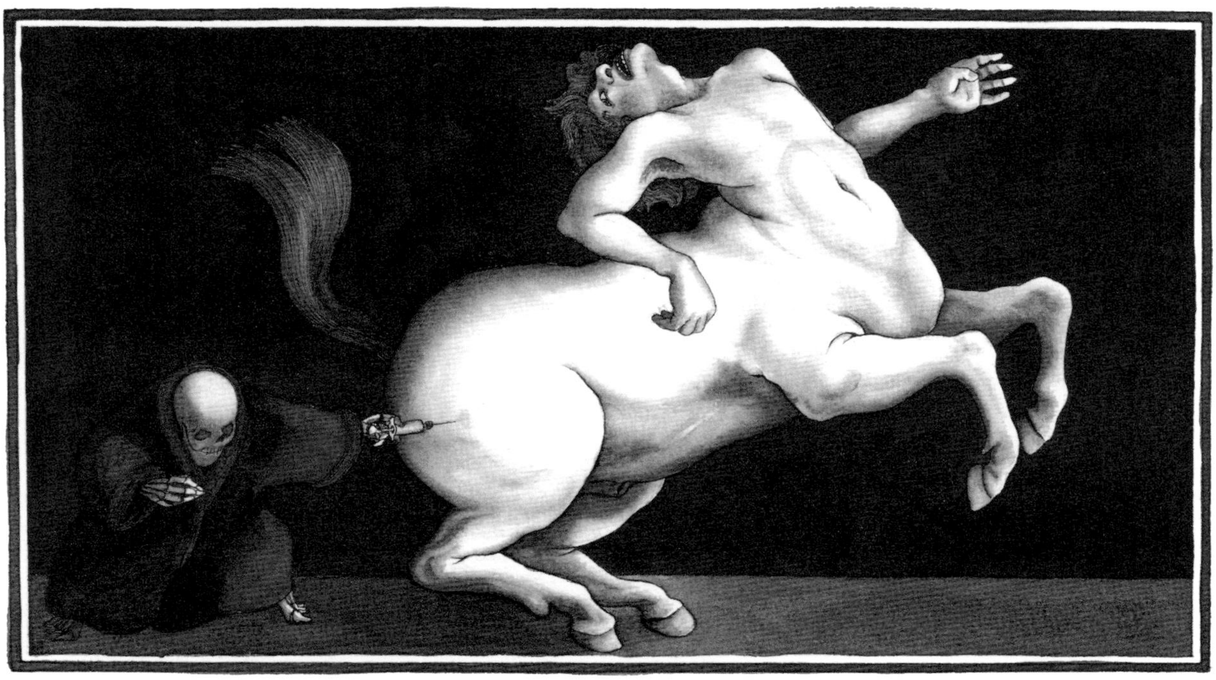

Mythologischer Anschlag

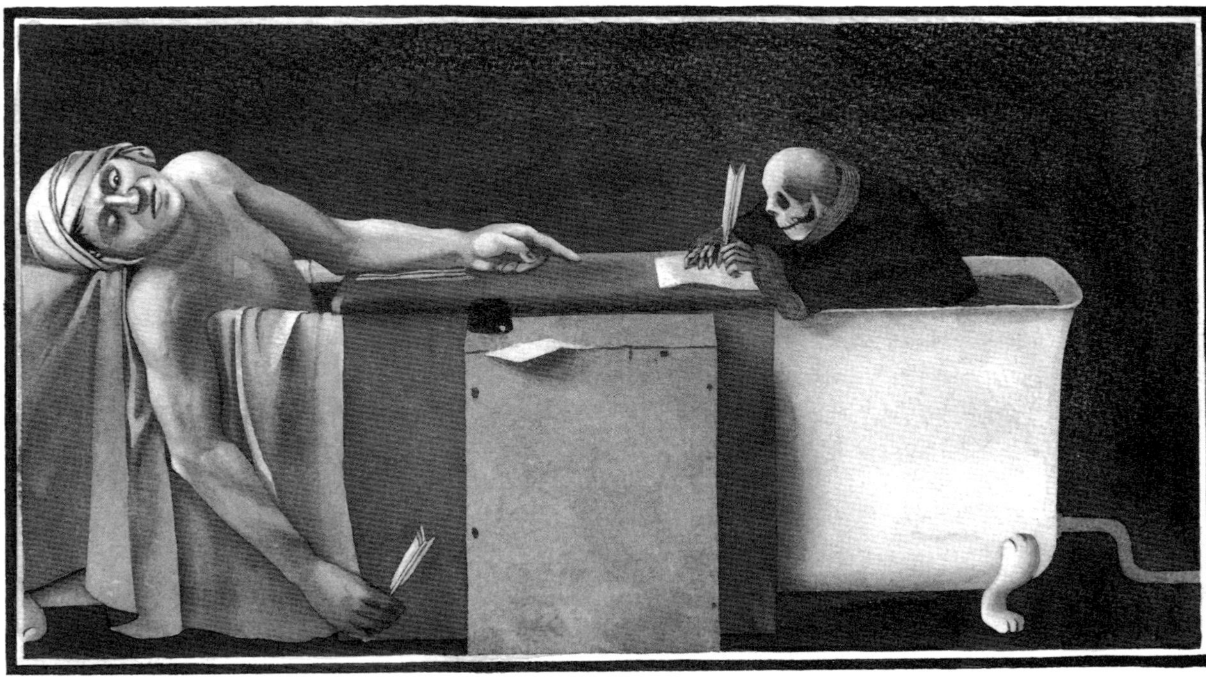

Noch ein Mord

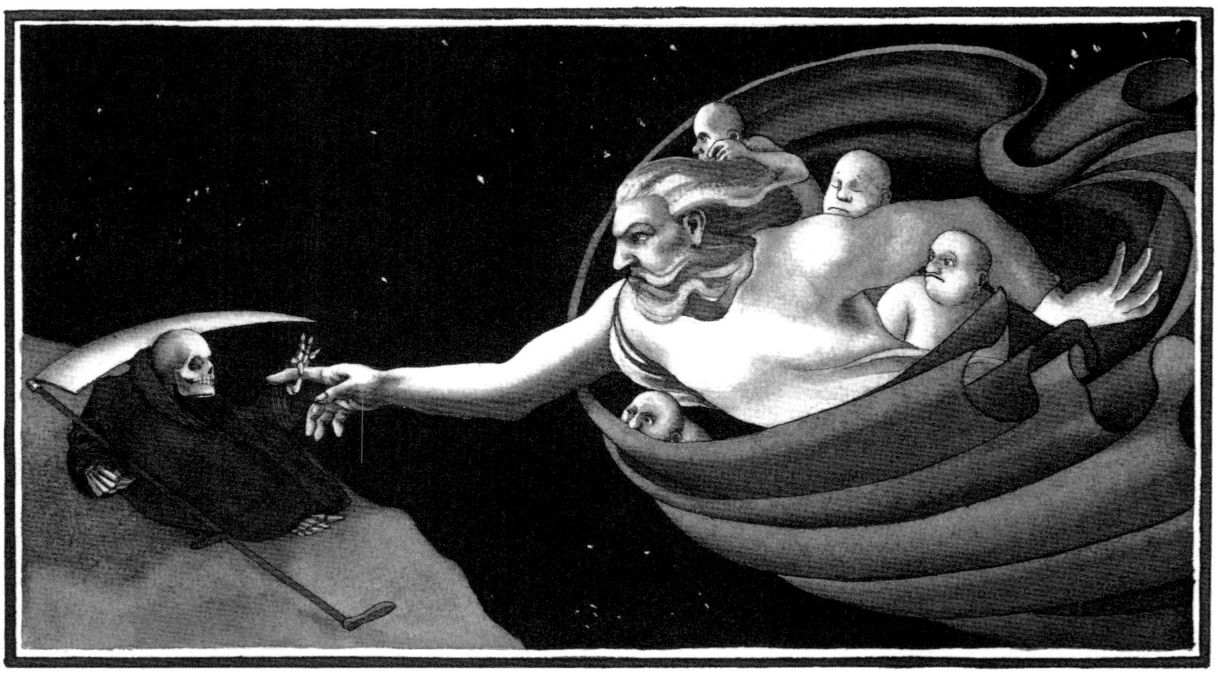

Reingelegt

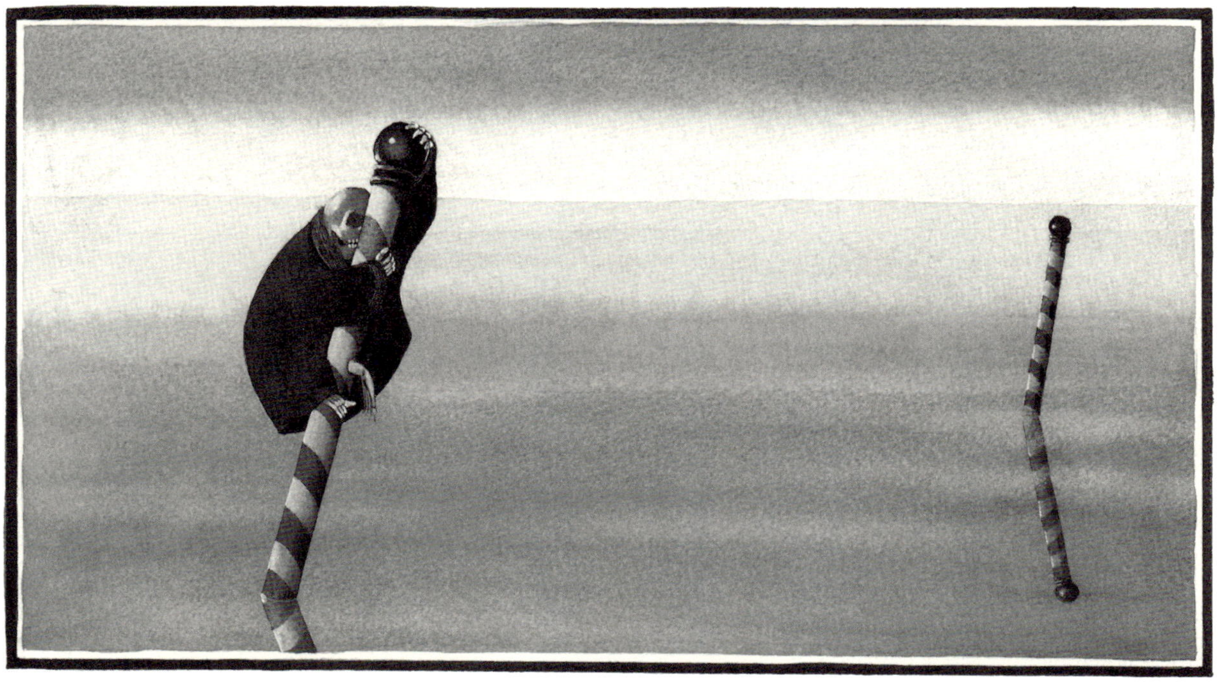

In Venedig

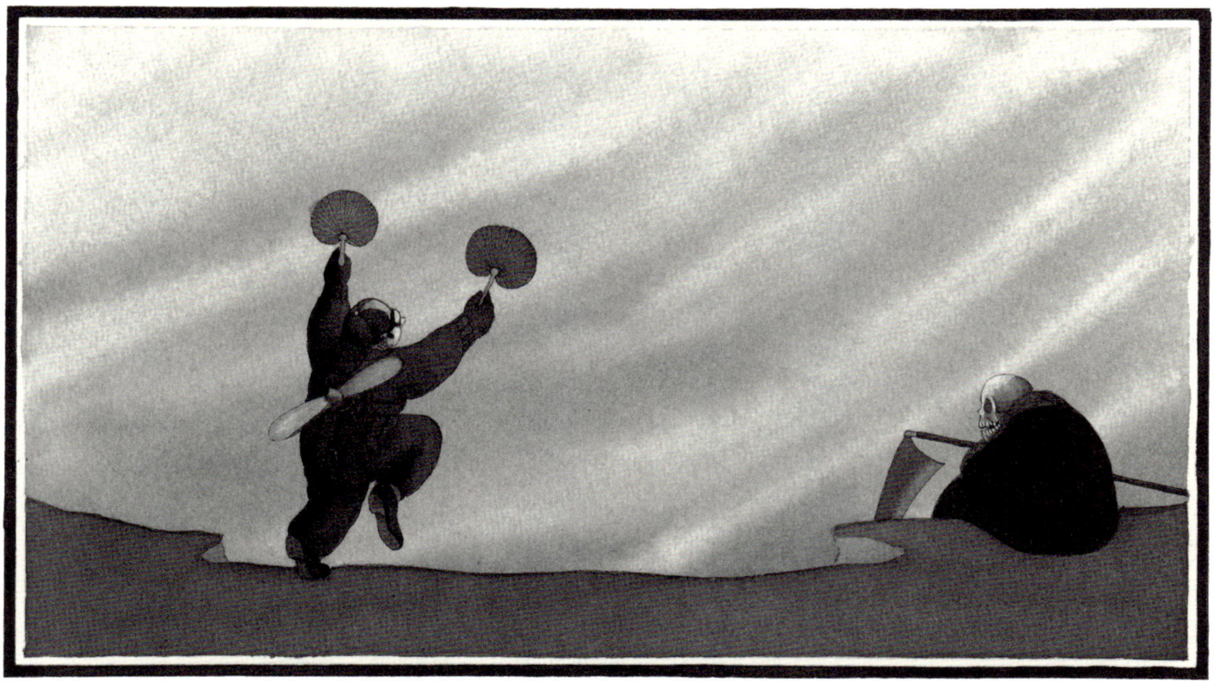

Abgang

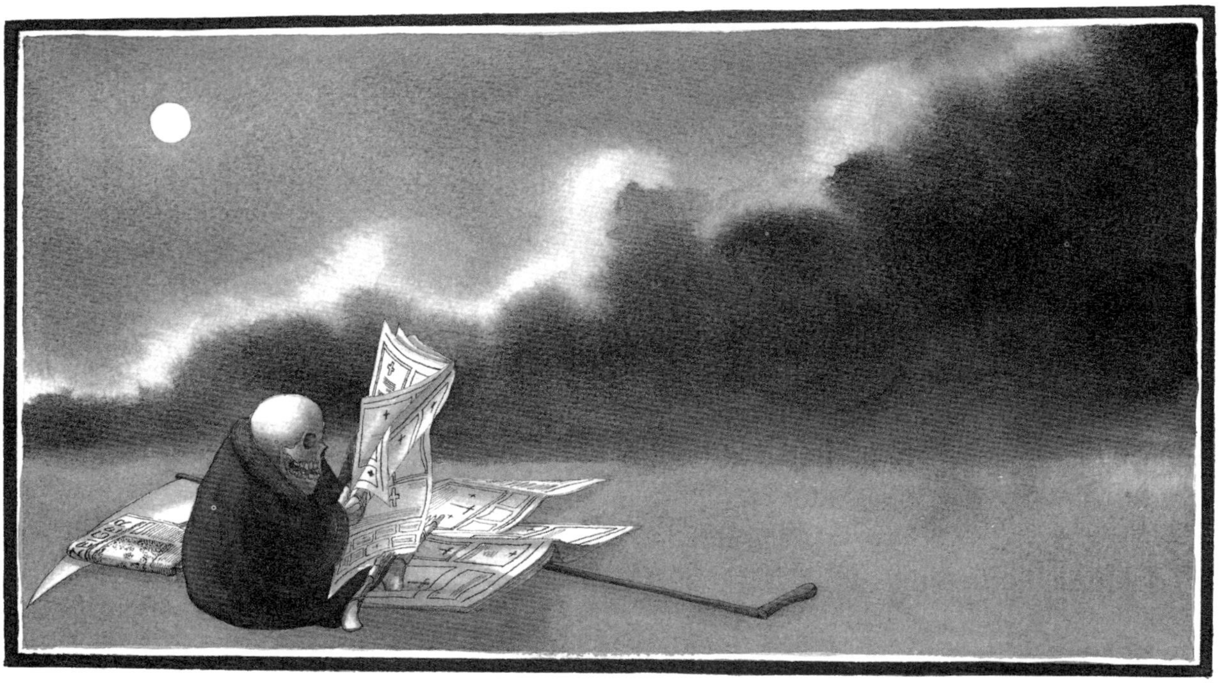

Kritiken

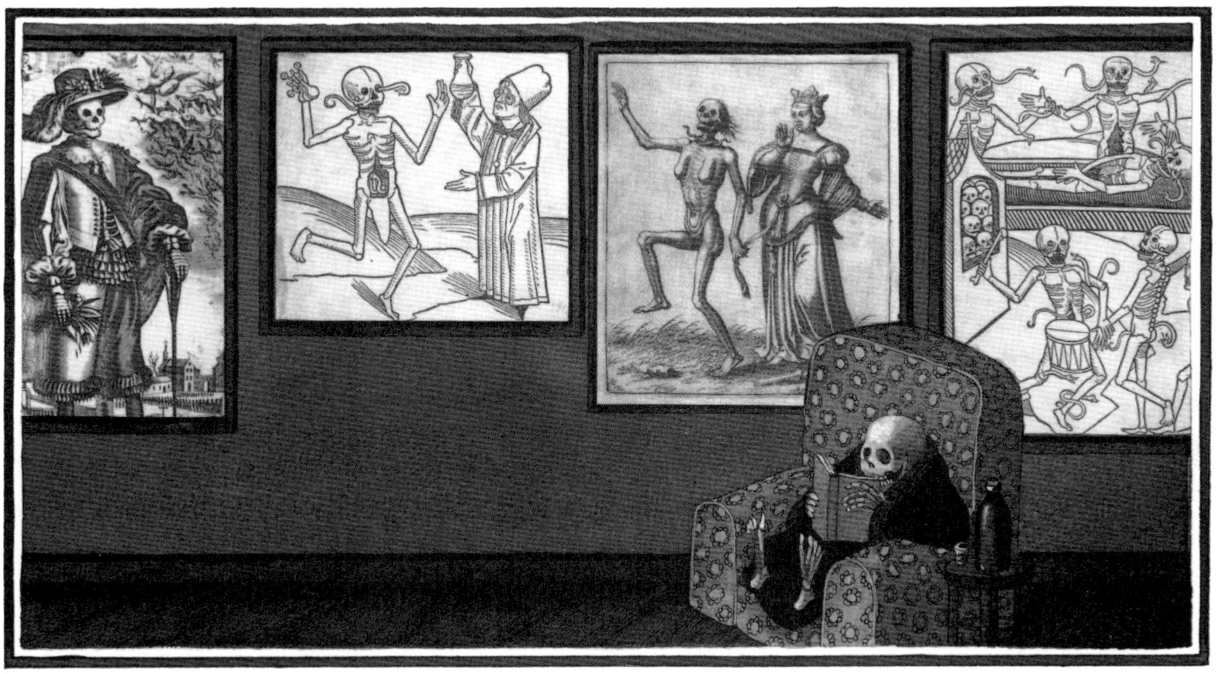

Feierabend

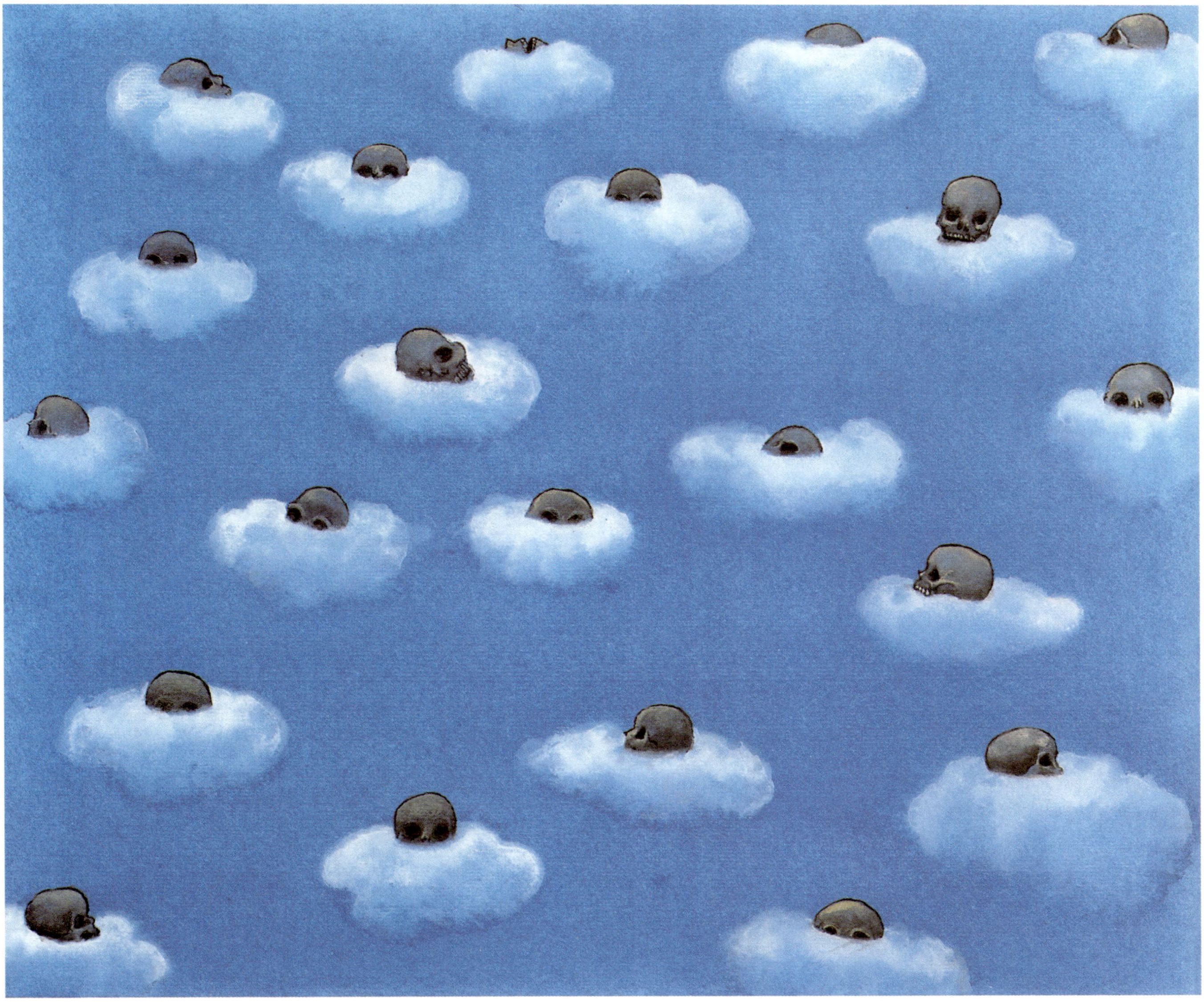

IM HIMMEL

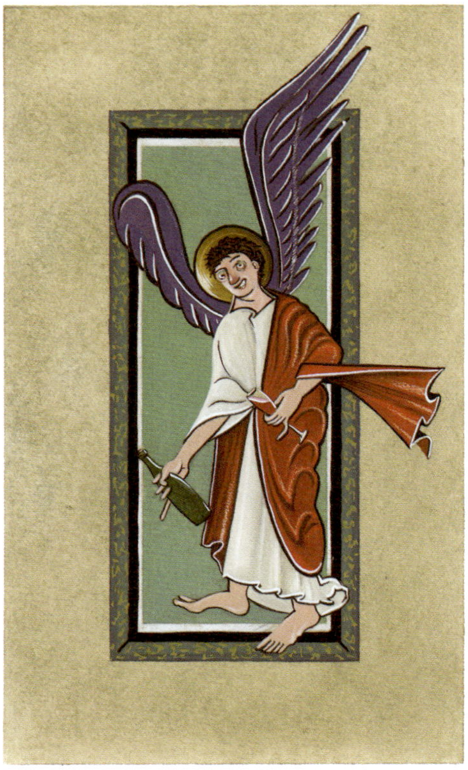

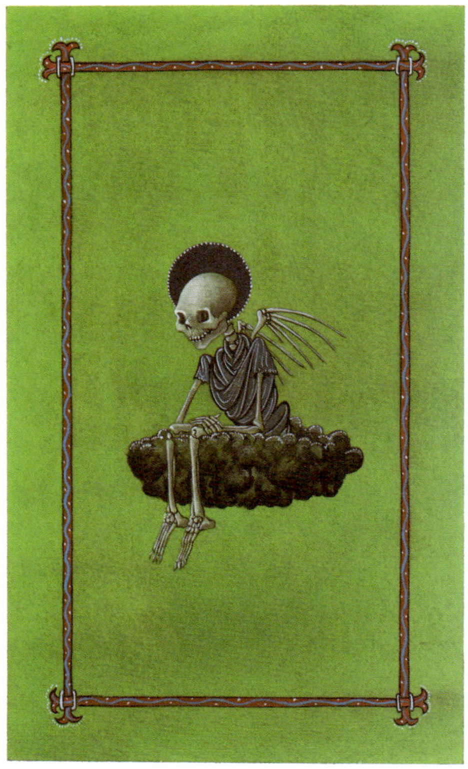

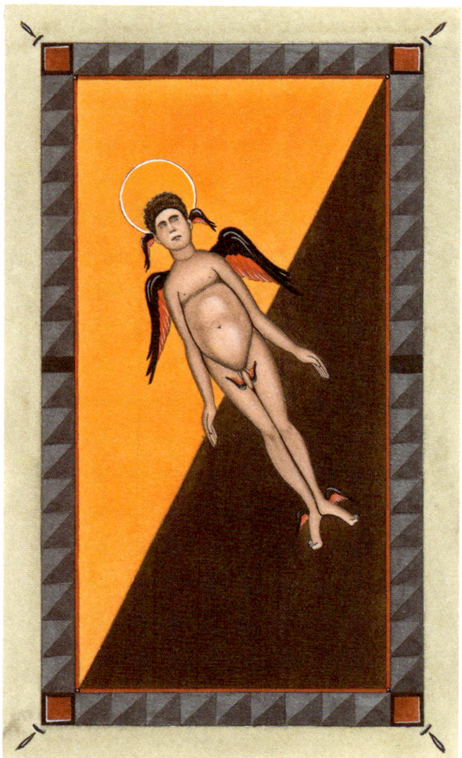

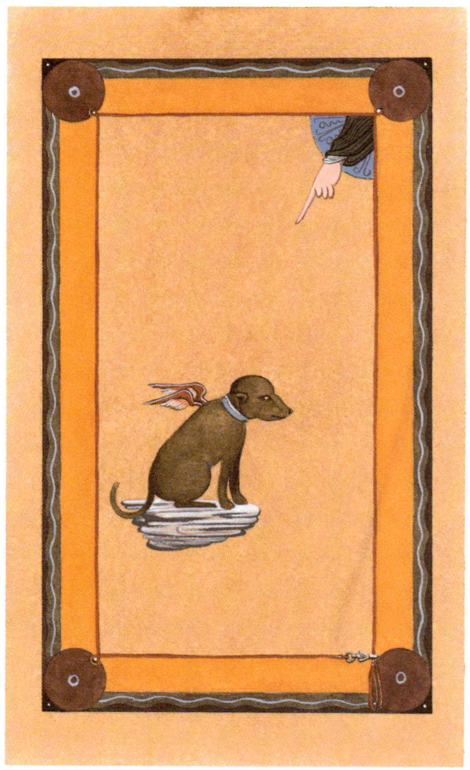

DIE 7 PLAGEN

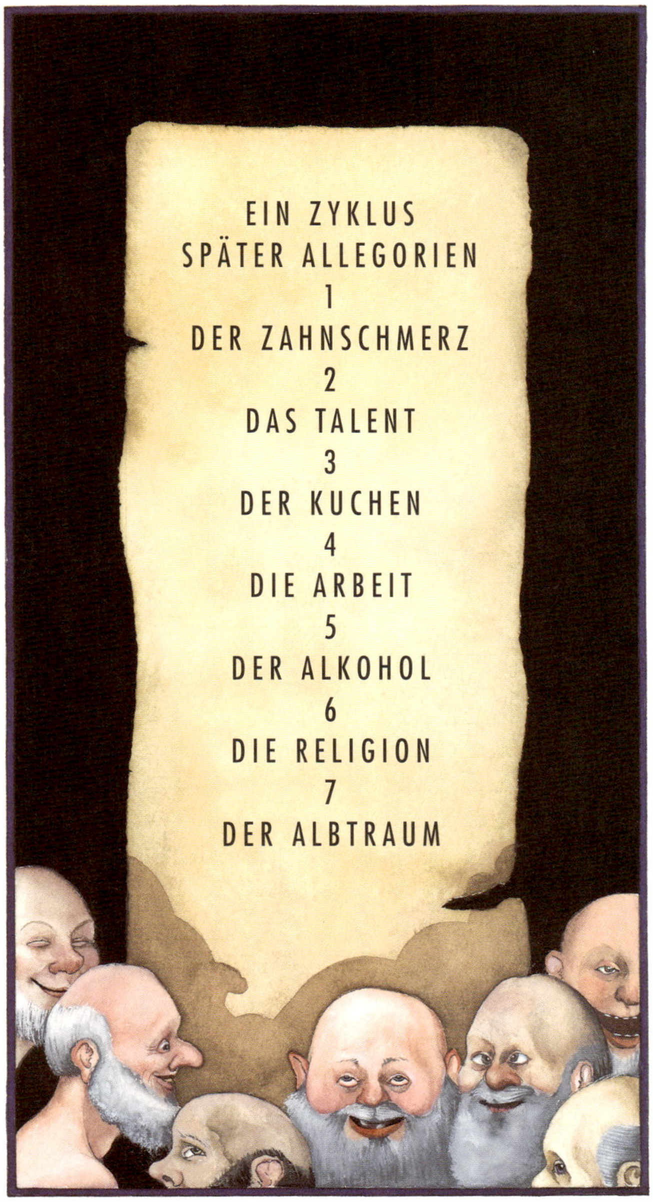
EIN ZYKLUS
SPÄTER ALLEGORIEN
1
DER ZAHNSCHMERZ
2
DAS TALENT
3
DER KUCHEN
4
DIE ARBEIT
5
DER ALKOHOL
6
DIE RELIGION
7
DER ALBTRAUM

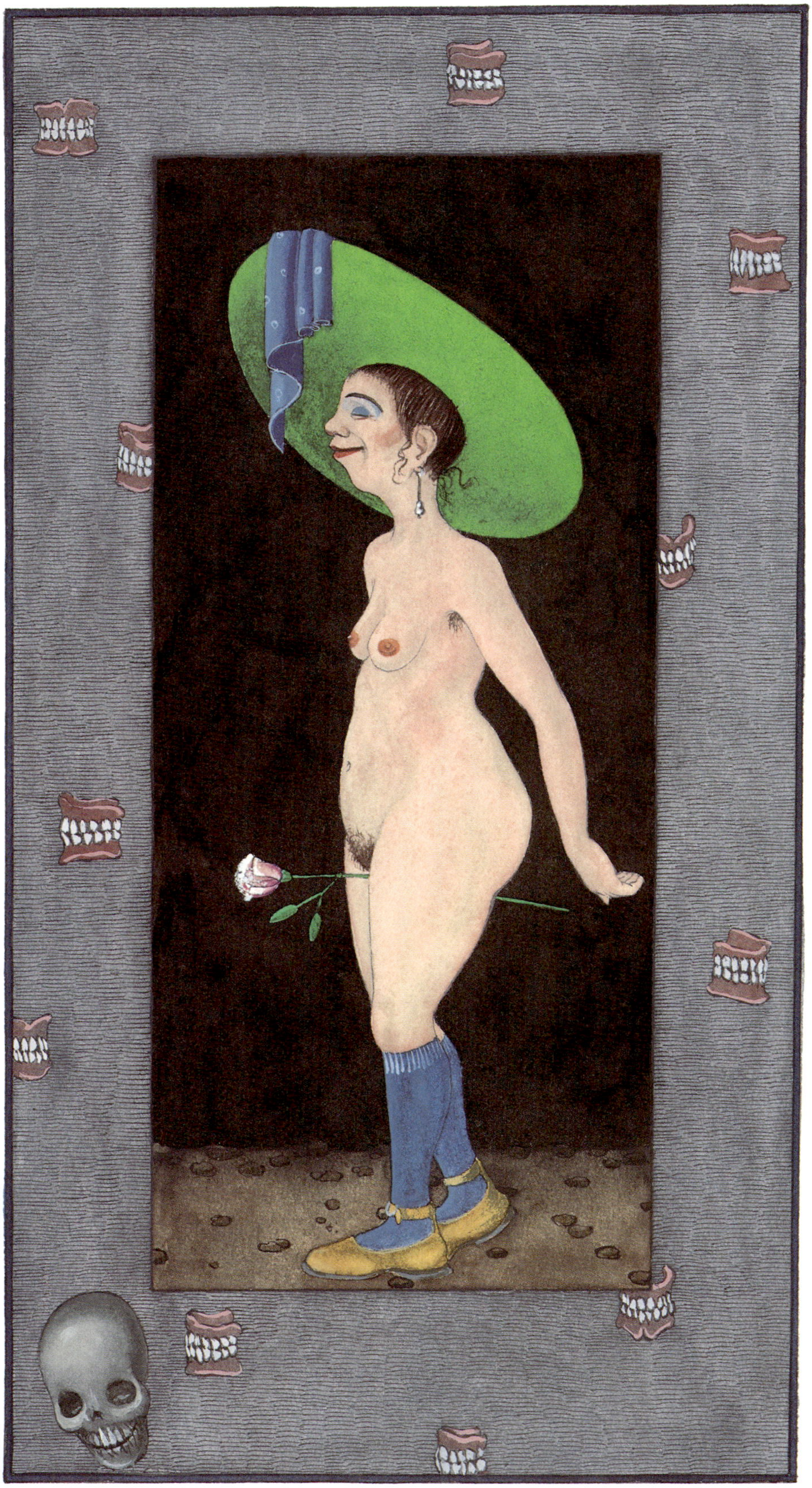

Der Zahnschmerz

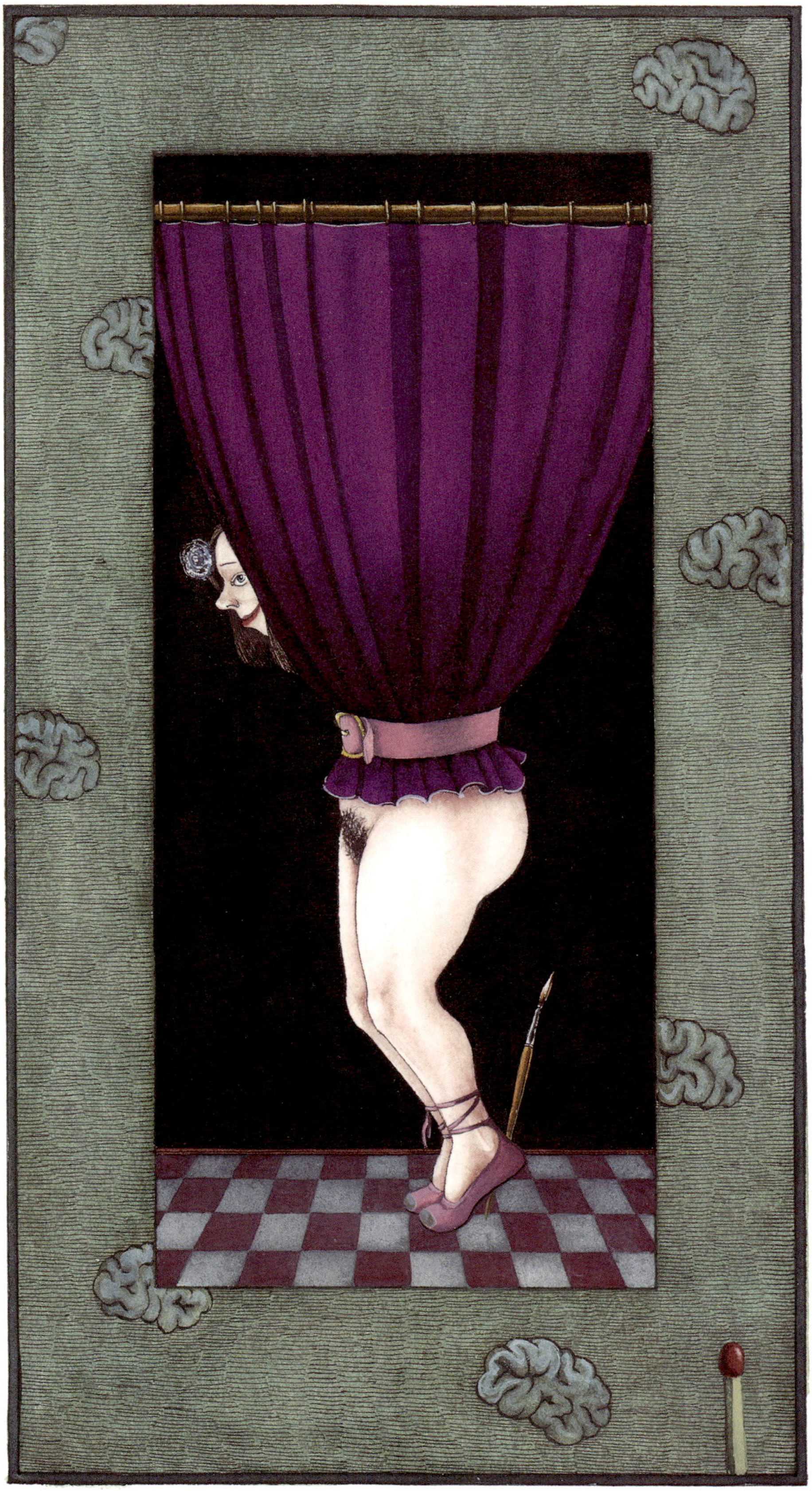

Das Talent

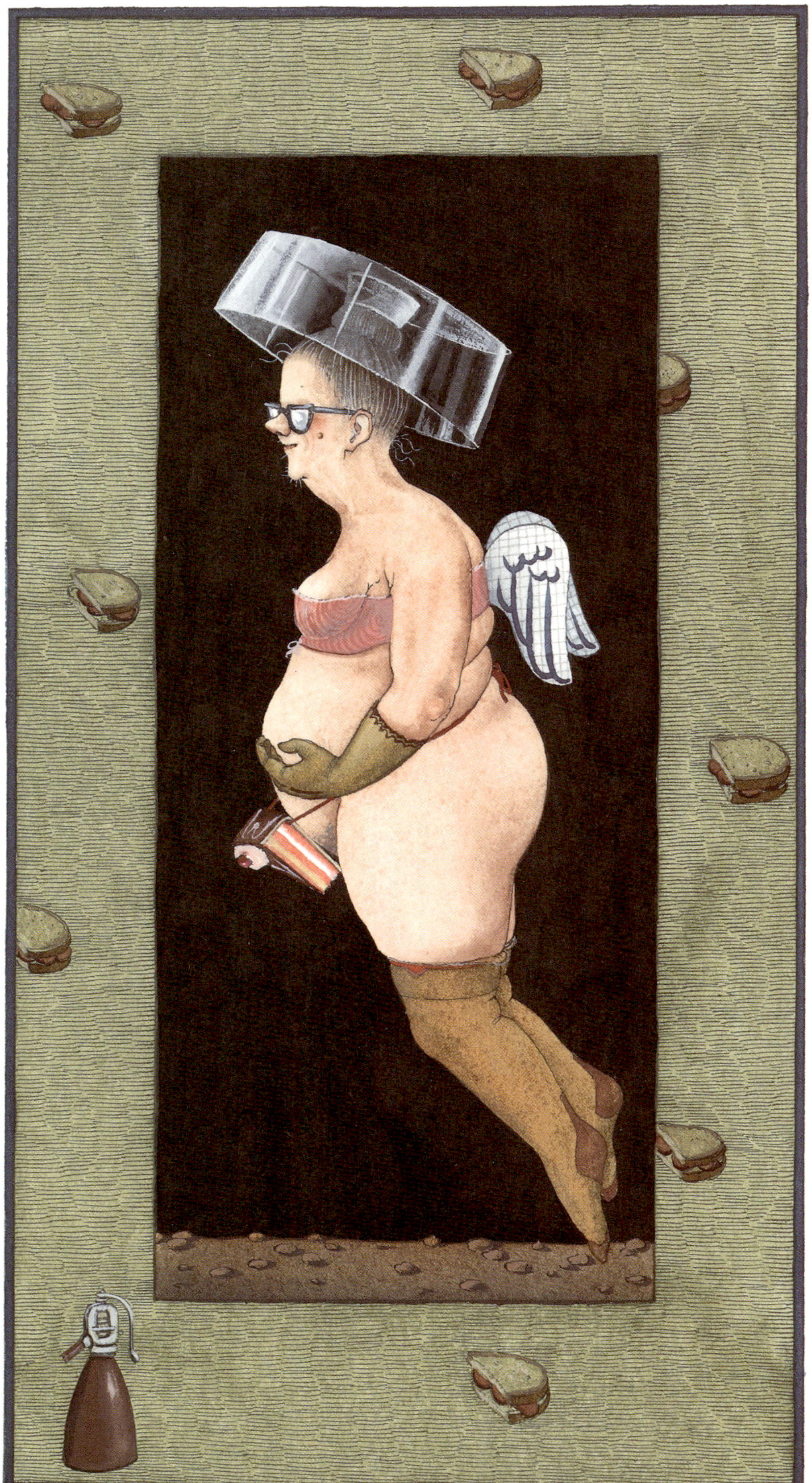

Der Kuchen

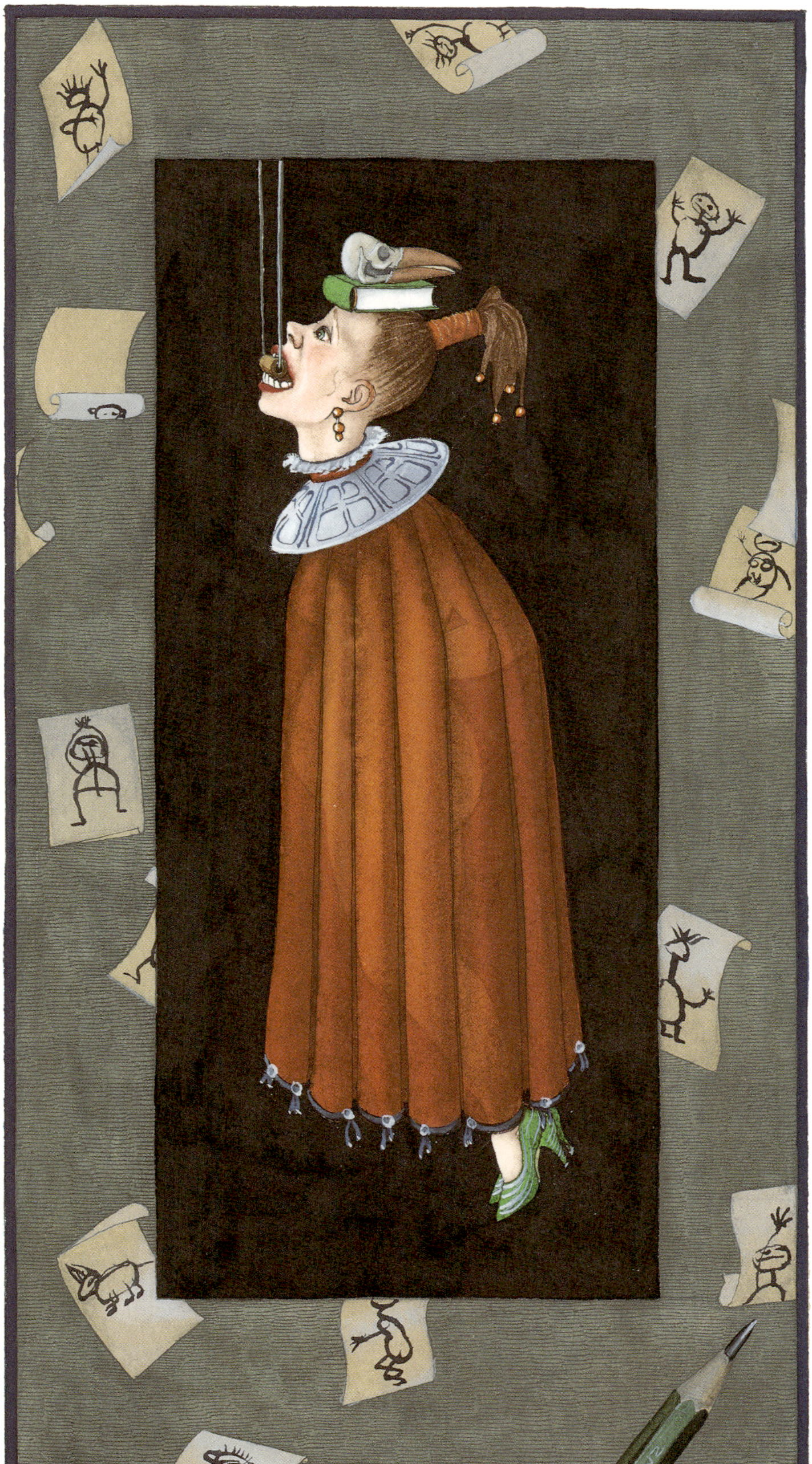

Die Arbeit

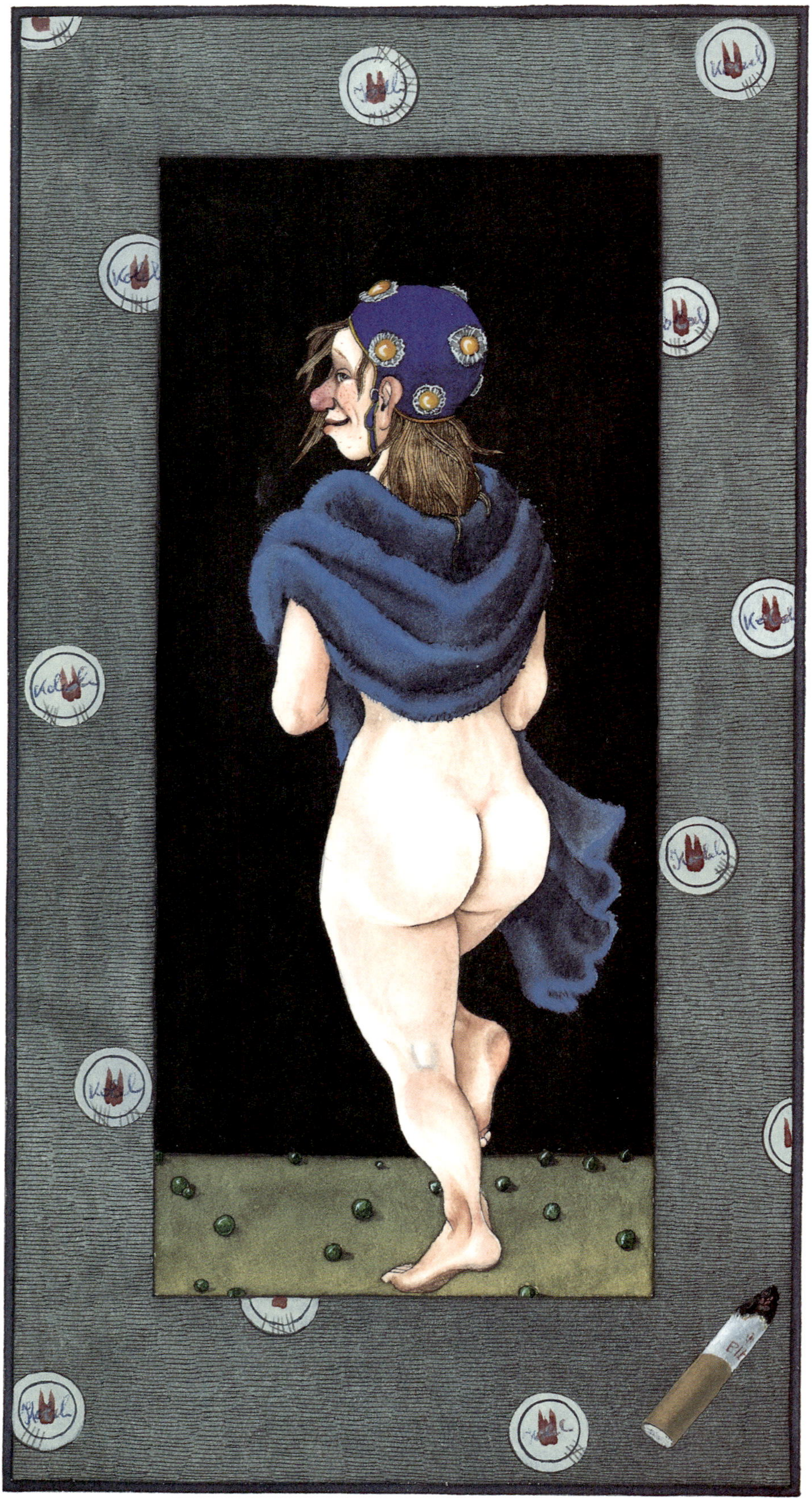

Der Alkohol

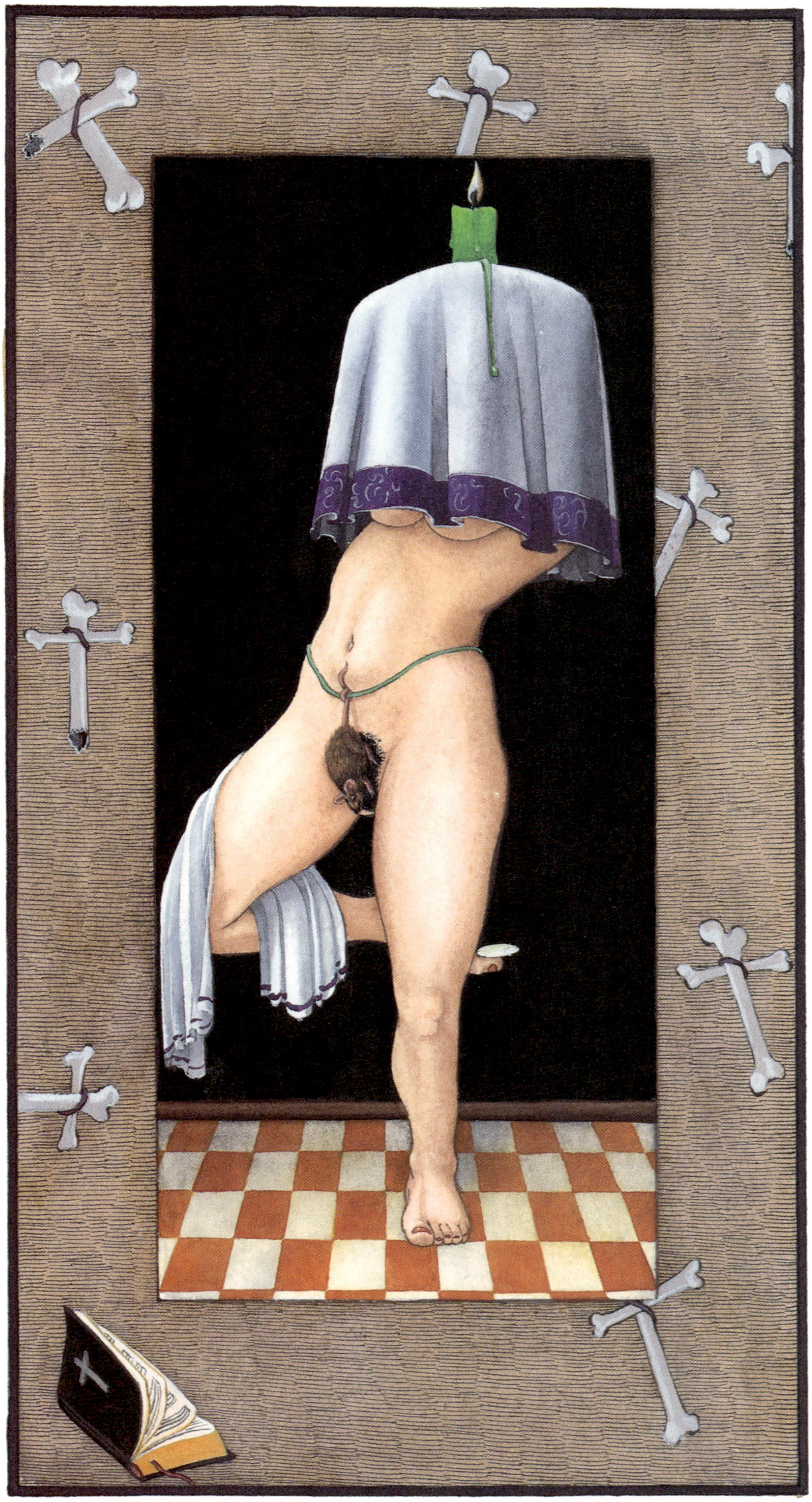

Die Religion

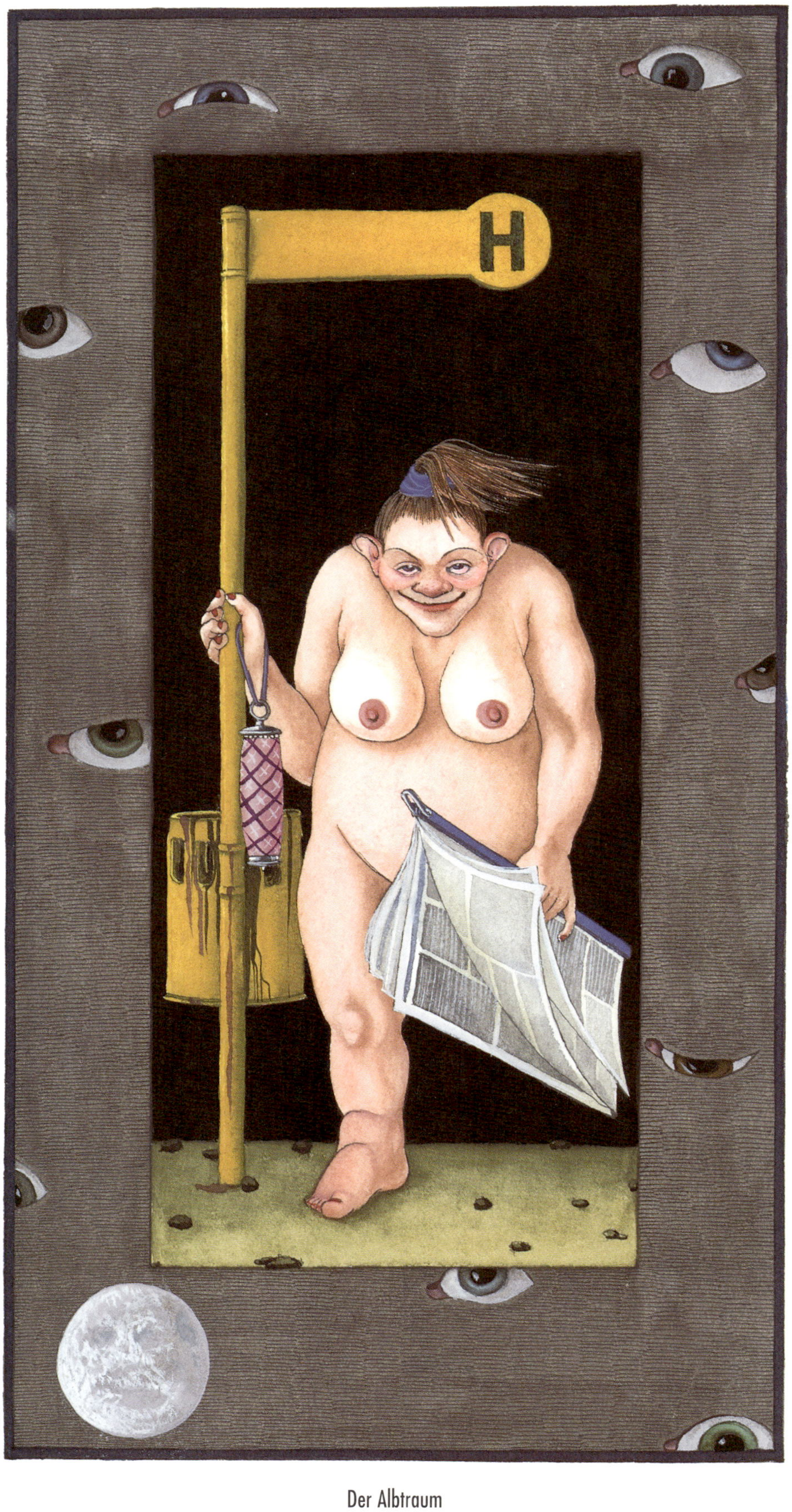

Der Albtraum

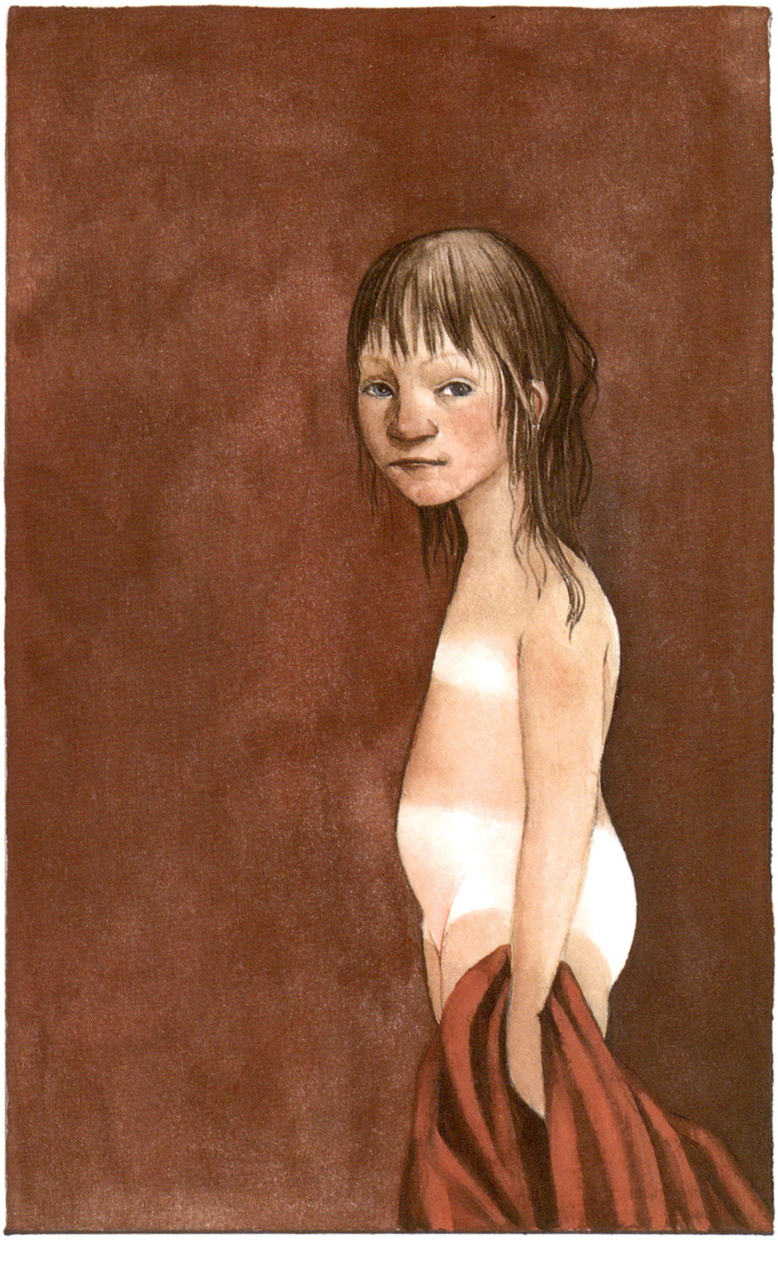

Natürlich war gar keine Spinne im Badezimmer.
Jutta wollte uns nur schon wieder ihren Unterschied zeigen.

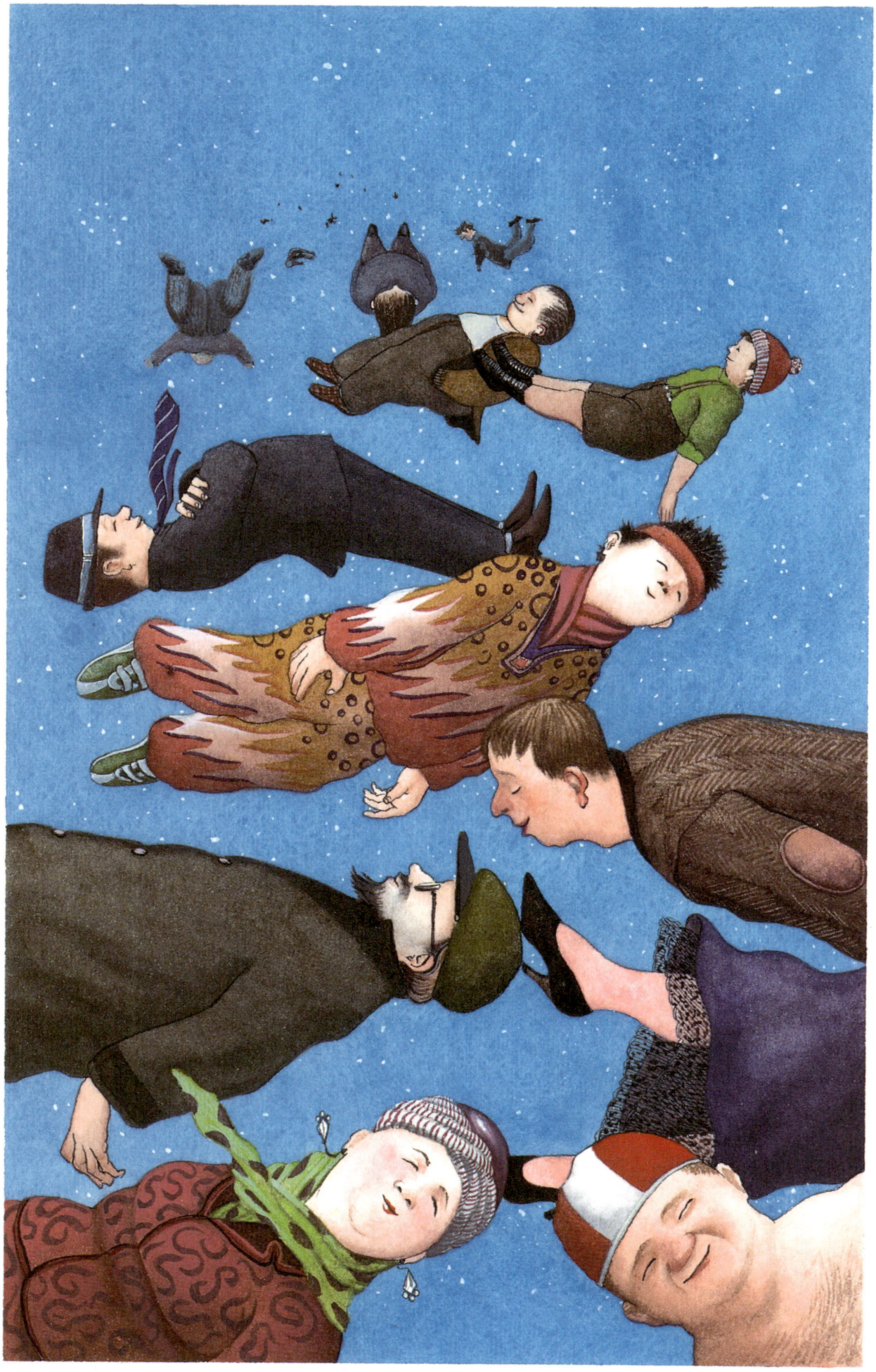

KLEINES ALPHABET FÜR TIERQUÄLER UND KINDERFREUNDE

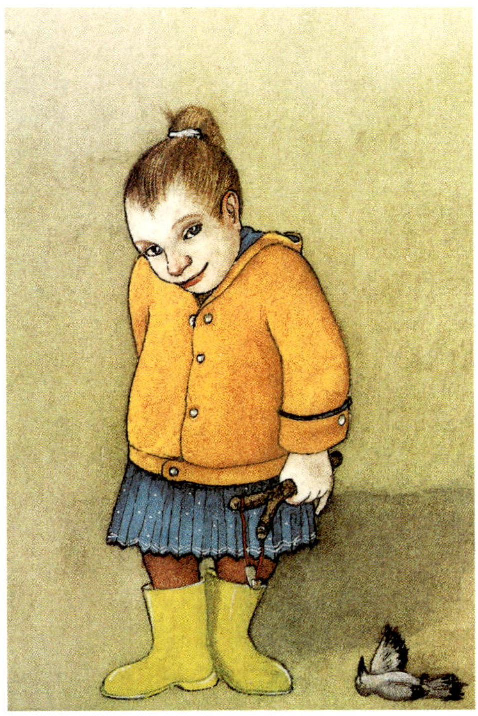

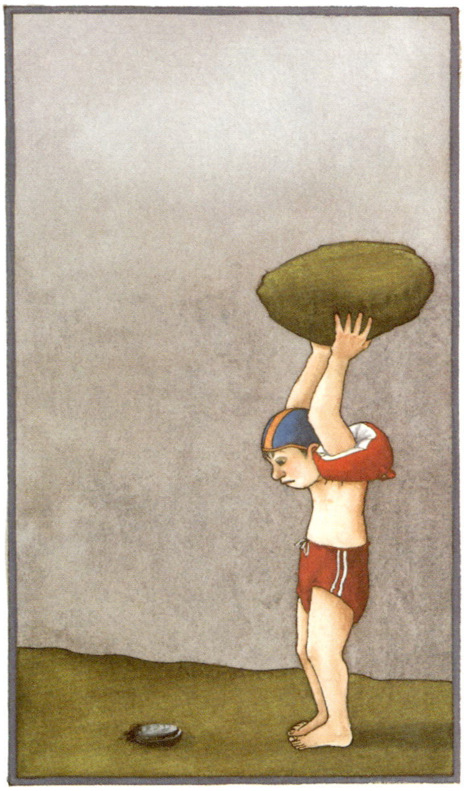

A uster

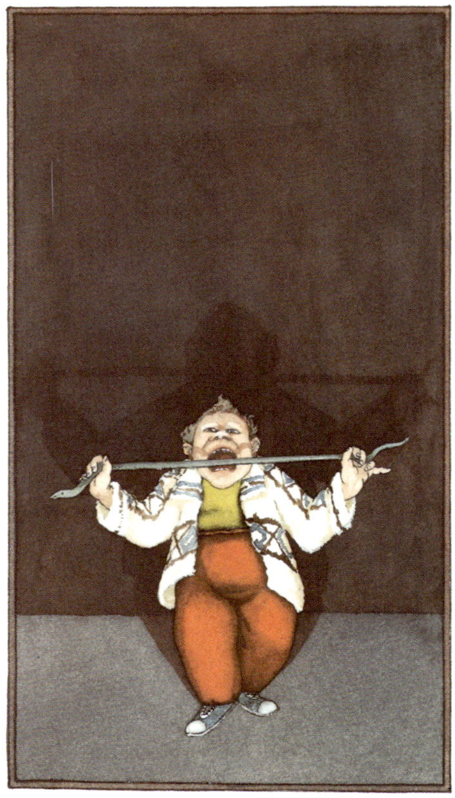

B lindschleiche

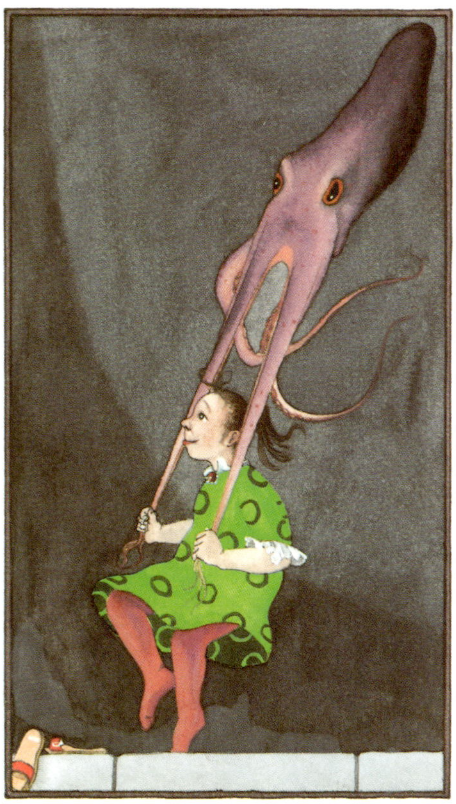

C almar

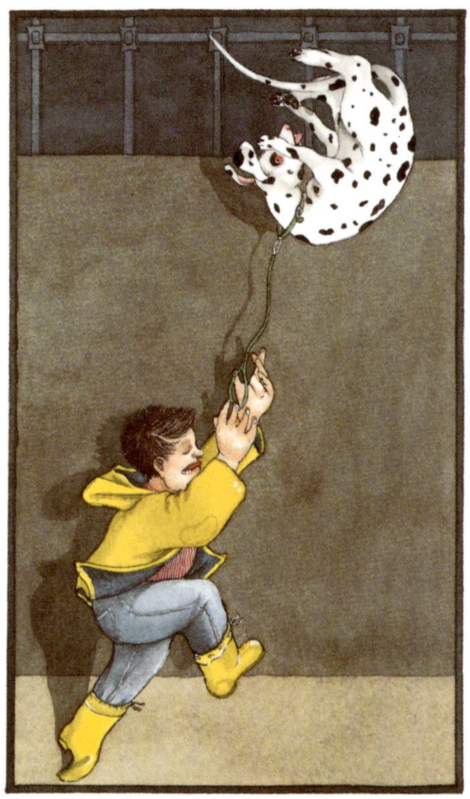

D almatiner

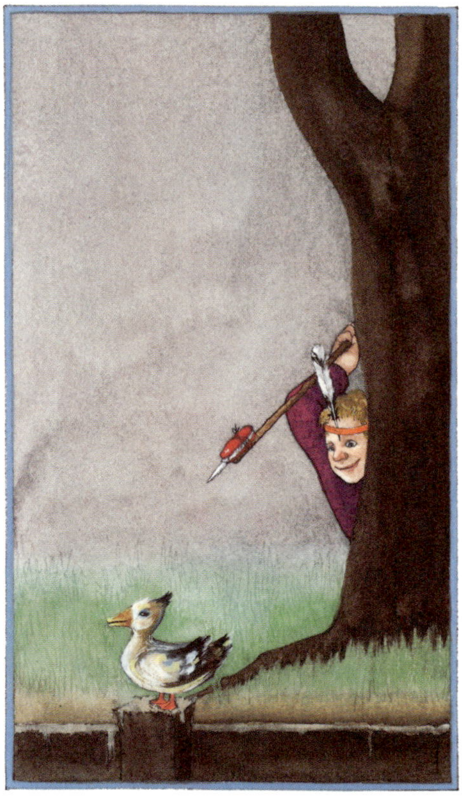

Erpel

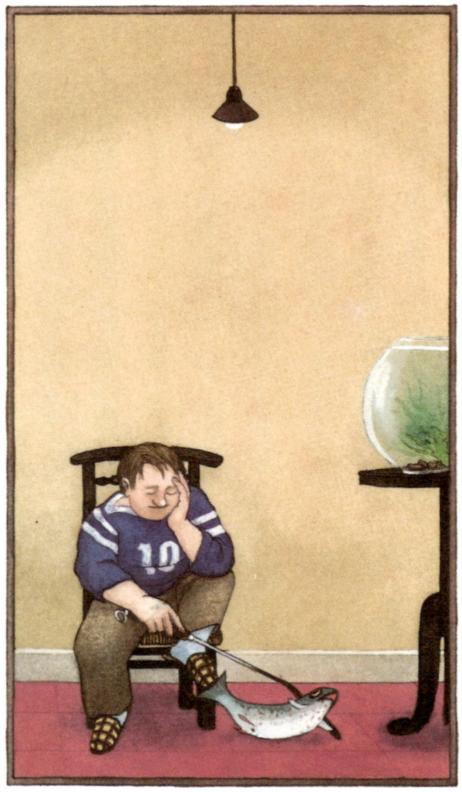

Fisch

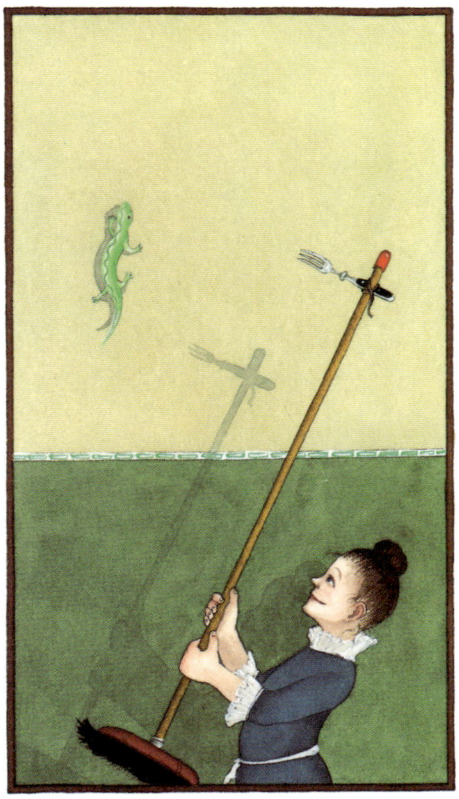

Gecko

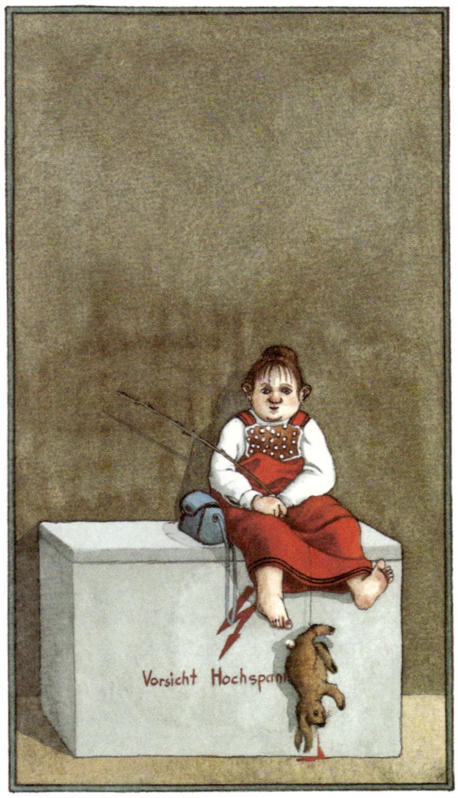

Häschen

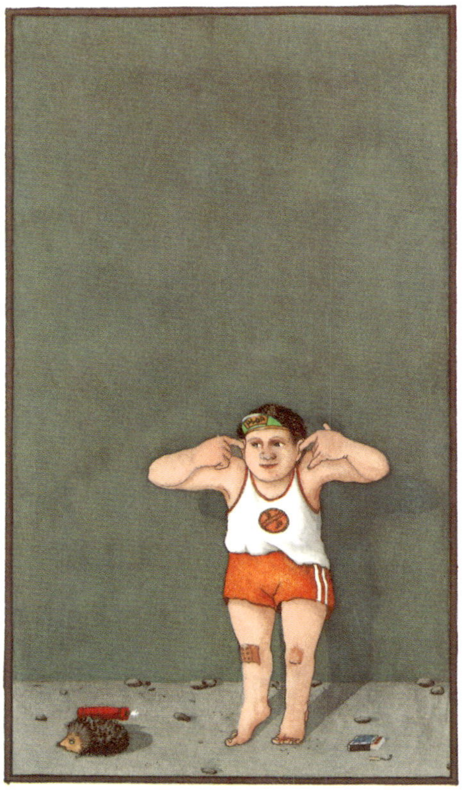

Igel

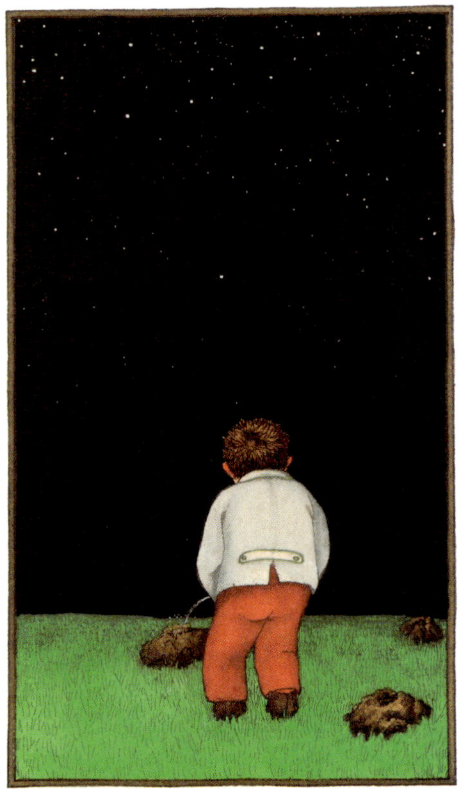

Japanmaulwurf

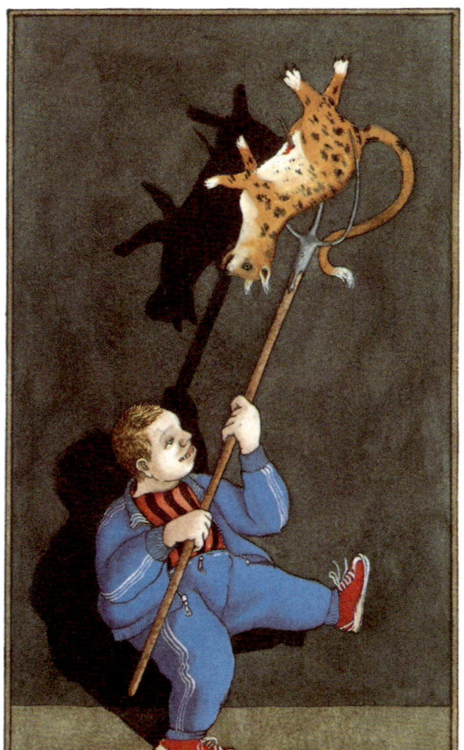

Katze

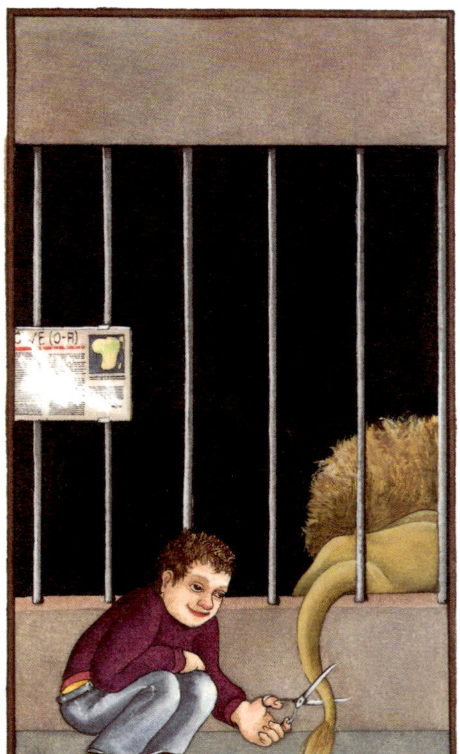

Löwe

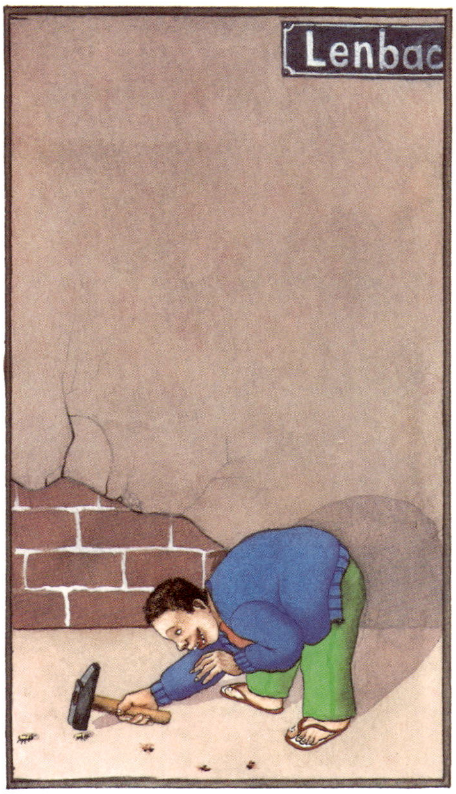

Mehlkäfer

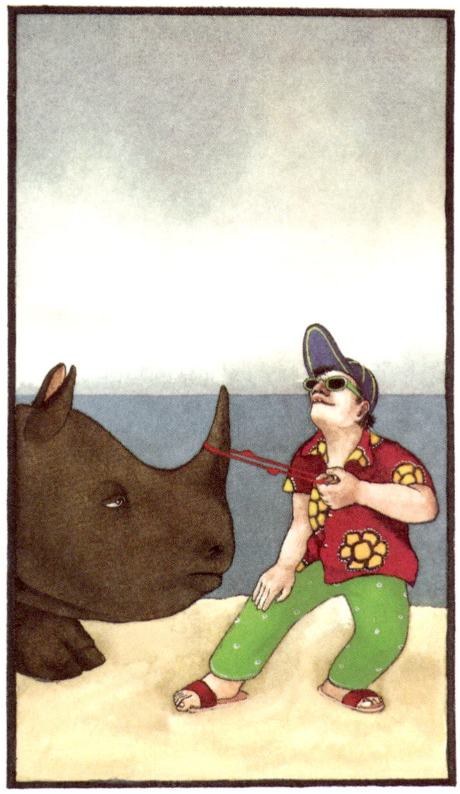

Nashorn

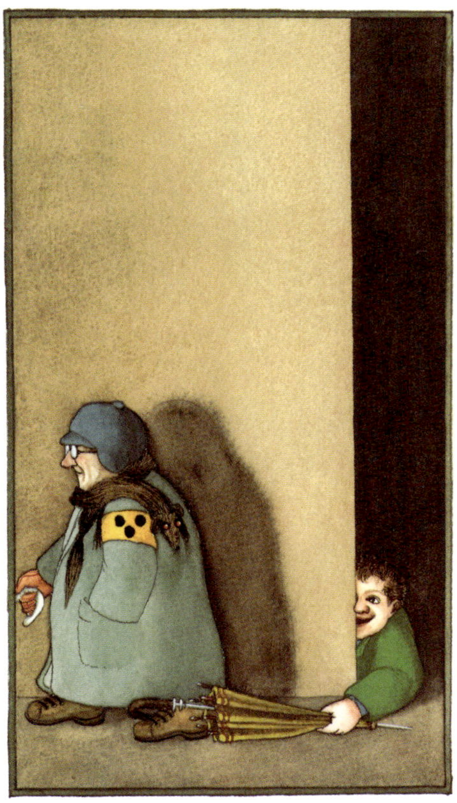

Oma

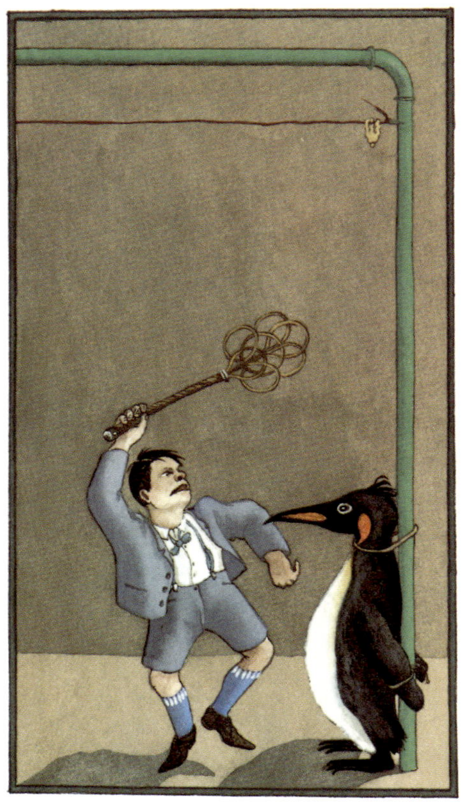

Pinguin

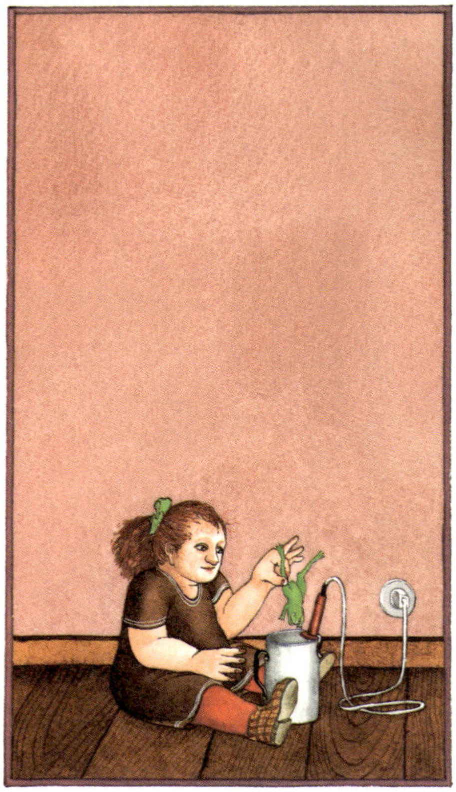

Quakfrosch

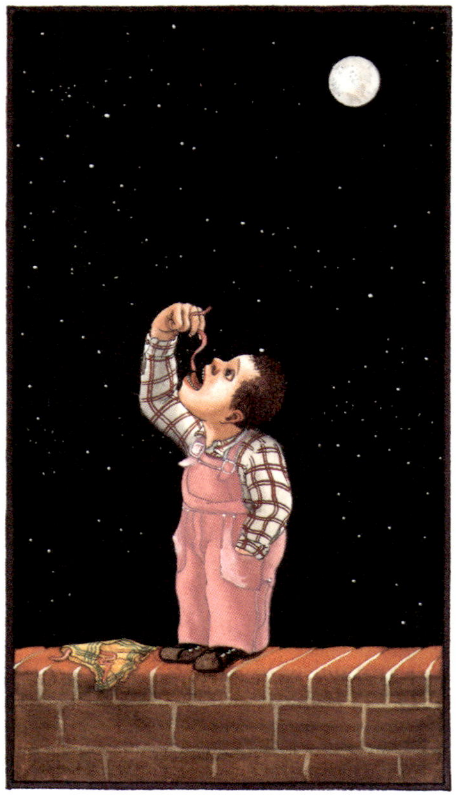

Regenwurm

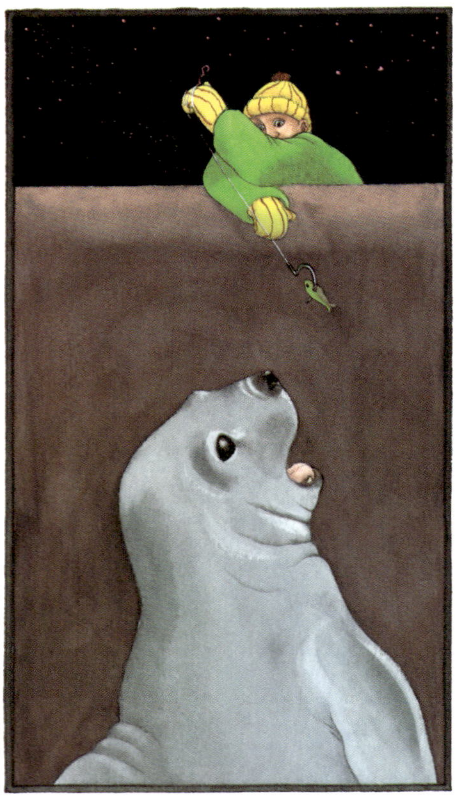

Seelefant

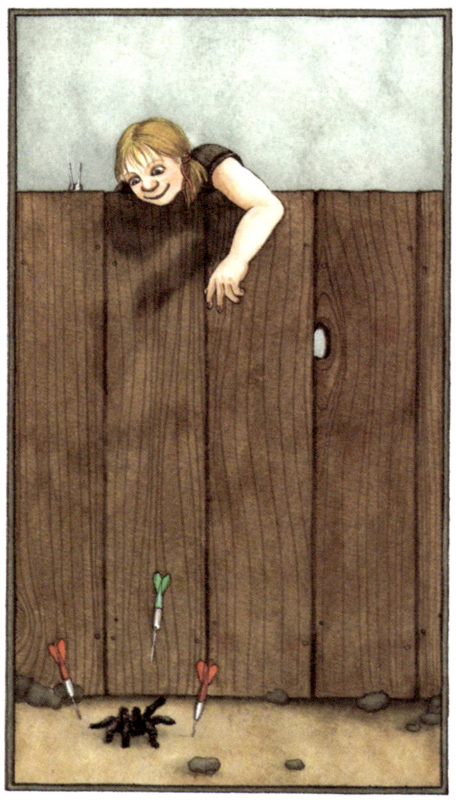

Tarantel

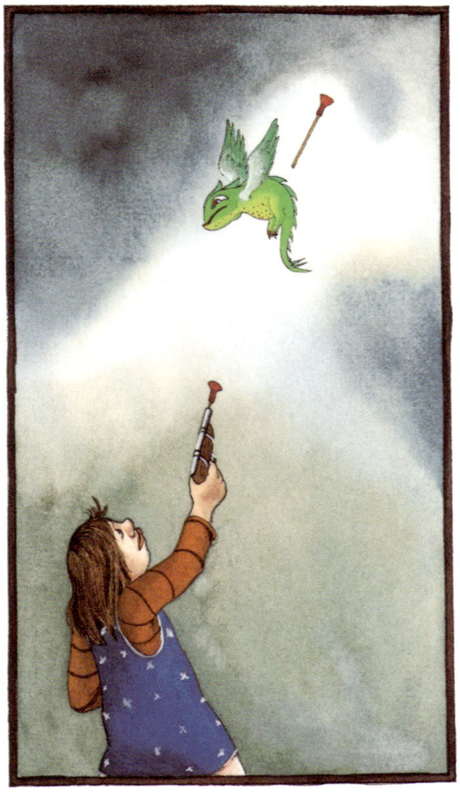

Untier

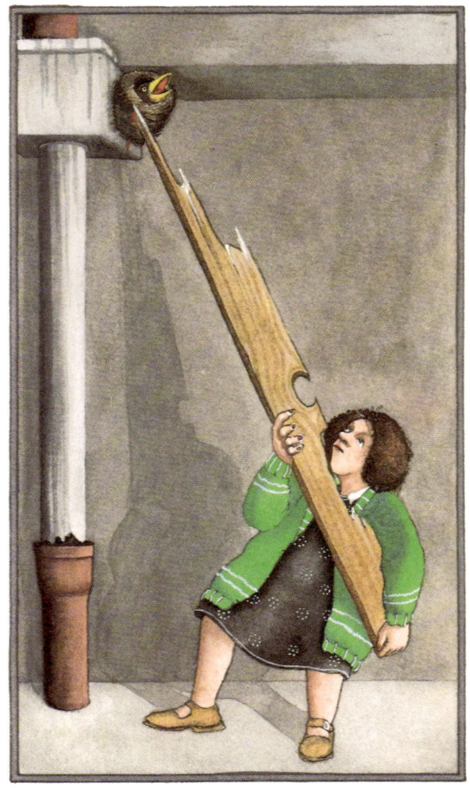

Vogelchen

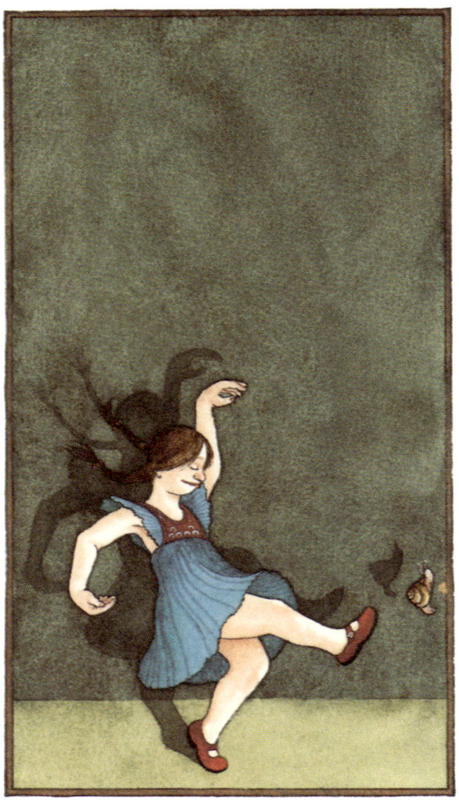

Weinbergschnecke

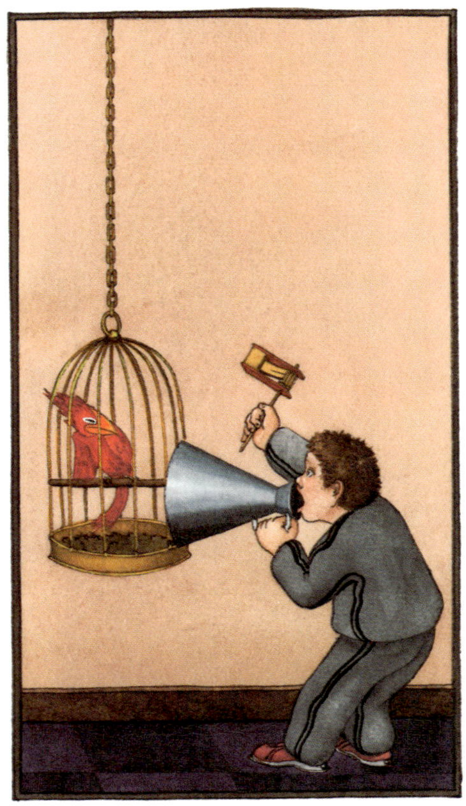

Xaverbreitfink

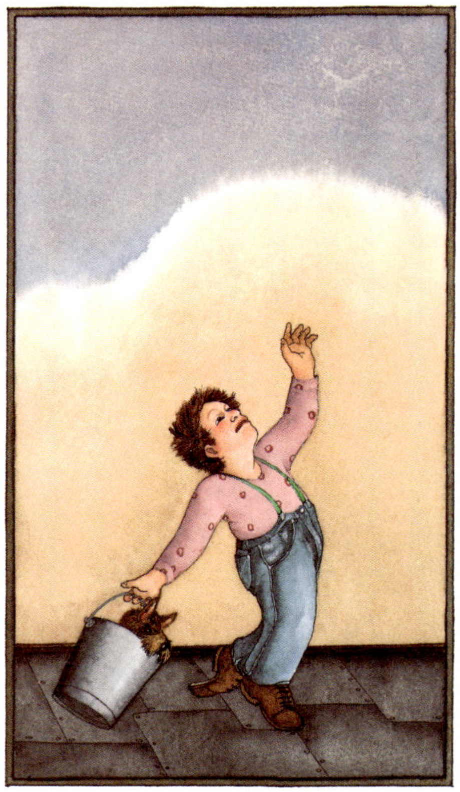

Yorckshireterrier

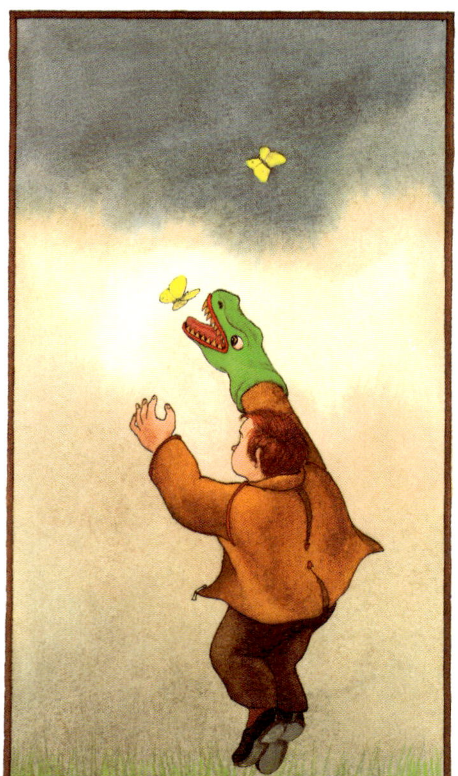

Zitronenfalter

HAUSTÜREN

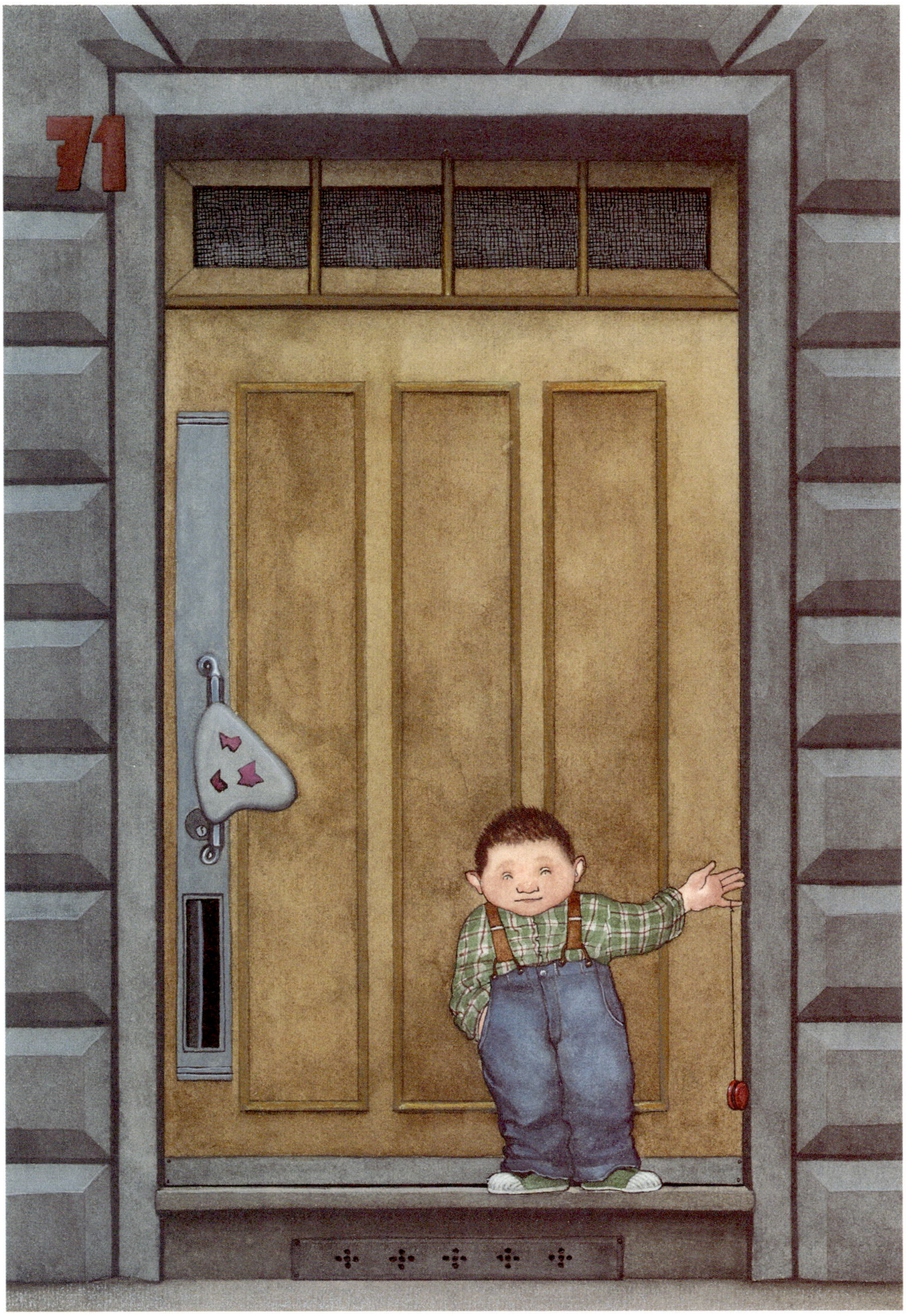

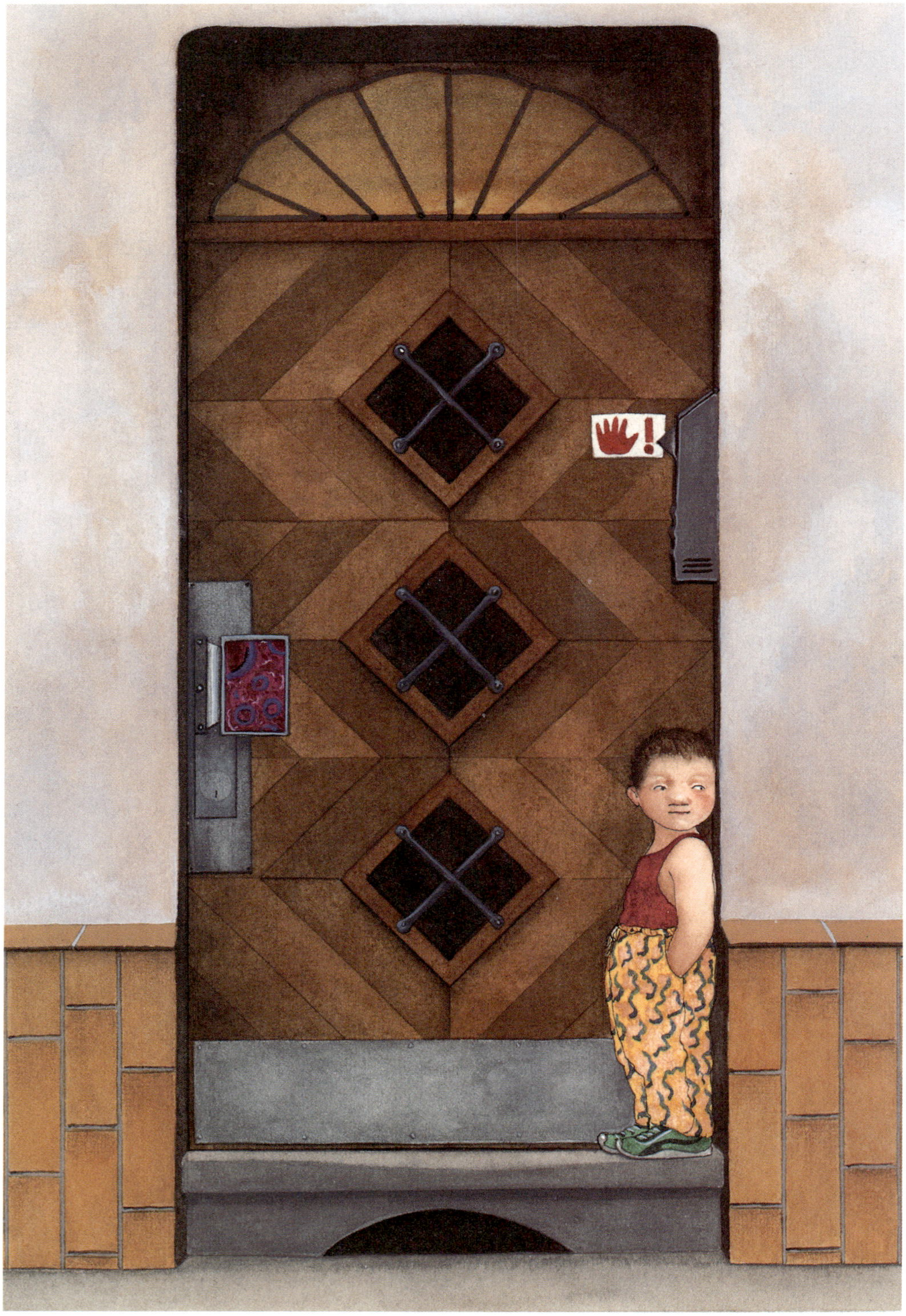

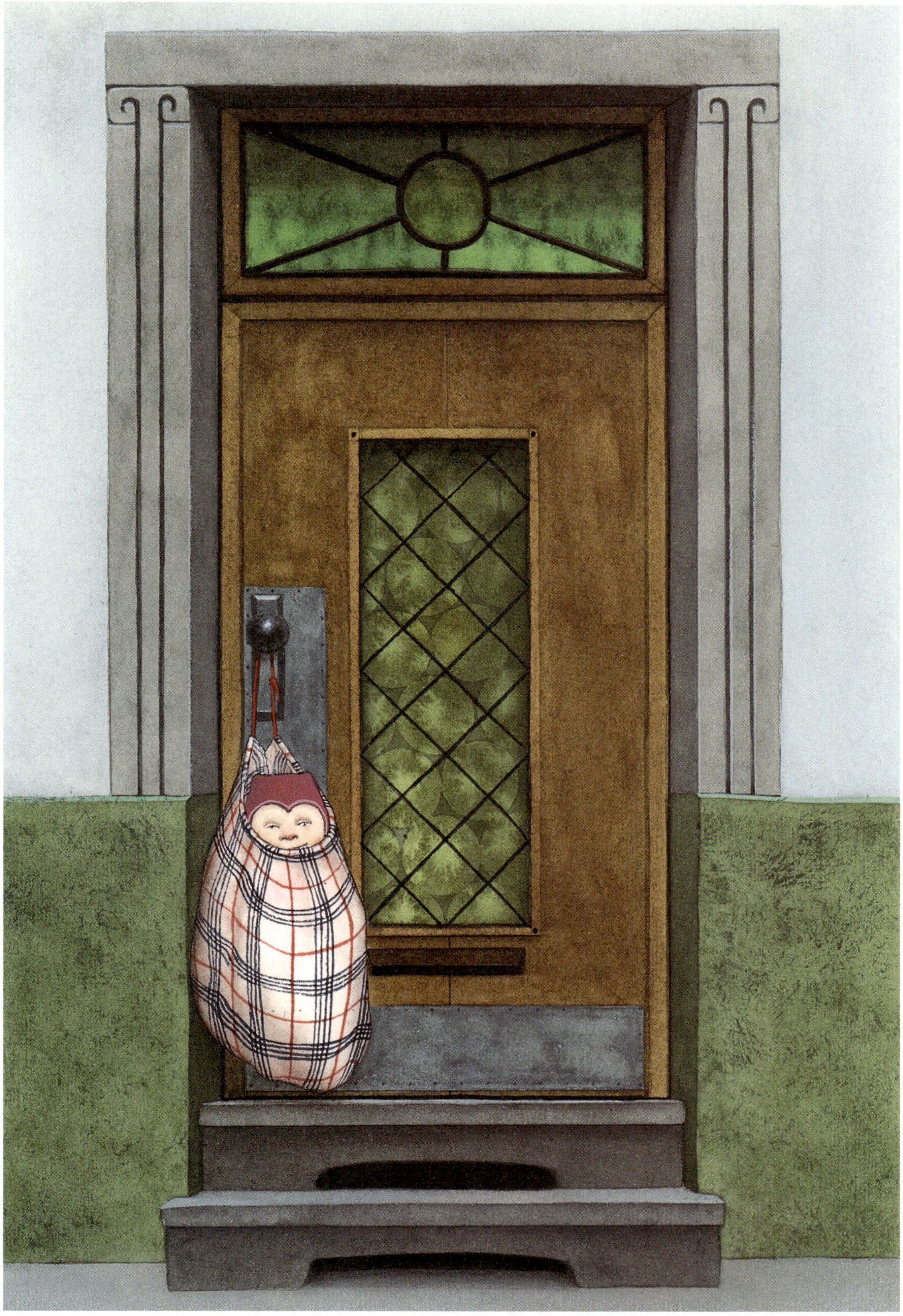

HAUSTÜREN III

HOTELZIMMER

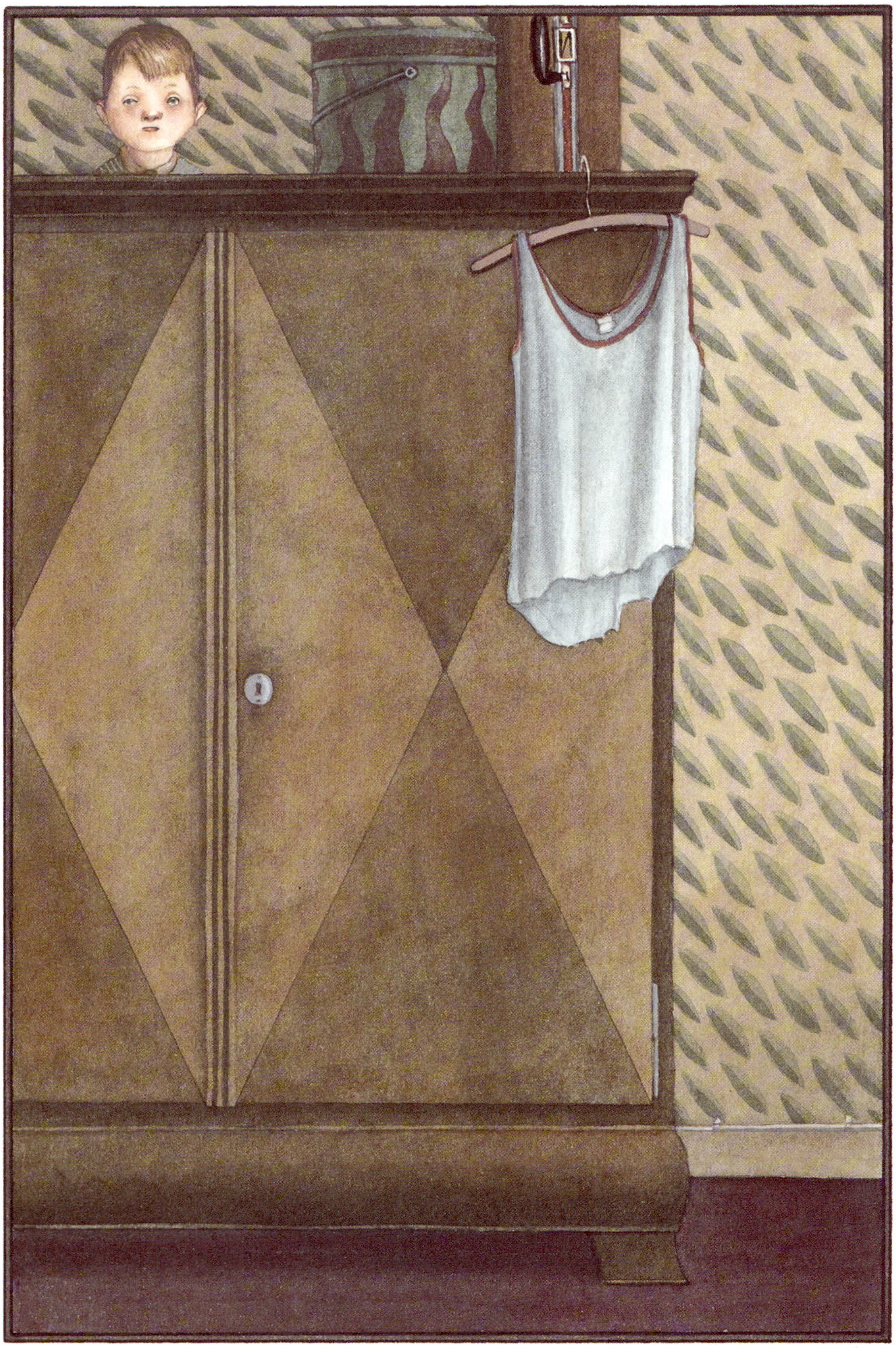

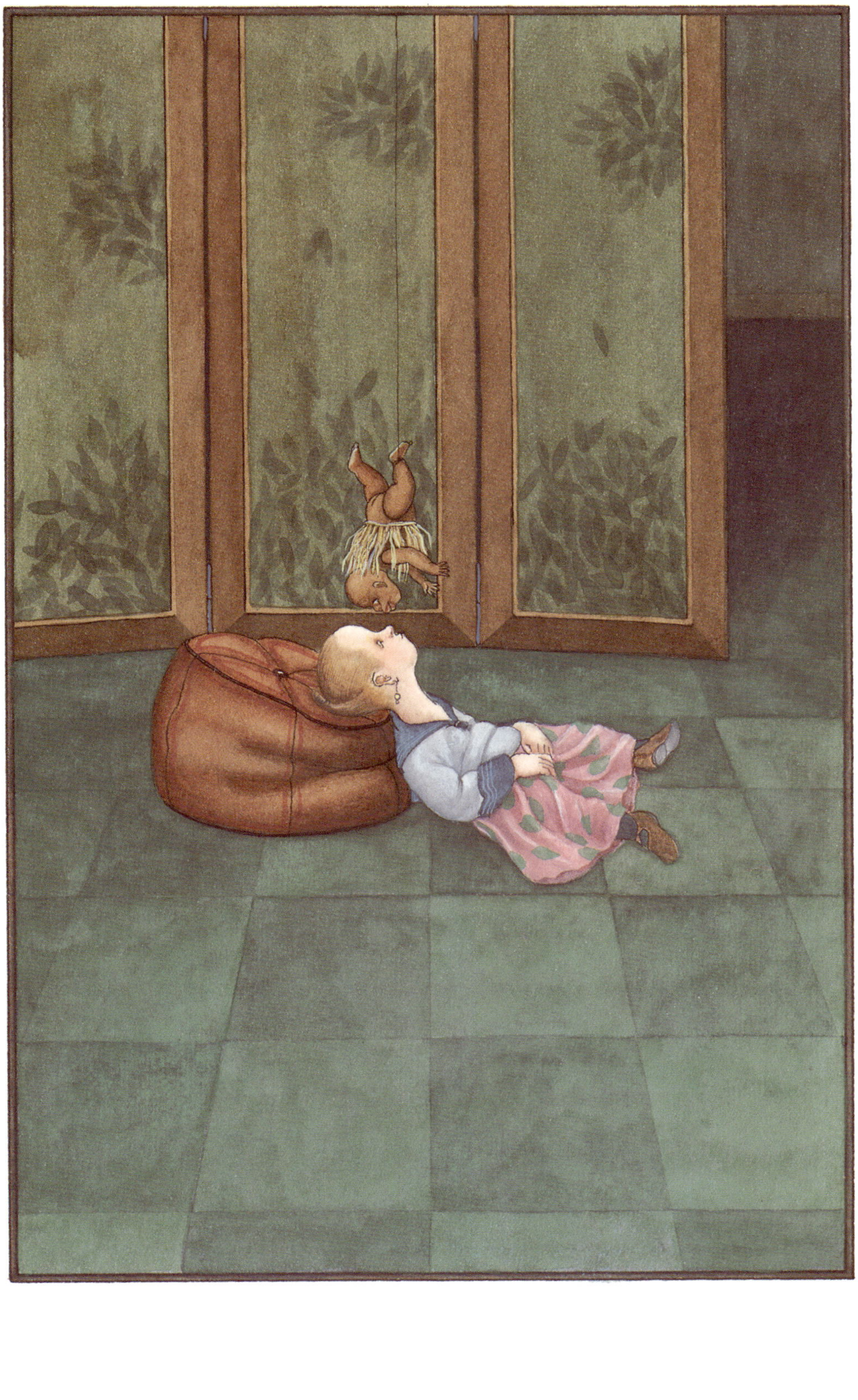

HOTELZIMMER II

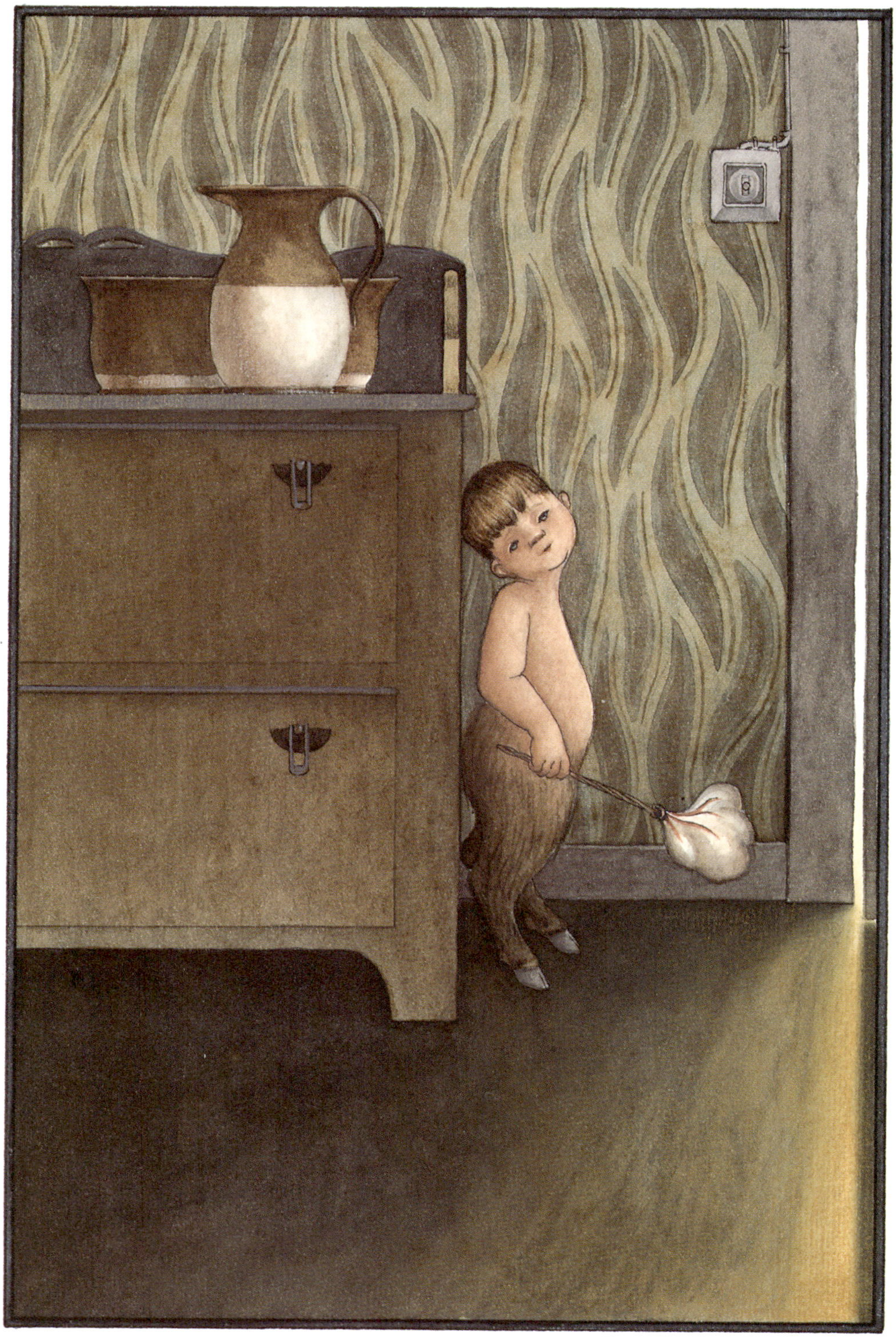

HOTELZIMMER III

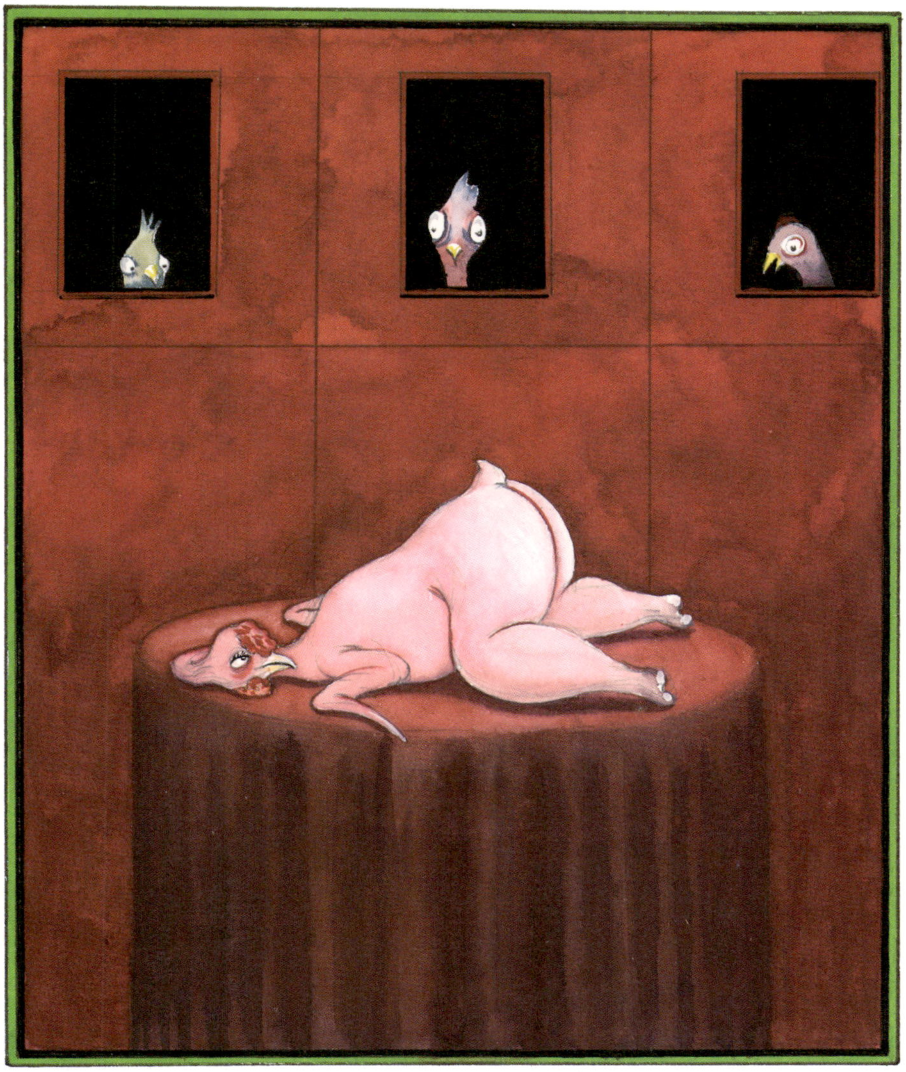

JAPANER

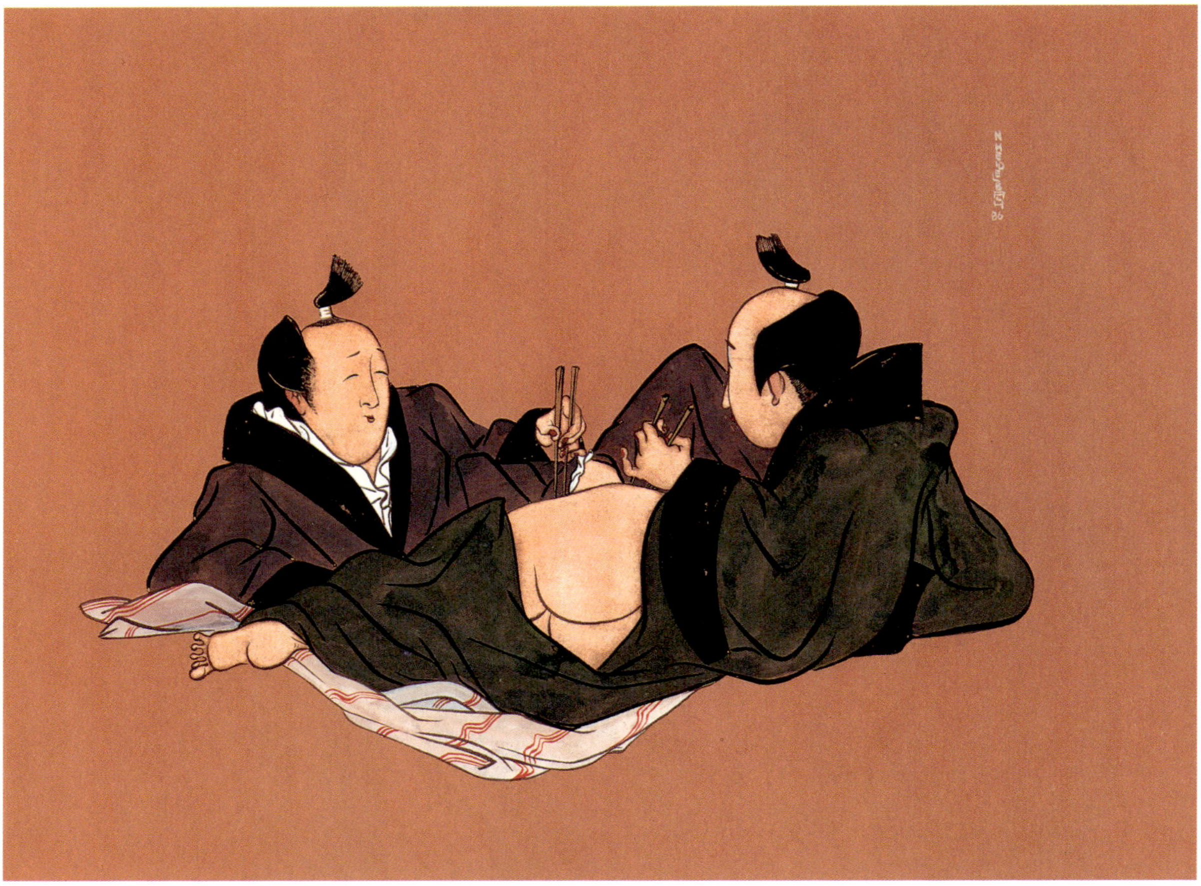

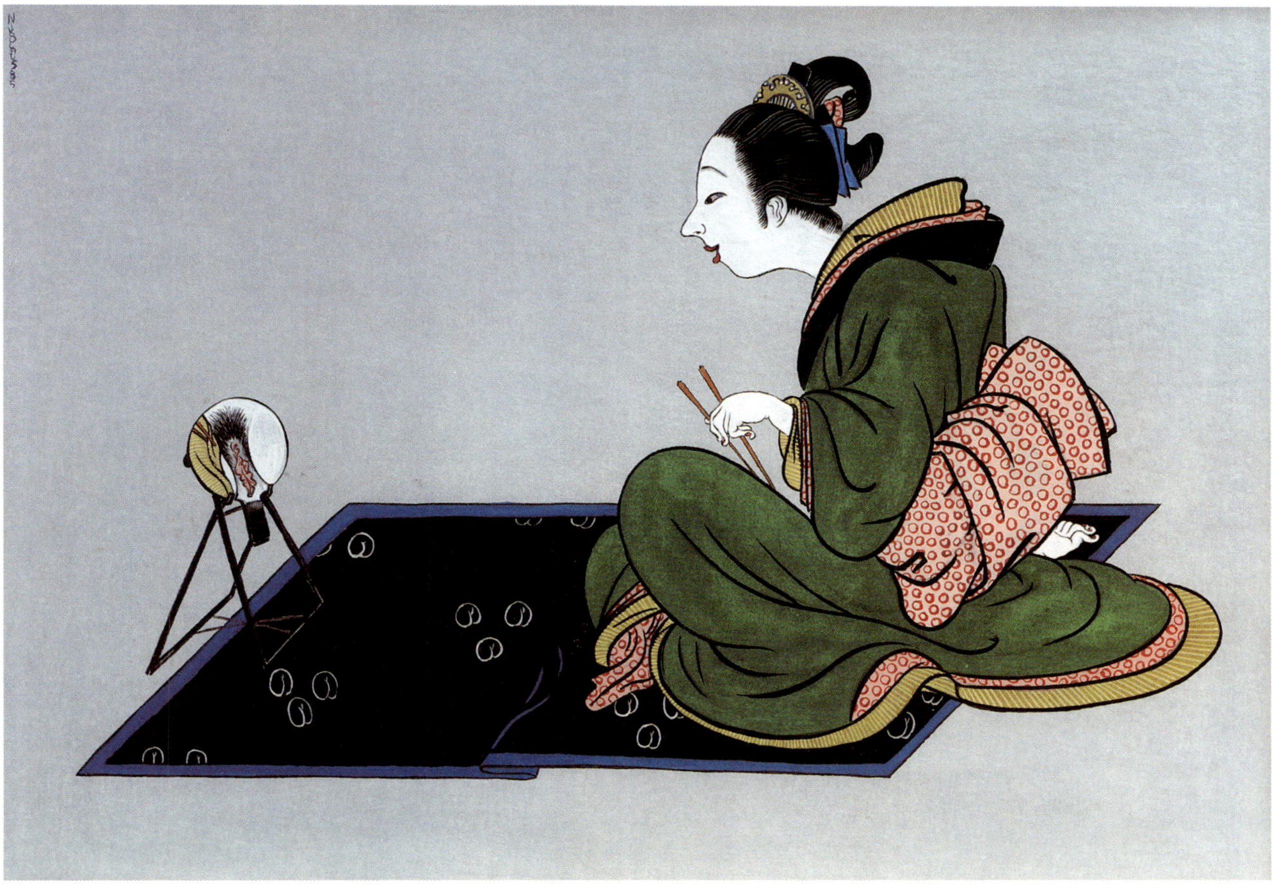

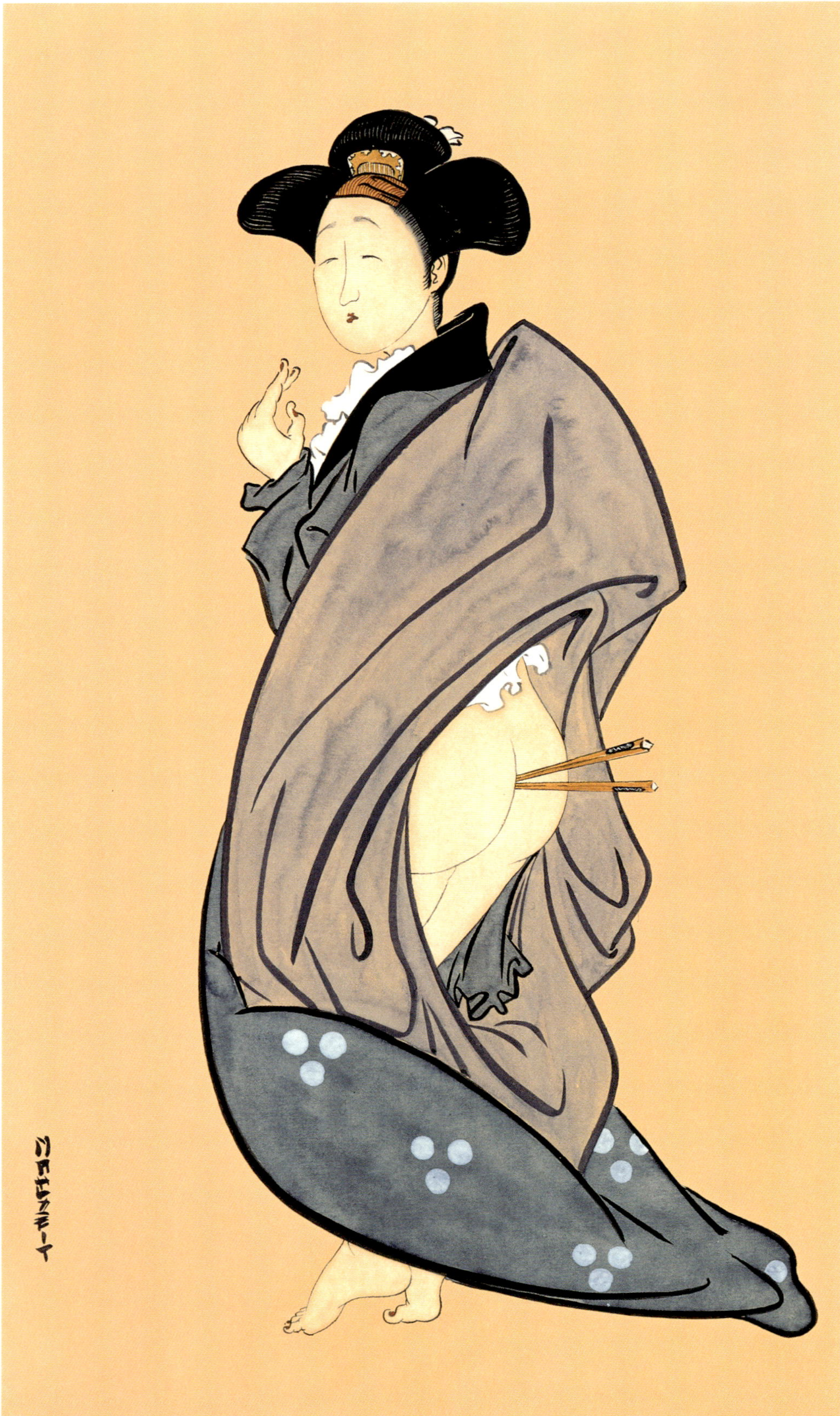

DIE ERFINDERINNEN

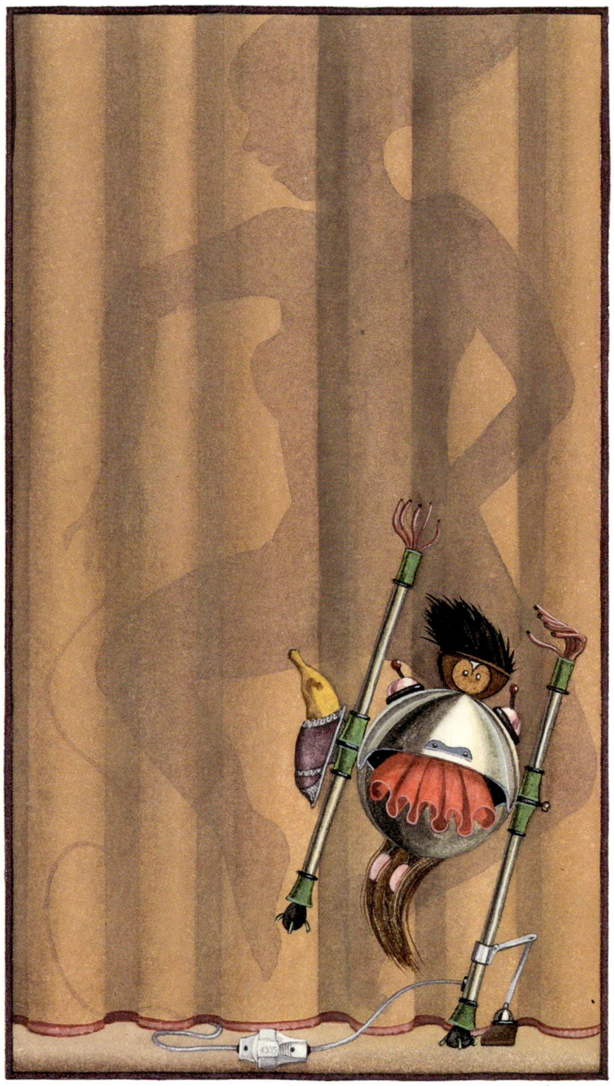

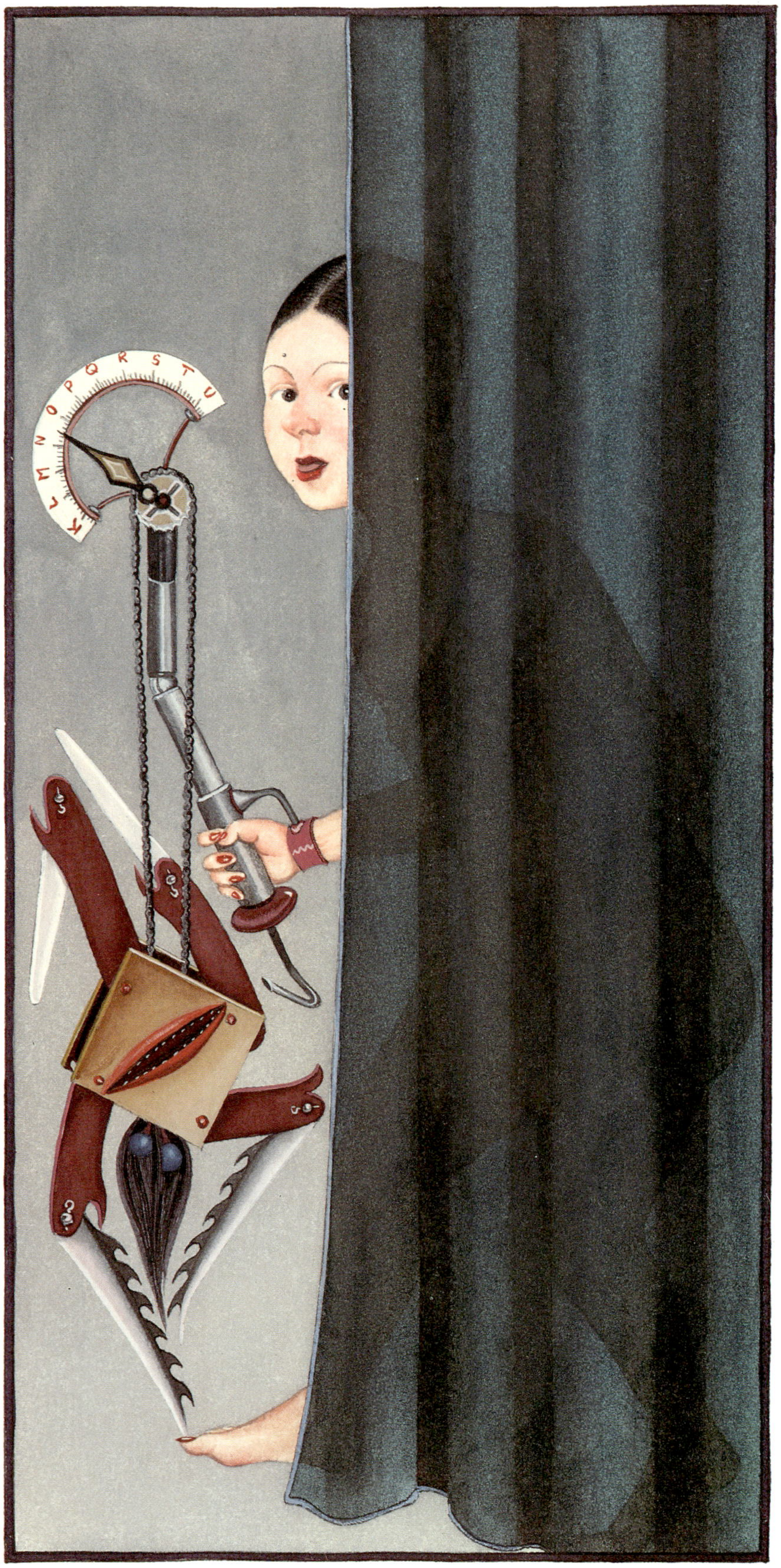
KLMNOPQRSTU

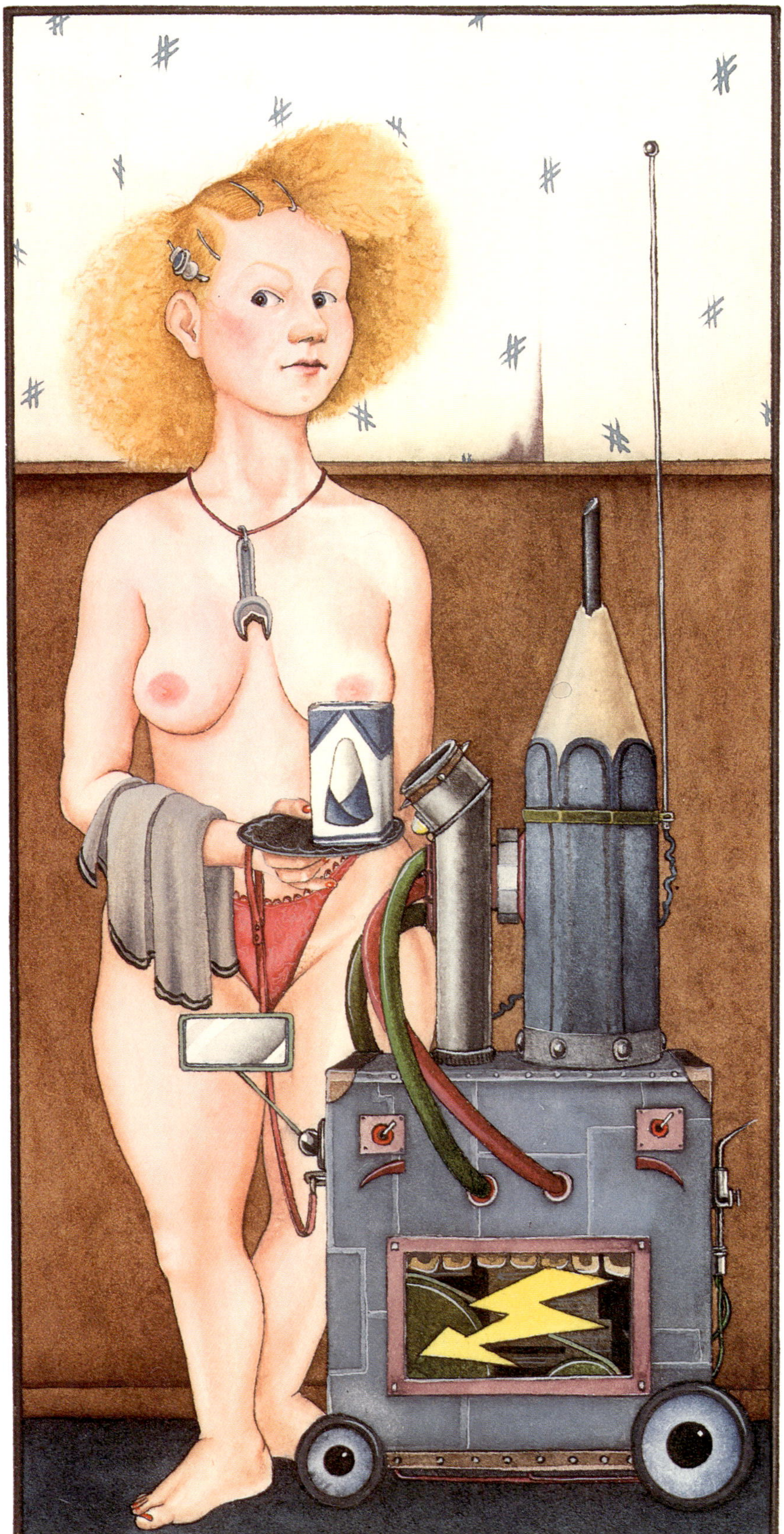

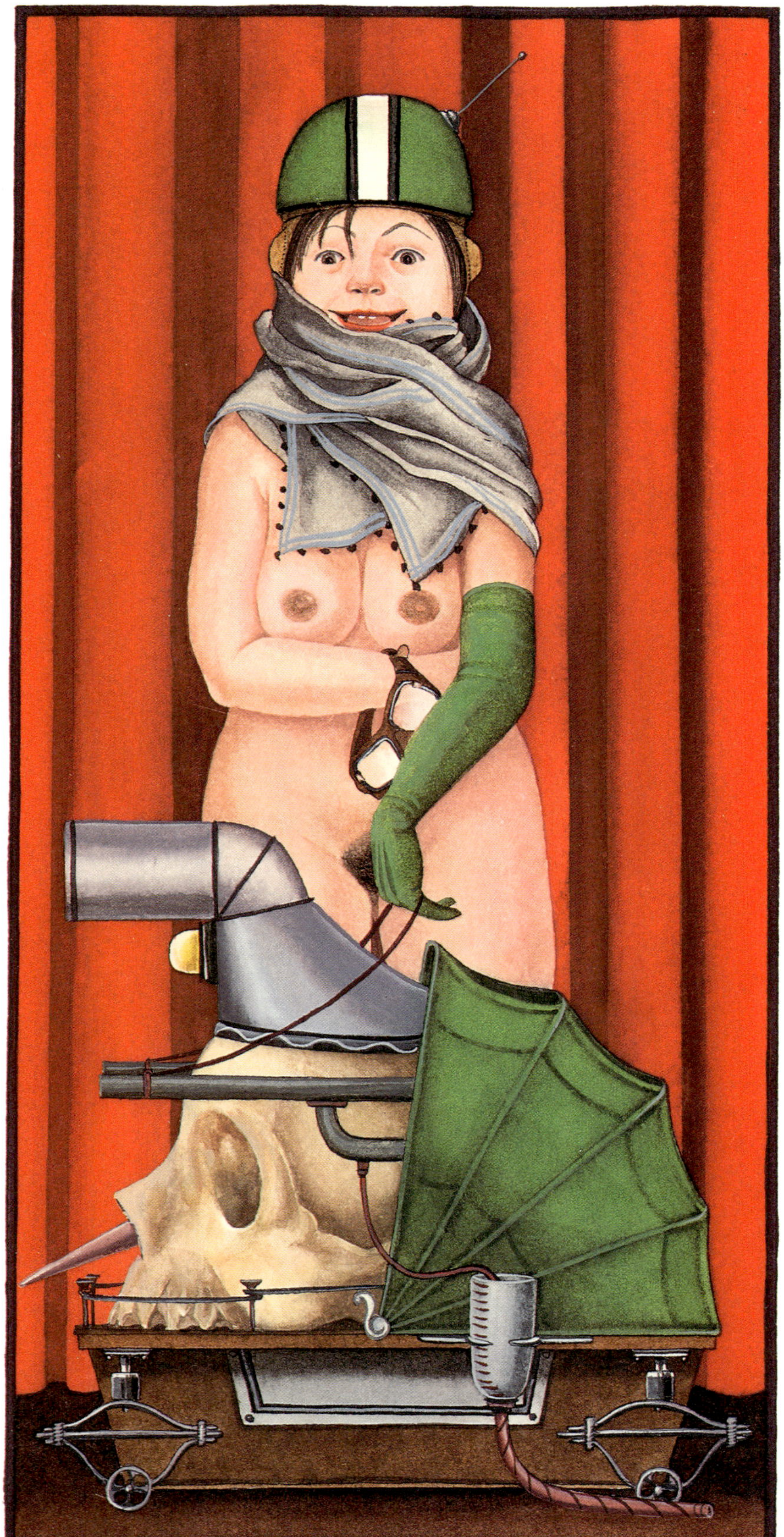

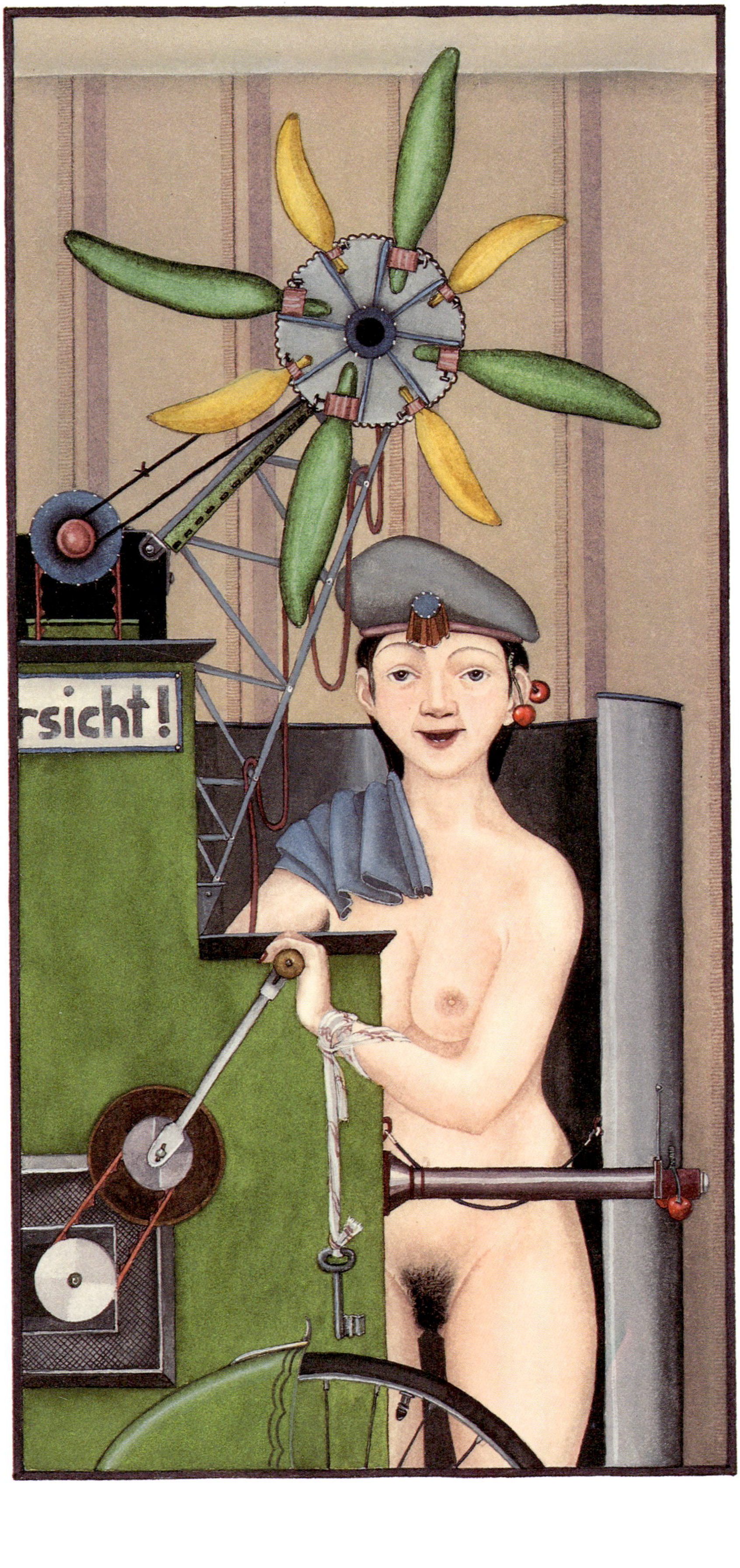
rsicht!

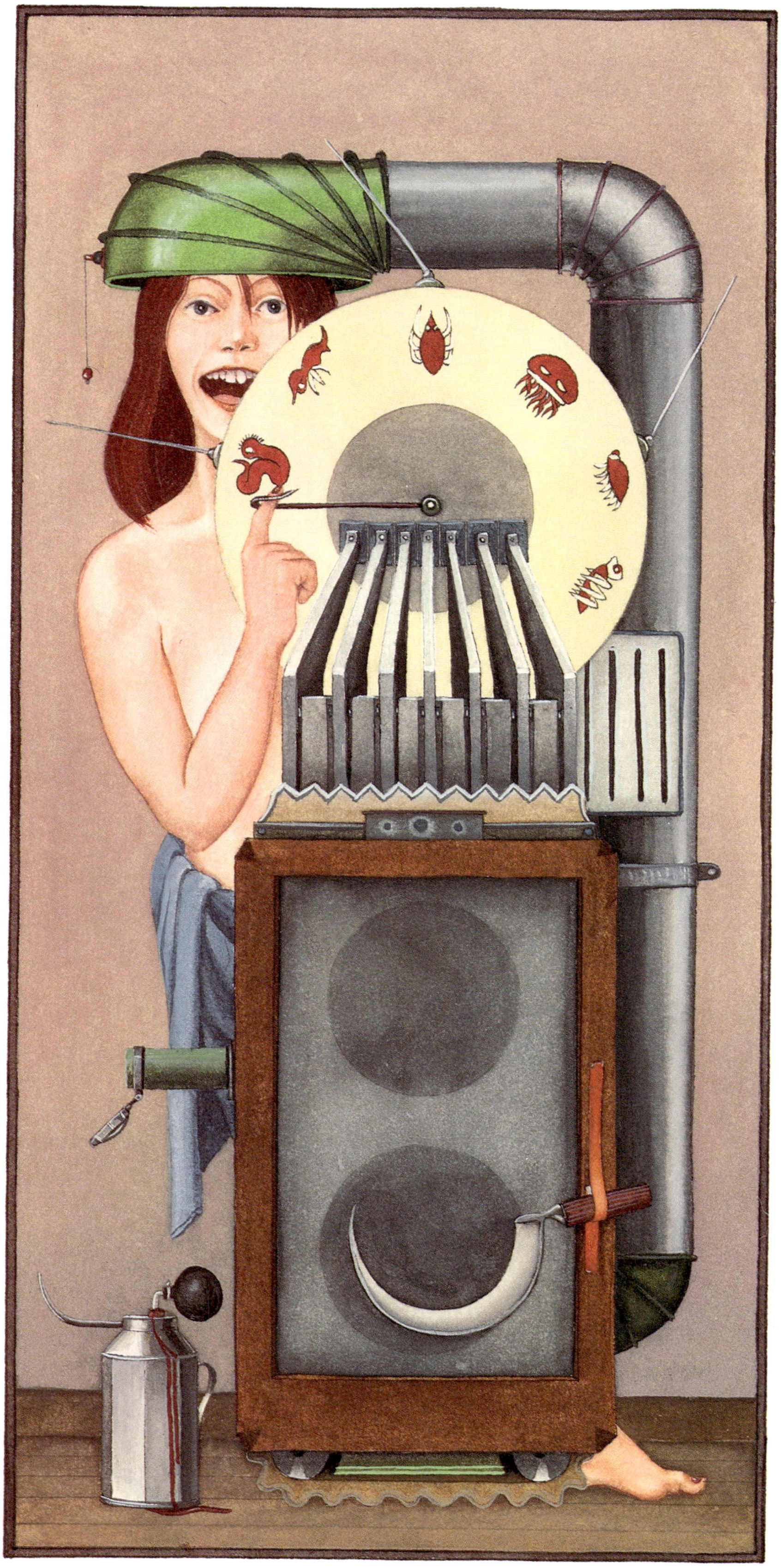

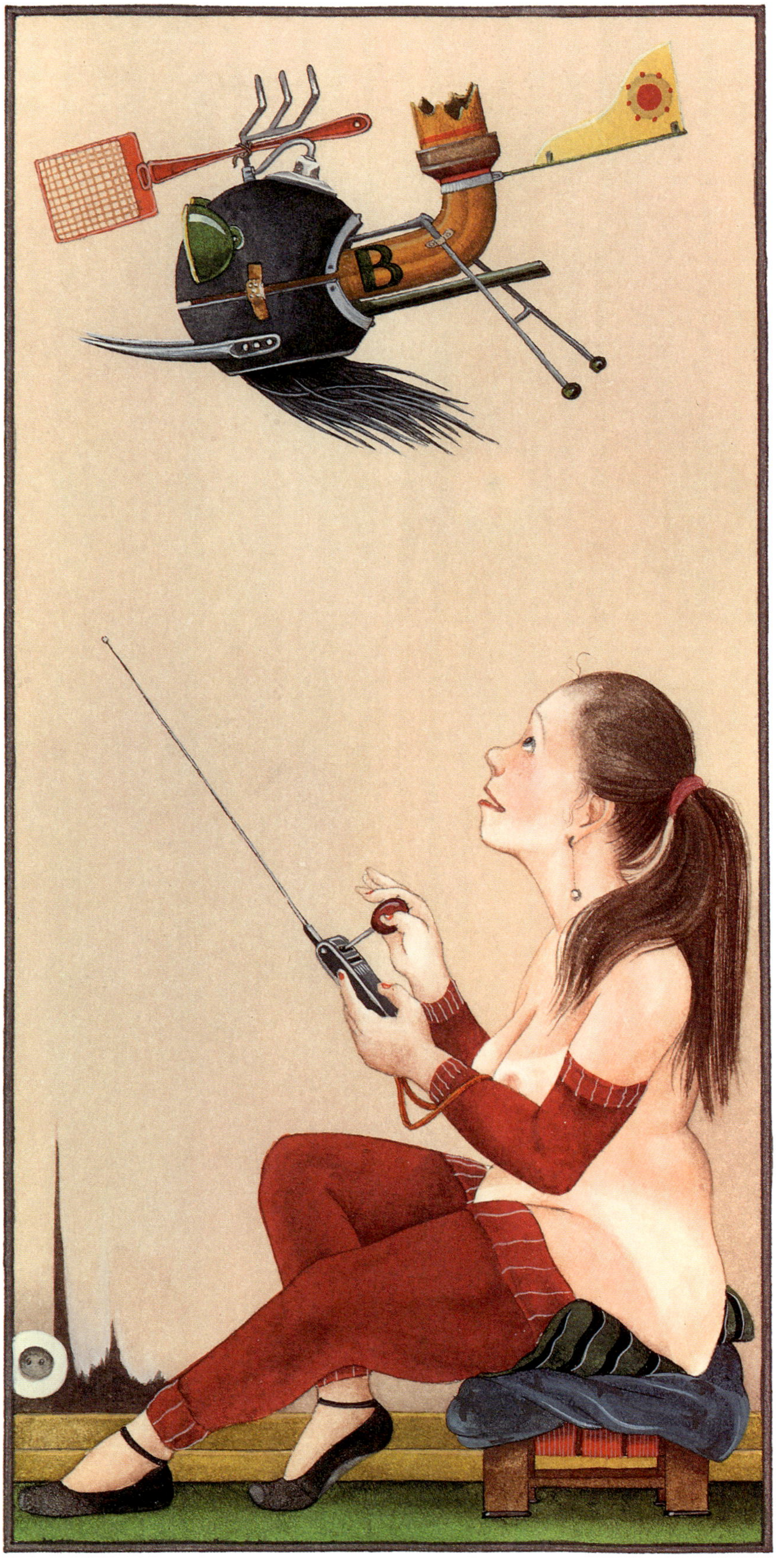

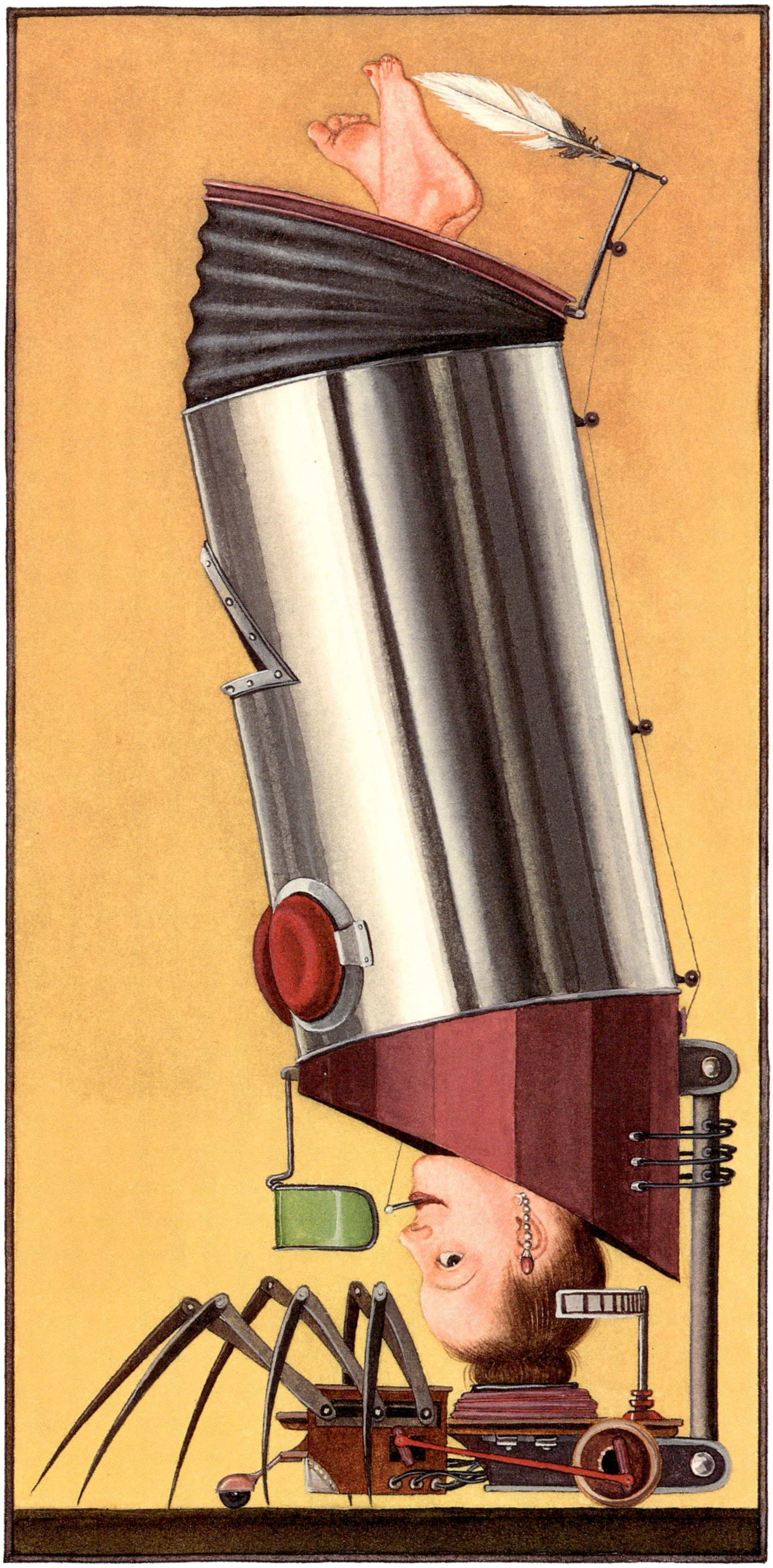

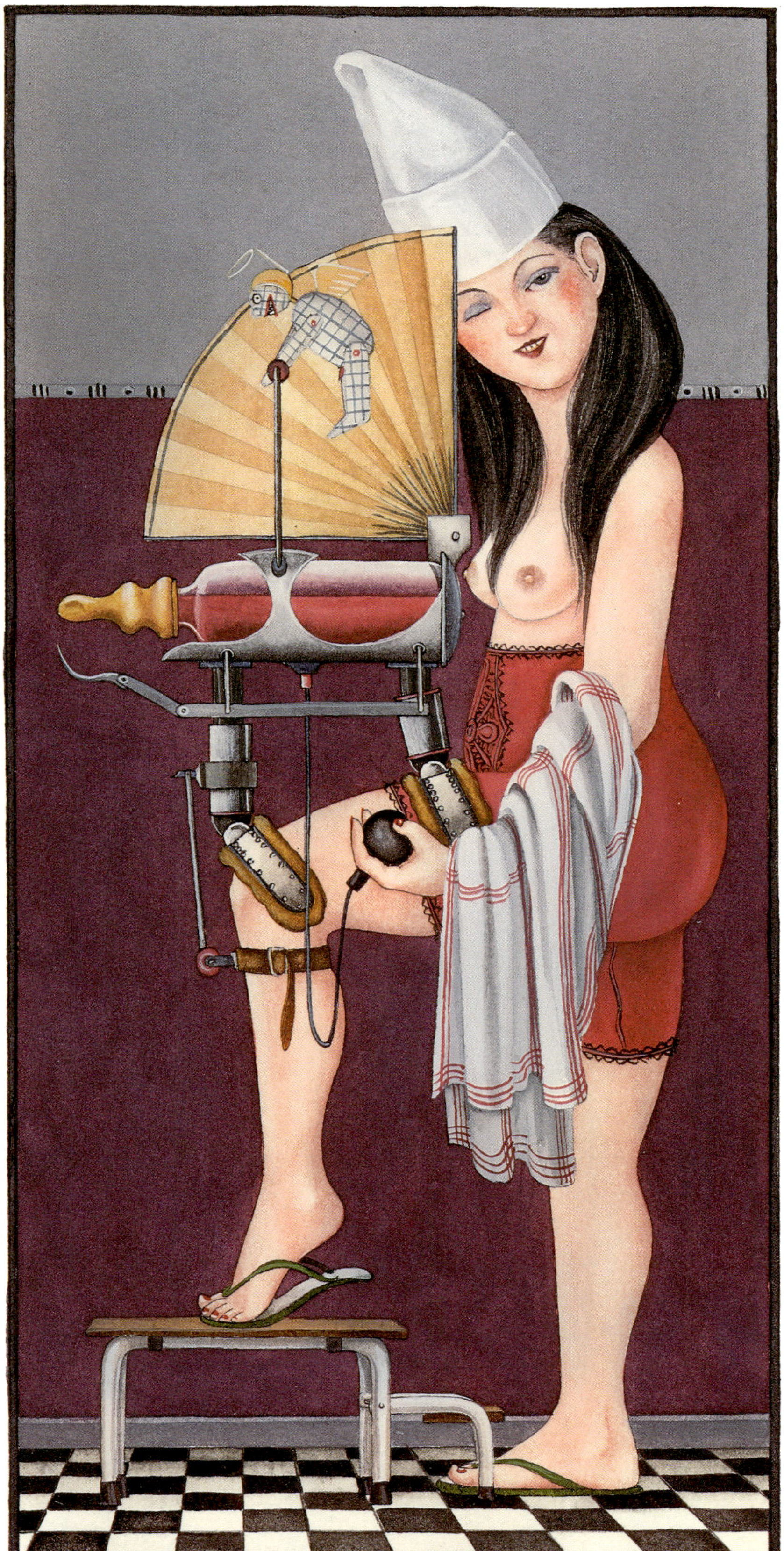

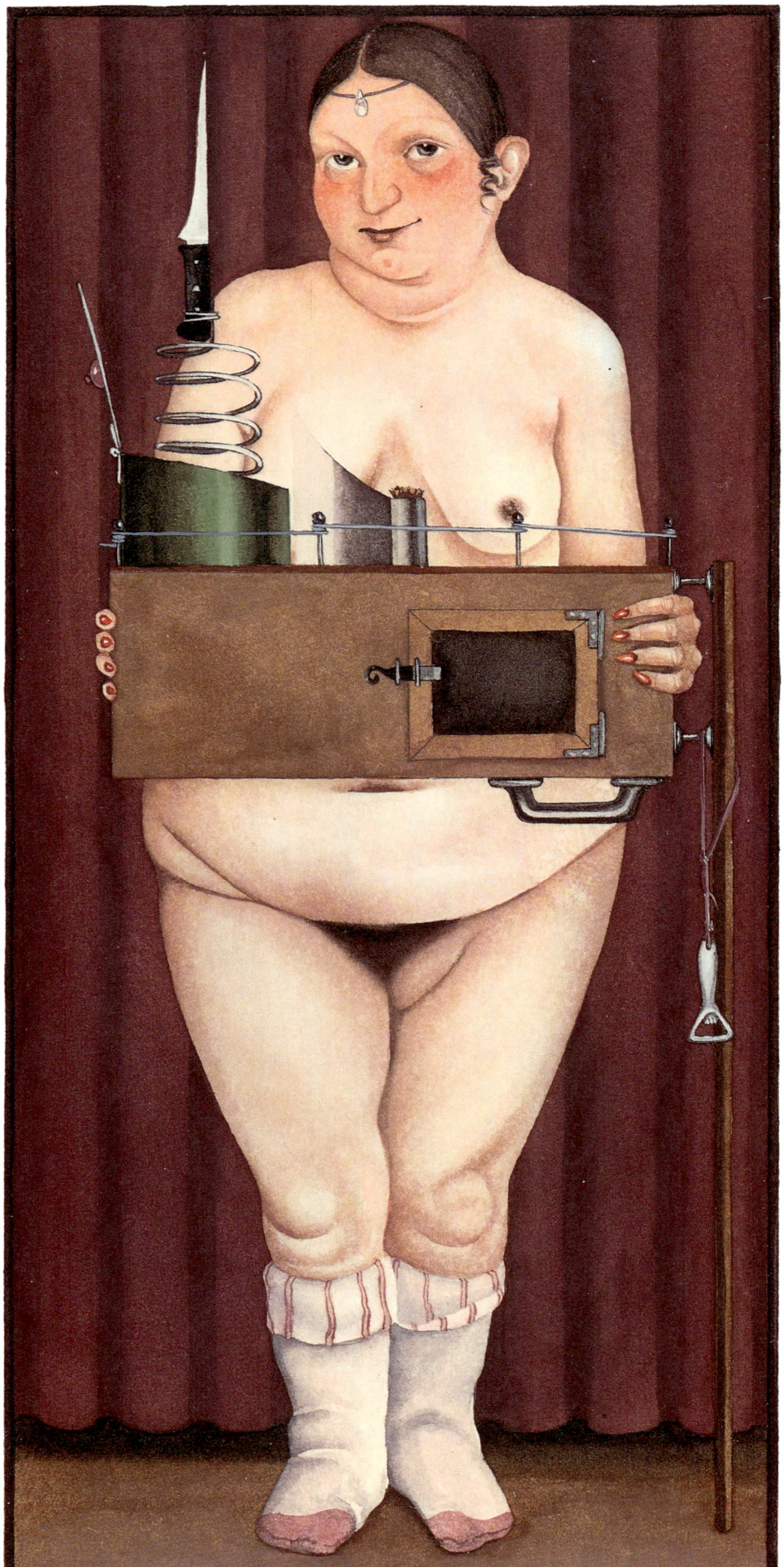

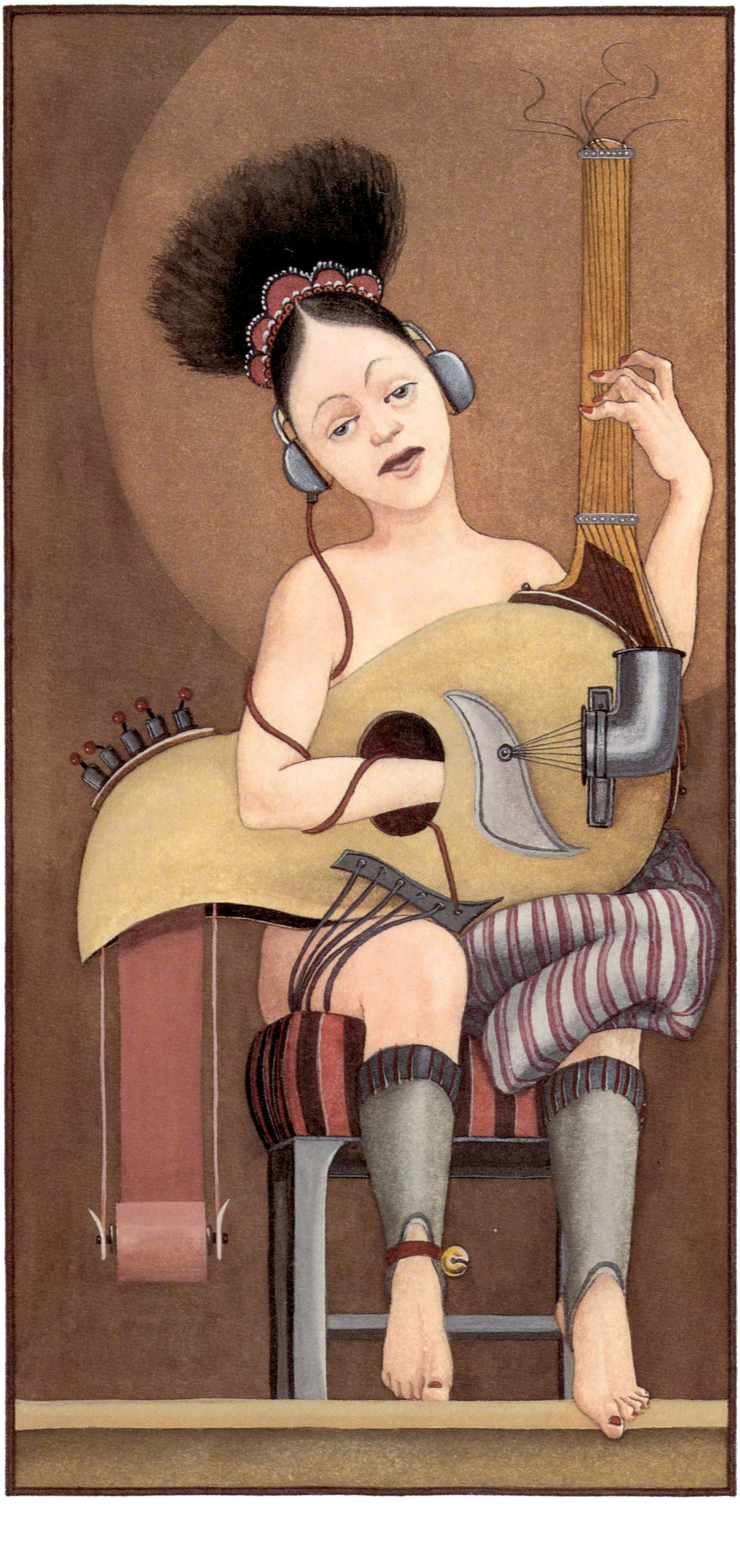

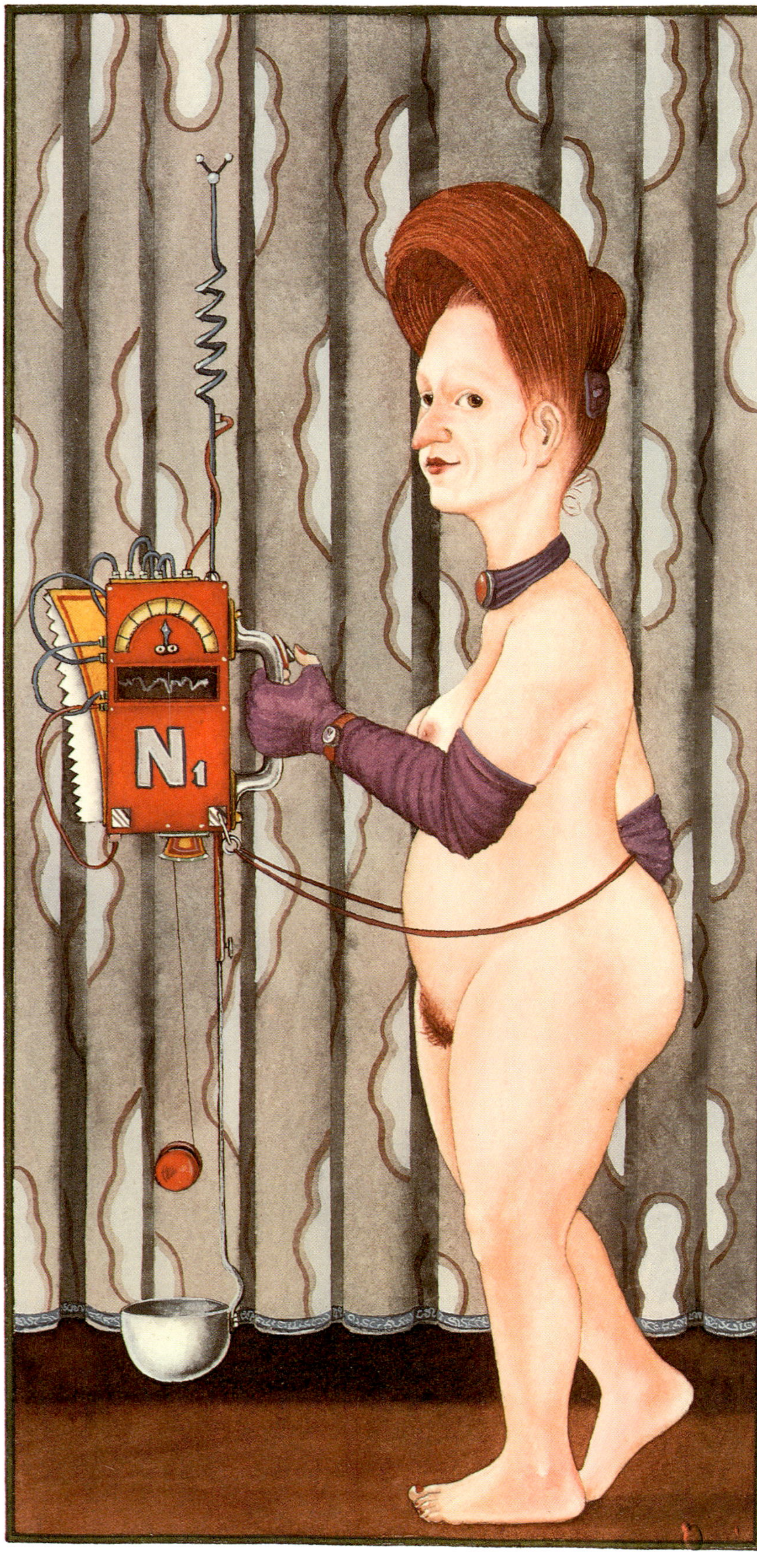
N1

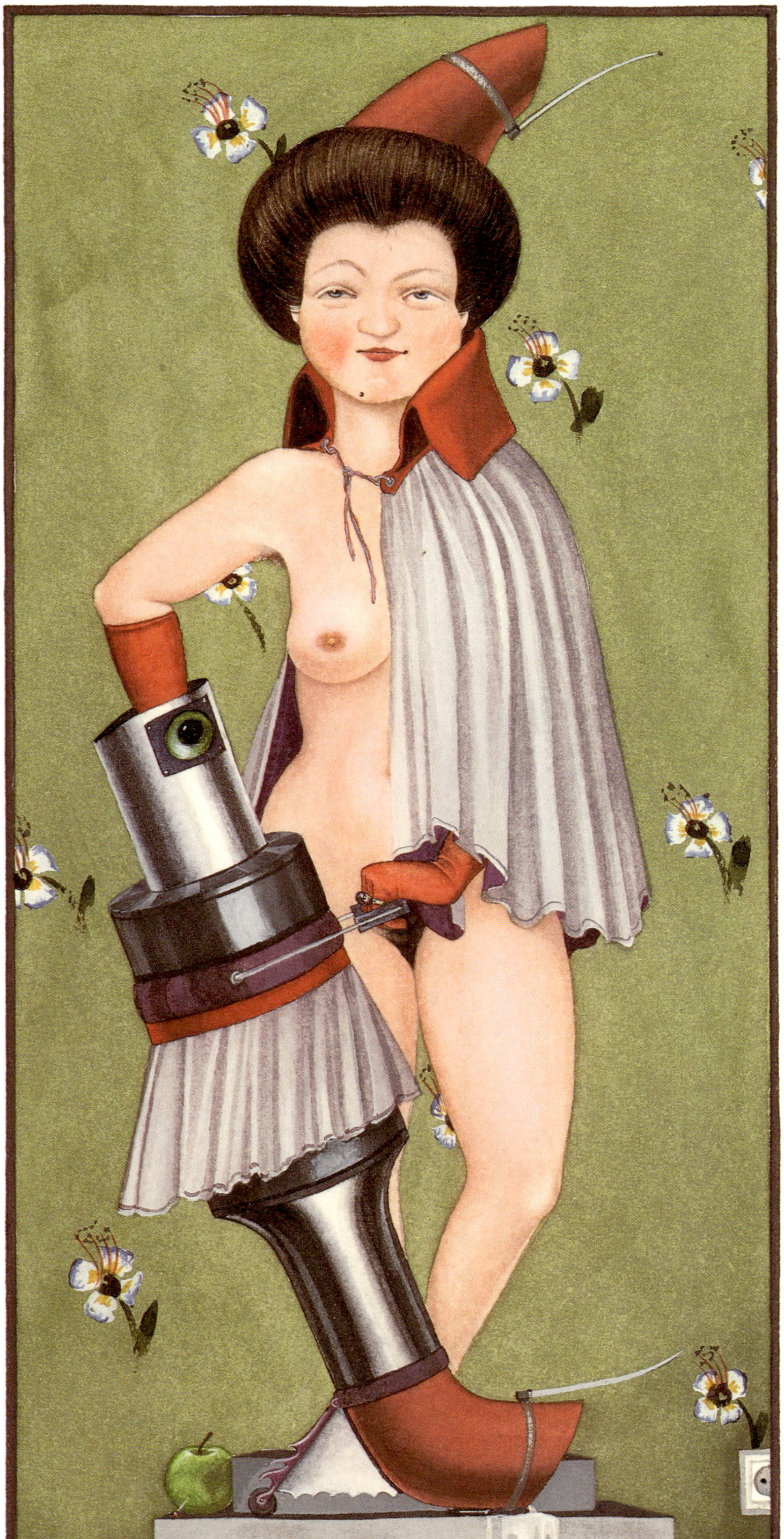

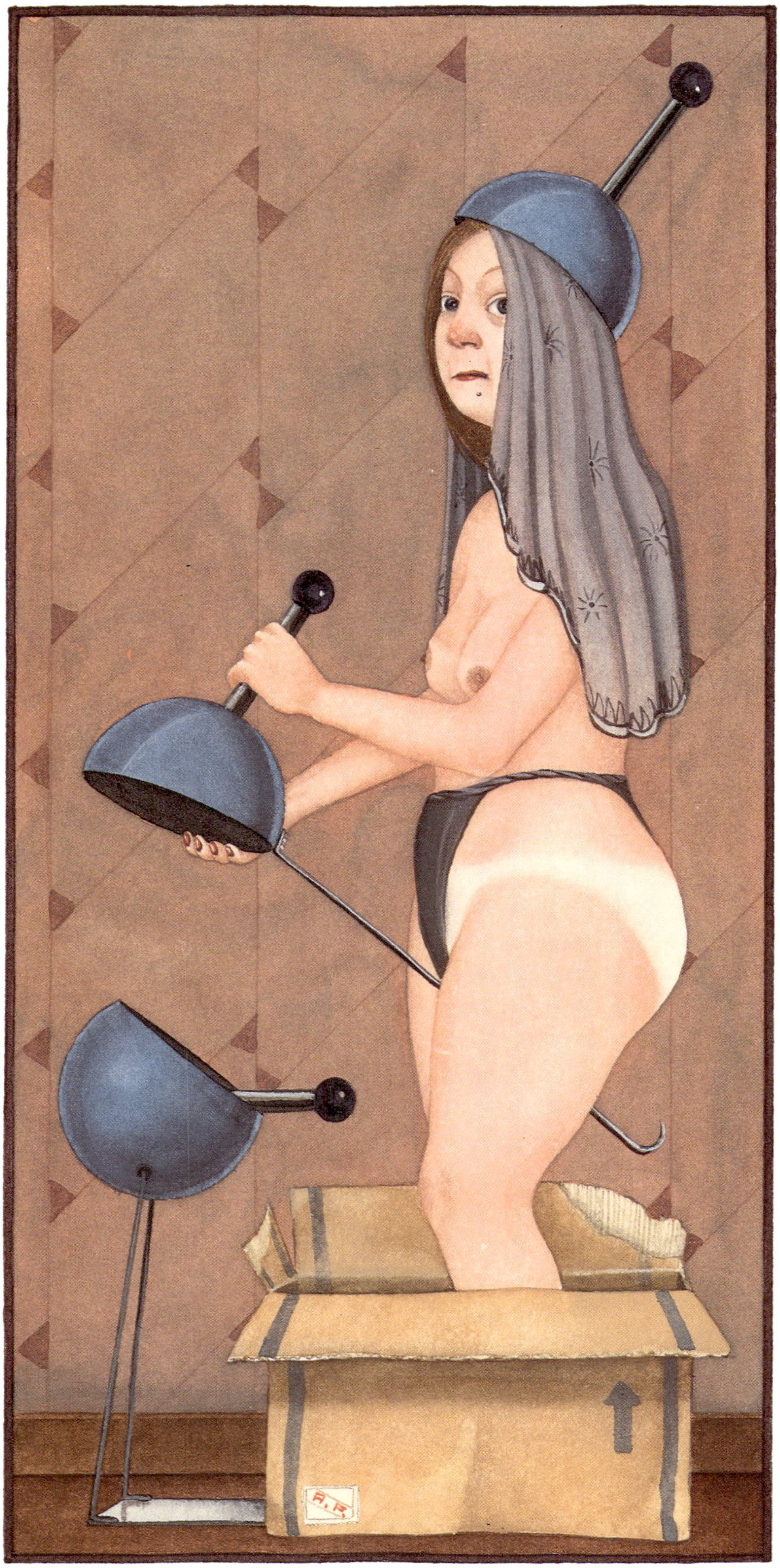

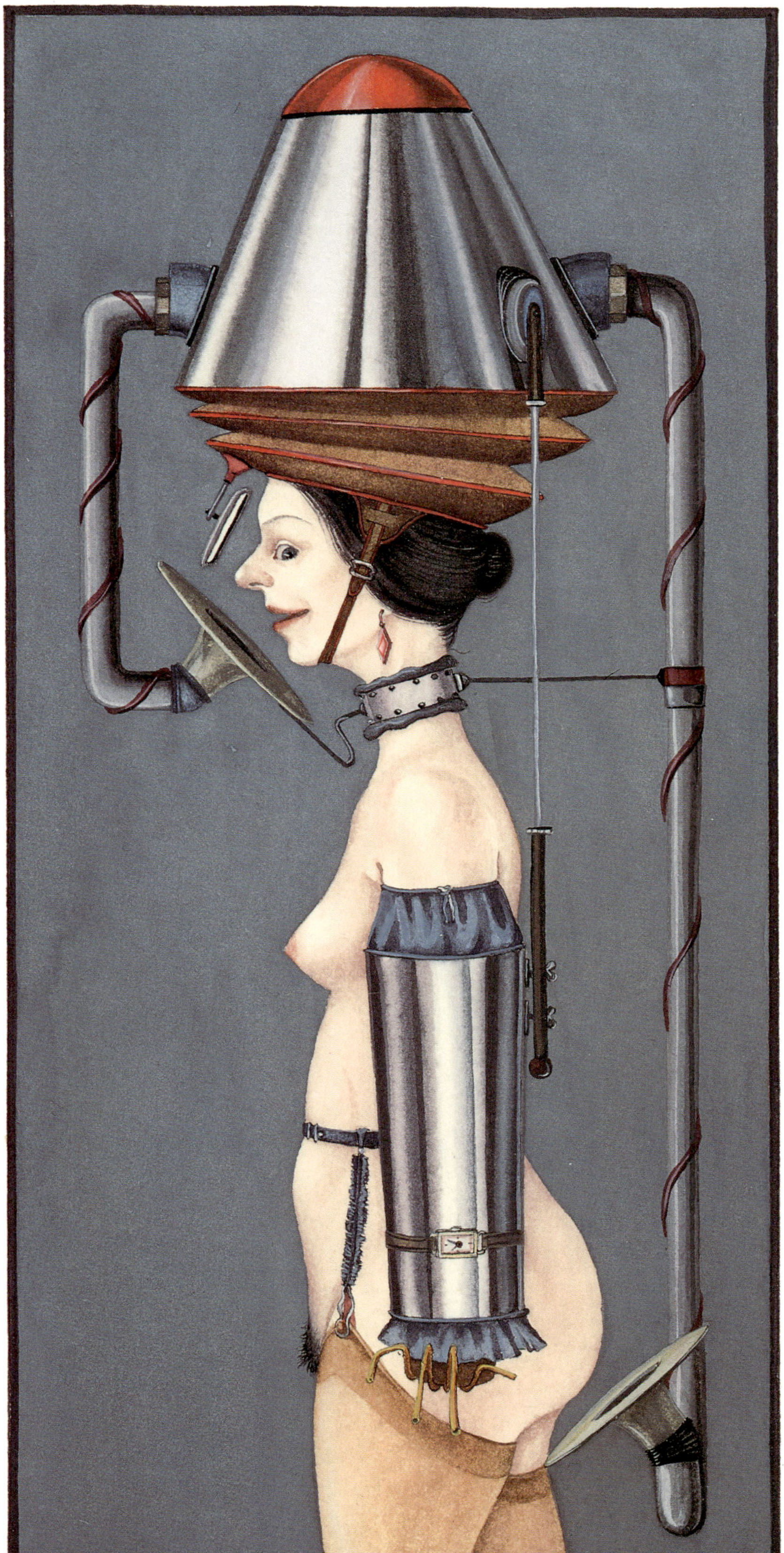

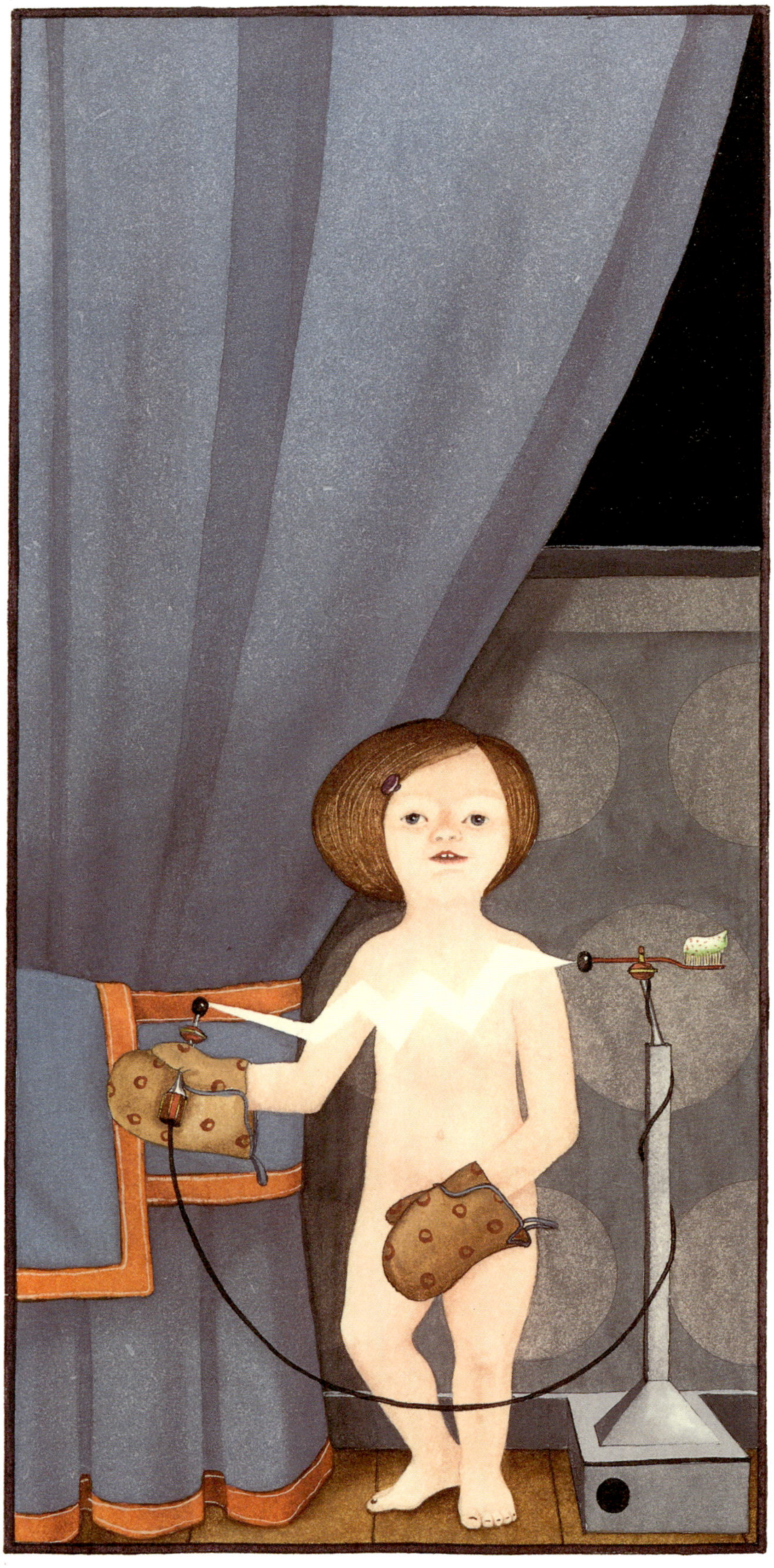

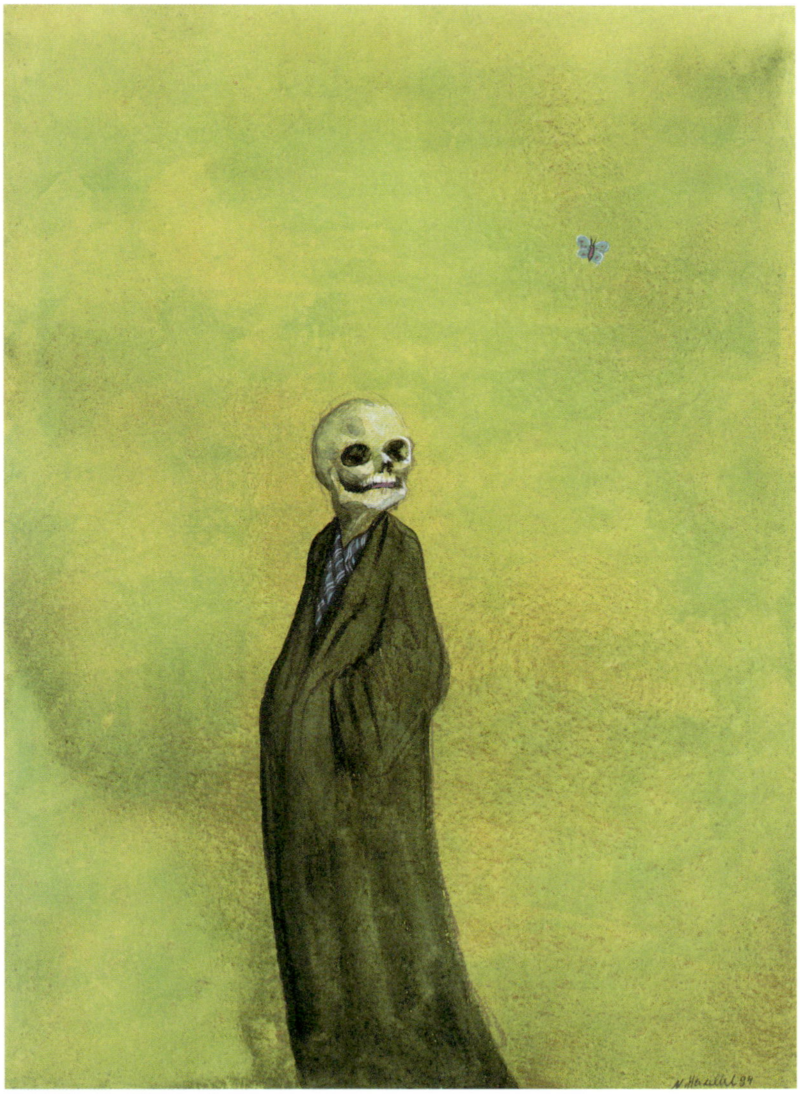

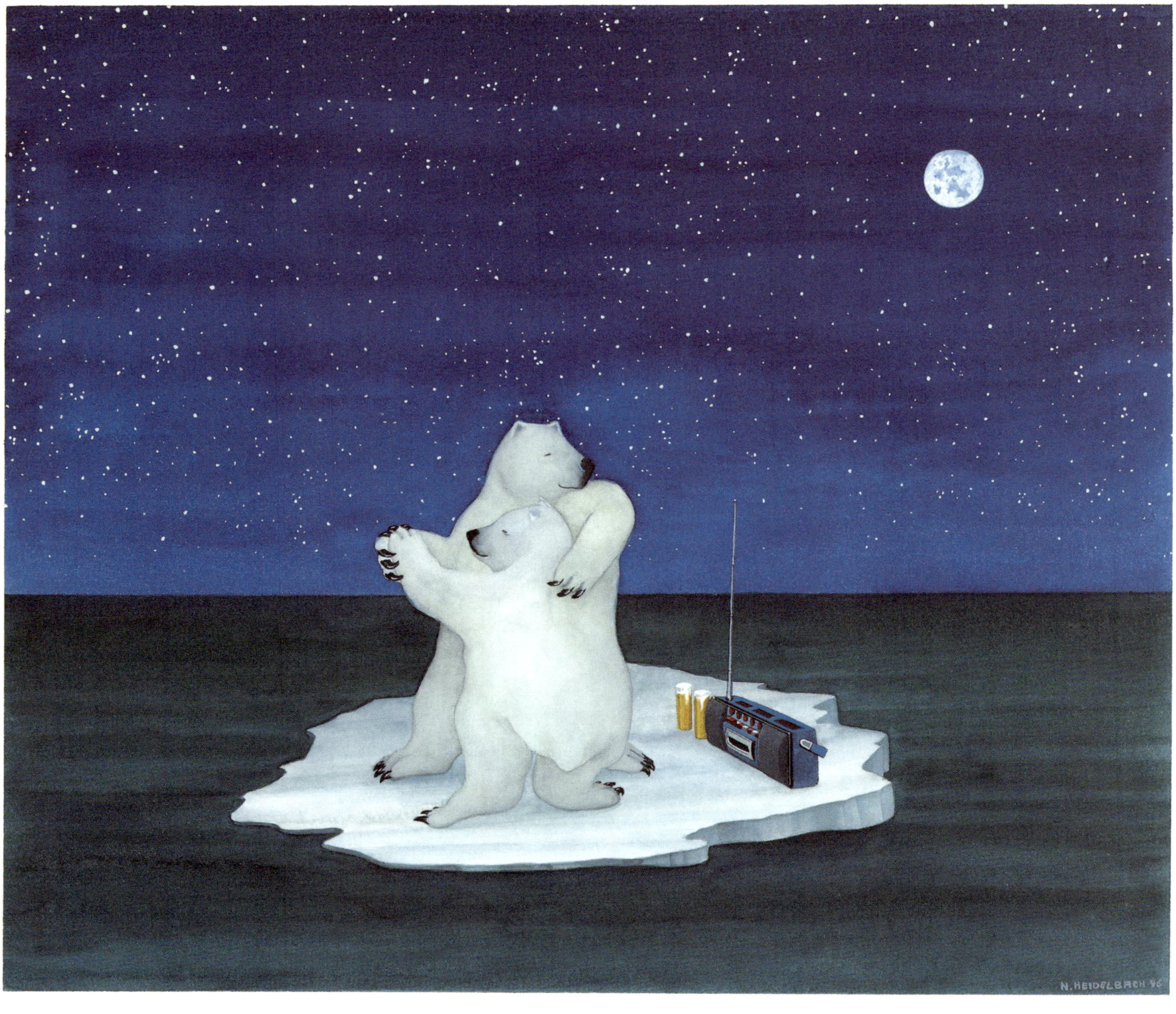

IM NORDEN

AFFEN

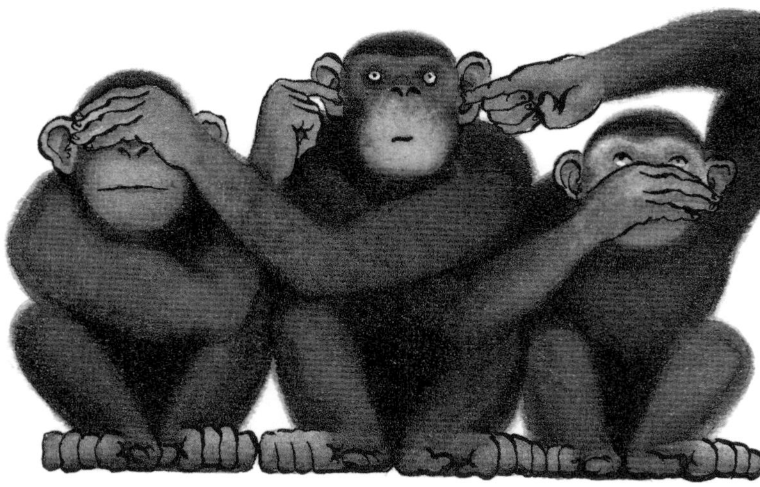

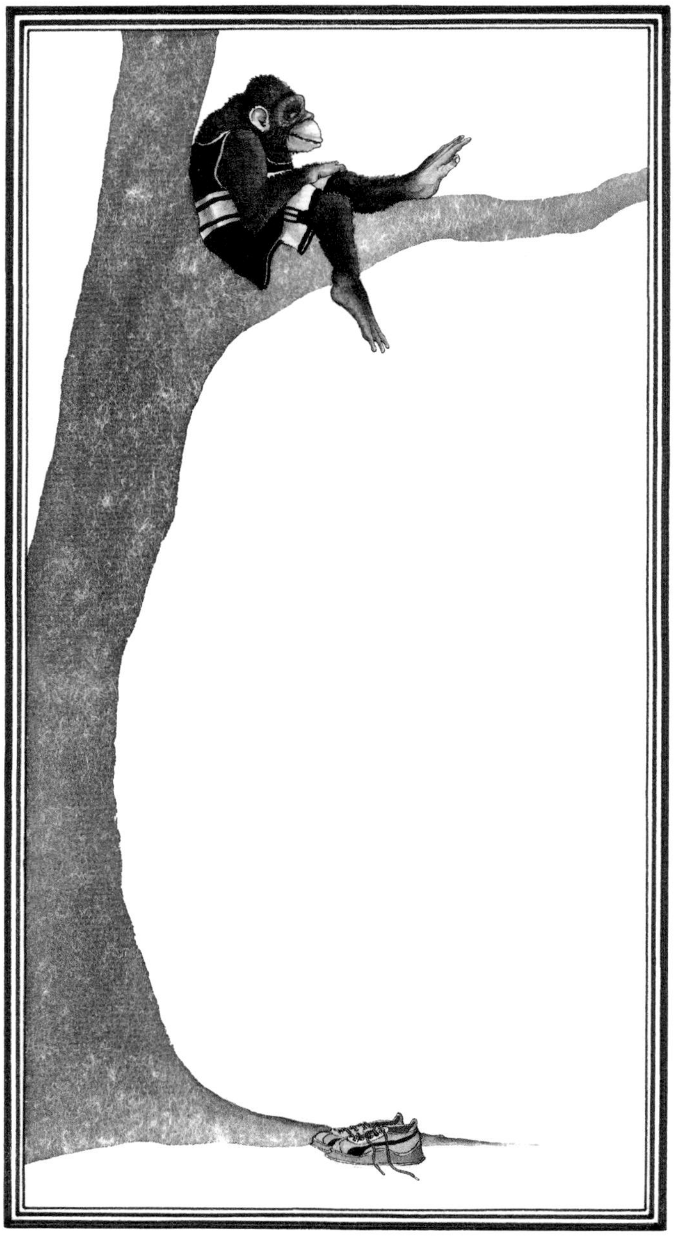

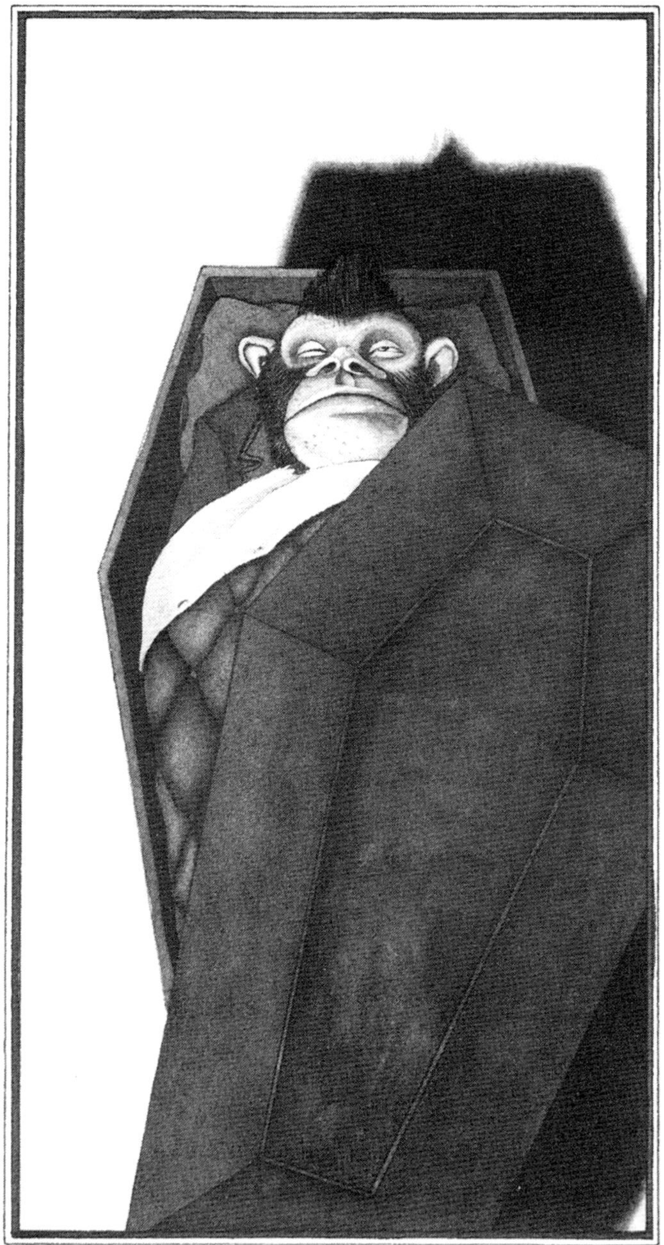

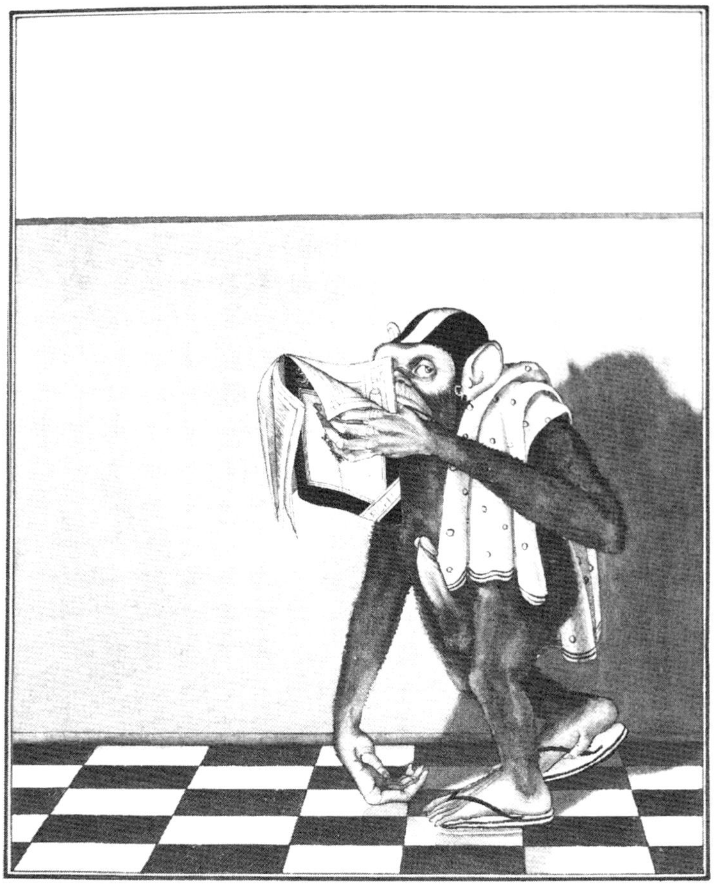

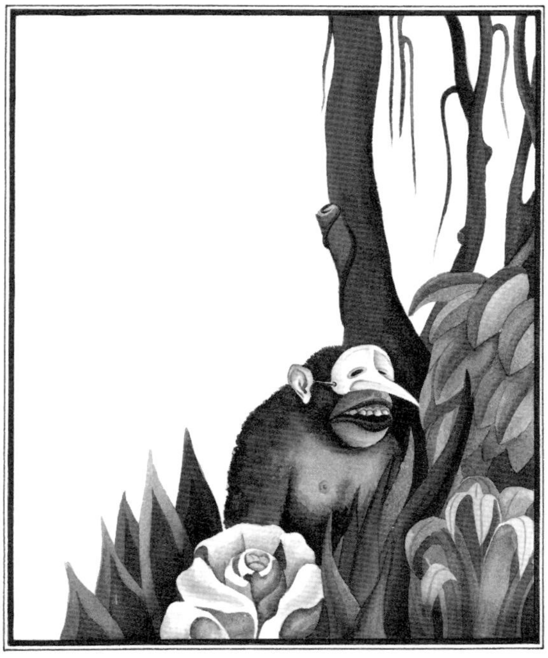

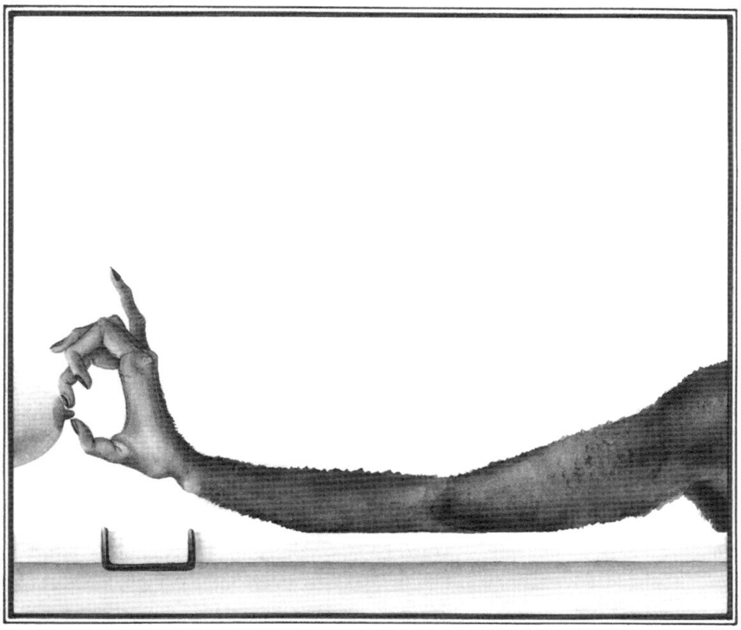

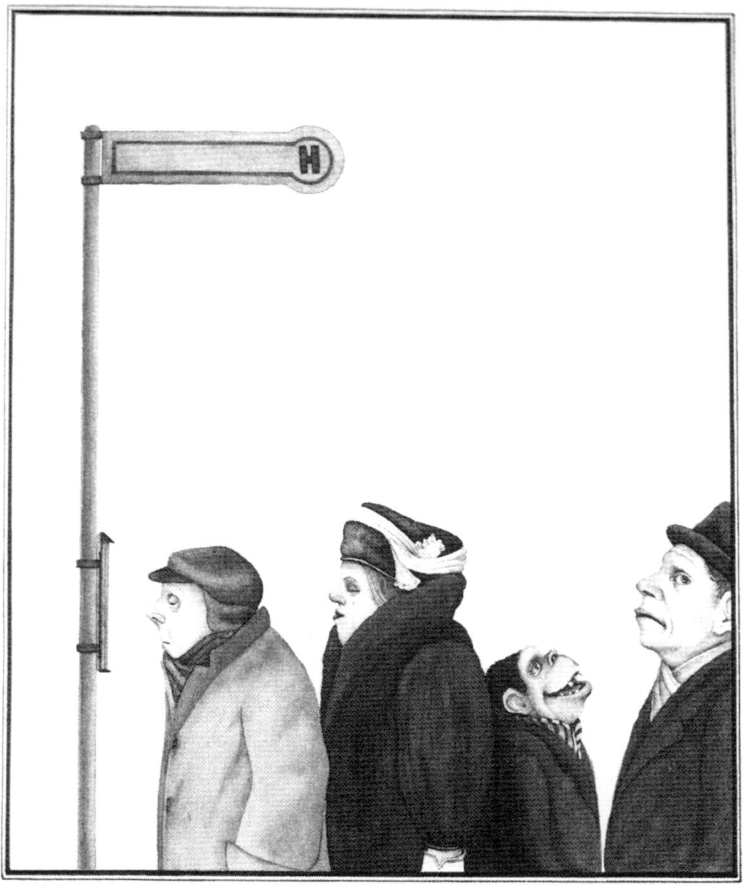
H

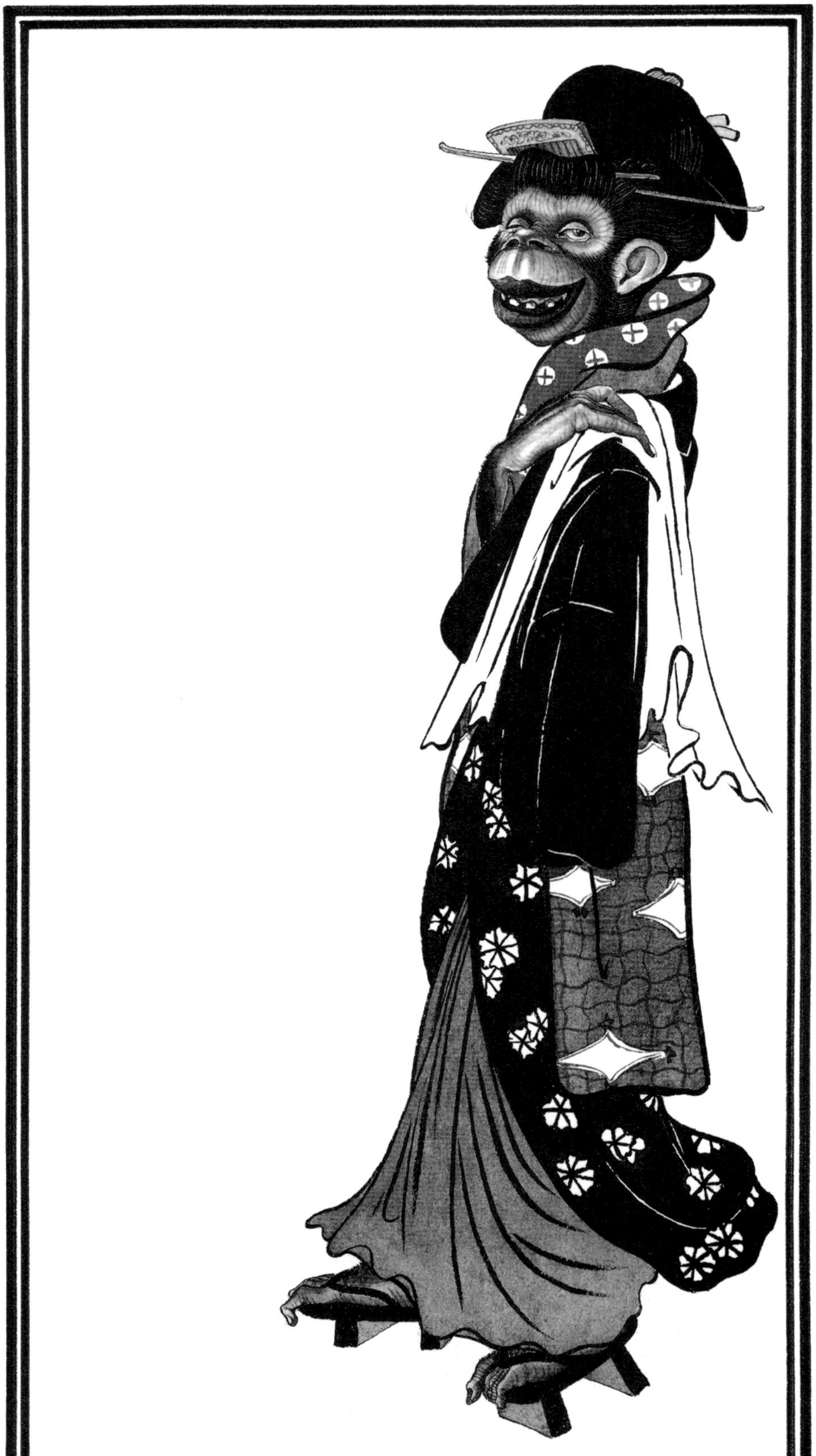

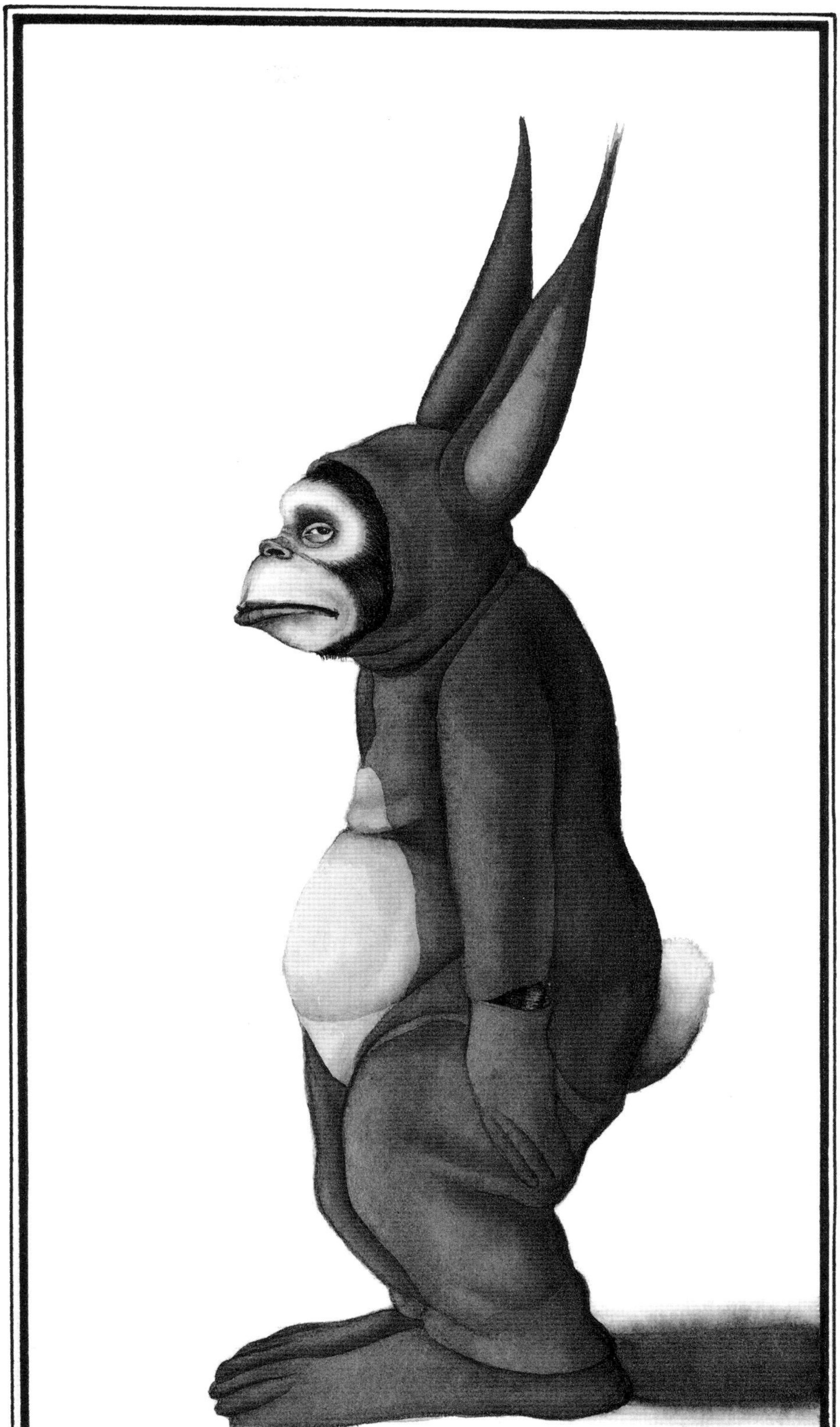

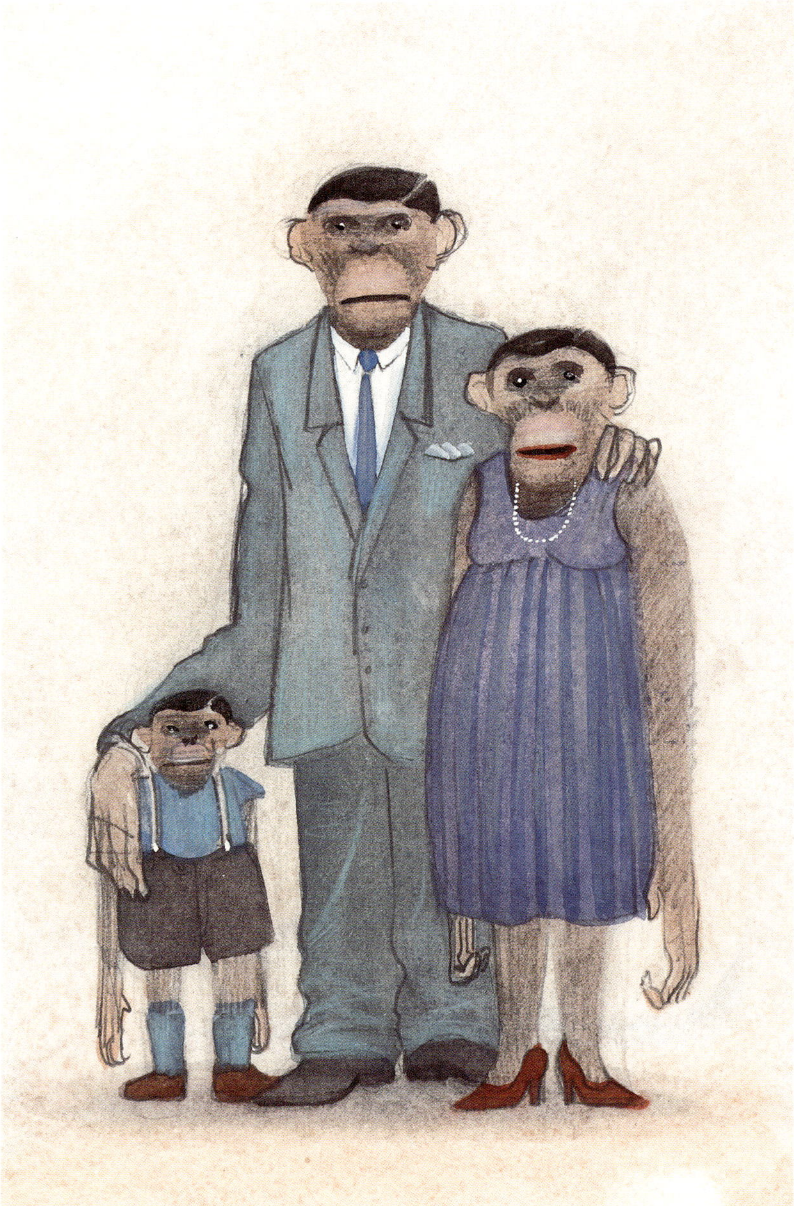

Papa hatte für uns alle Toupets gekauft.

SCHRIFTSTELLER

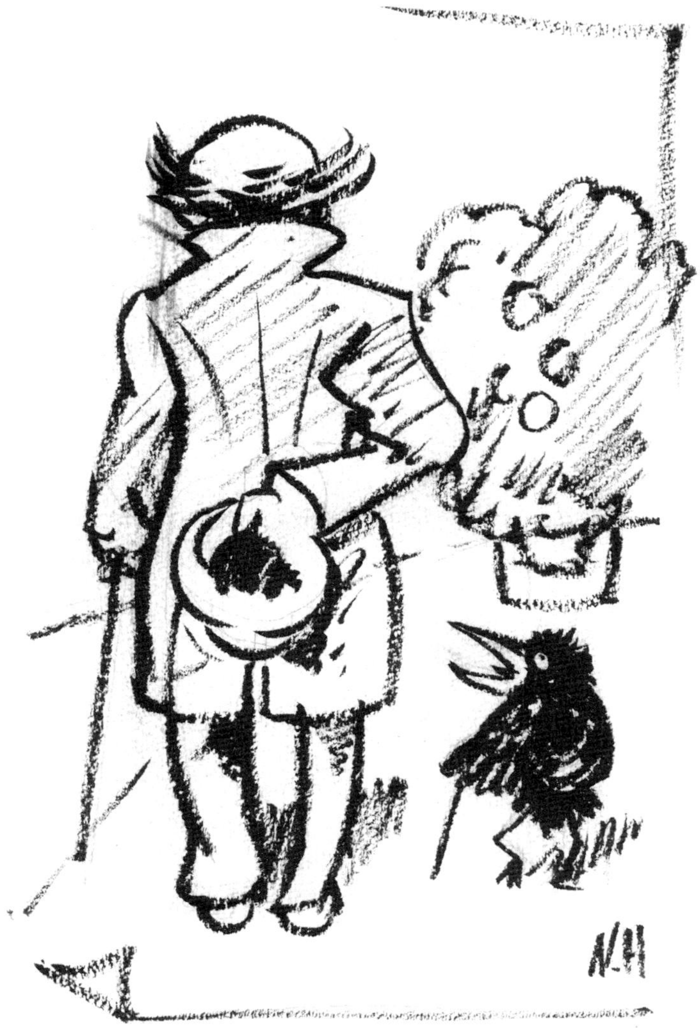

Arthur Schopenhauer

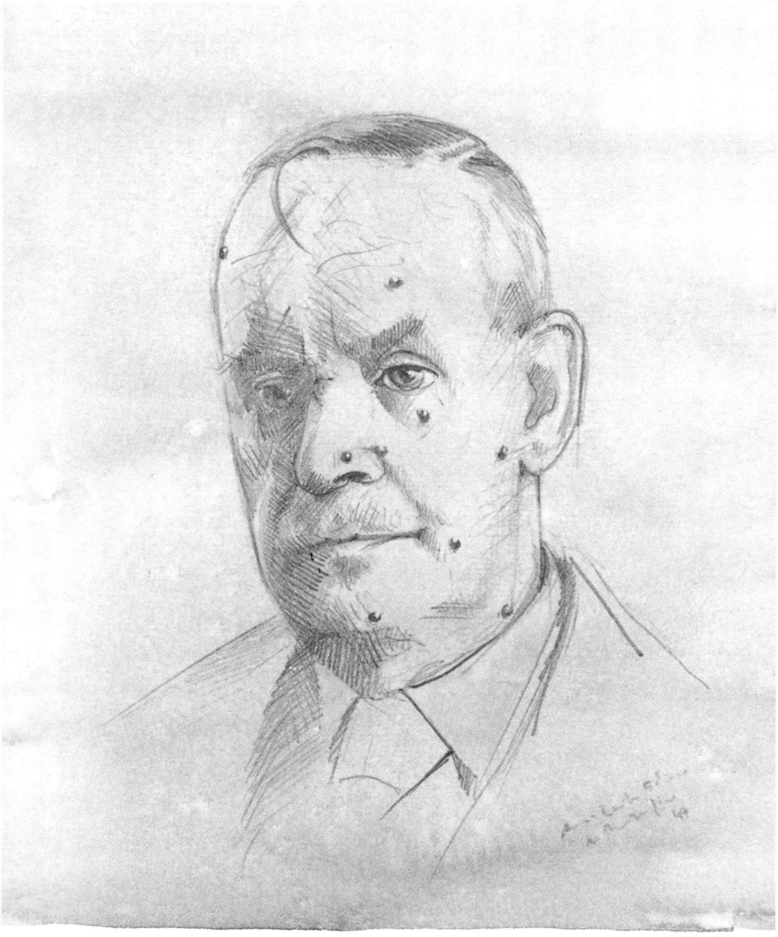

Thomas Mann

Nordwijk, Dienstag den 19. VIII. 47
Etwas stärkere Brandung. Arbeitete am Strande. Badete. Wurde von Maler Simon unten in der Halle gezeichnet. Bat um Nachsicht, ob seiner Vorliebe für Muttermale. Erklärt das Blatt für „verfumfeit". – Gickelnde Dame, hysterisch, die aus dem Lachen nicht herauskommen konnte, beunruhigend.

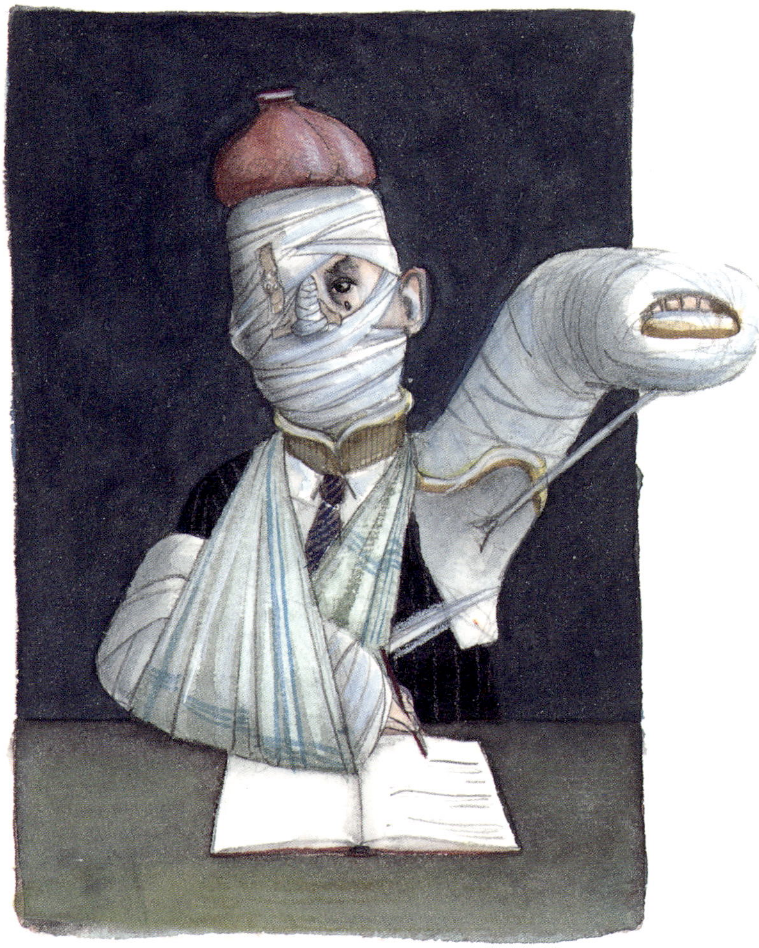

Thomas Mann

Pacific Palisades, 1. IV. 46
Am Kapitel. Mit Mühe. Wegen ärgerlicher Unachtsamkeit K.'s (Niko) auf Rückfahrt von Lecture Sturz aus Pullman. „Ambulance". Angenehmer junger Notarzt. Keine Zigarre.

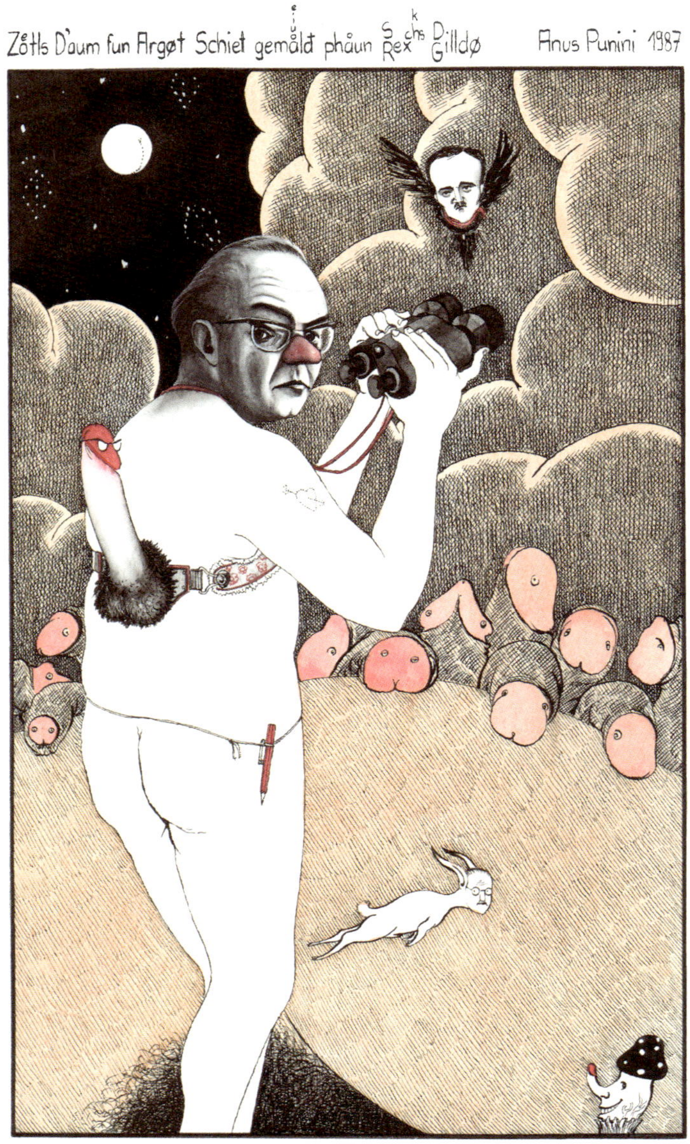
Zötls D'aum fun Argøt Schiet gemåldt phåun Rex Sechs Gilldø
Anus Punini 1987

Arno Schmidt

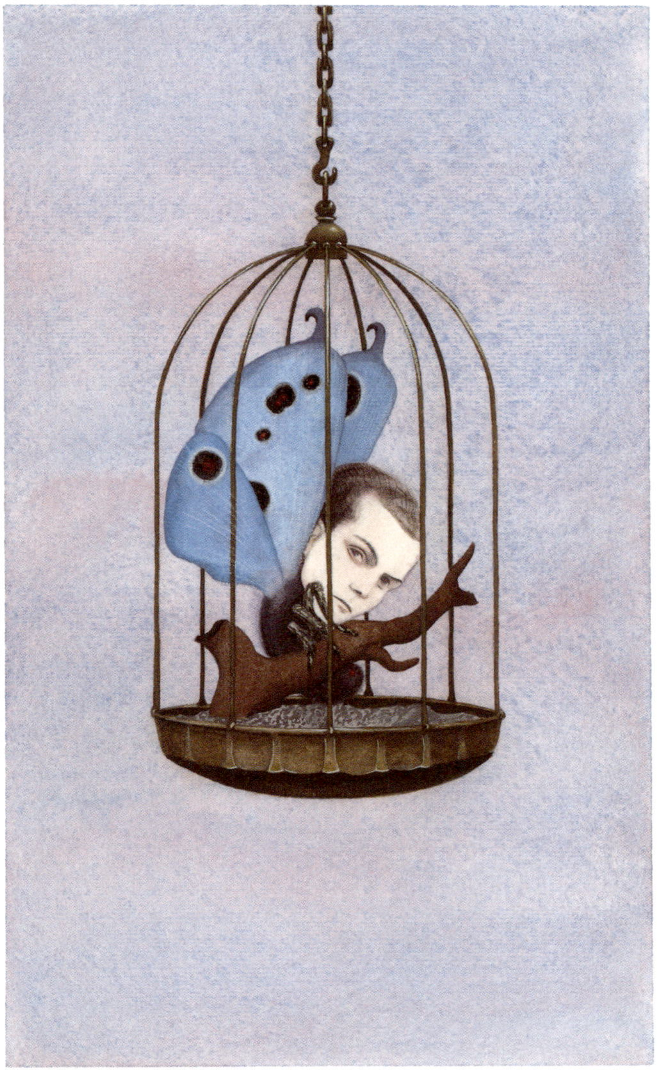

Arno Schmidt

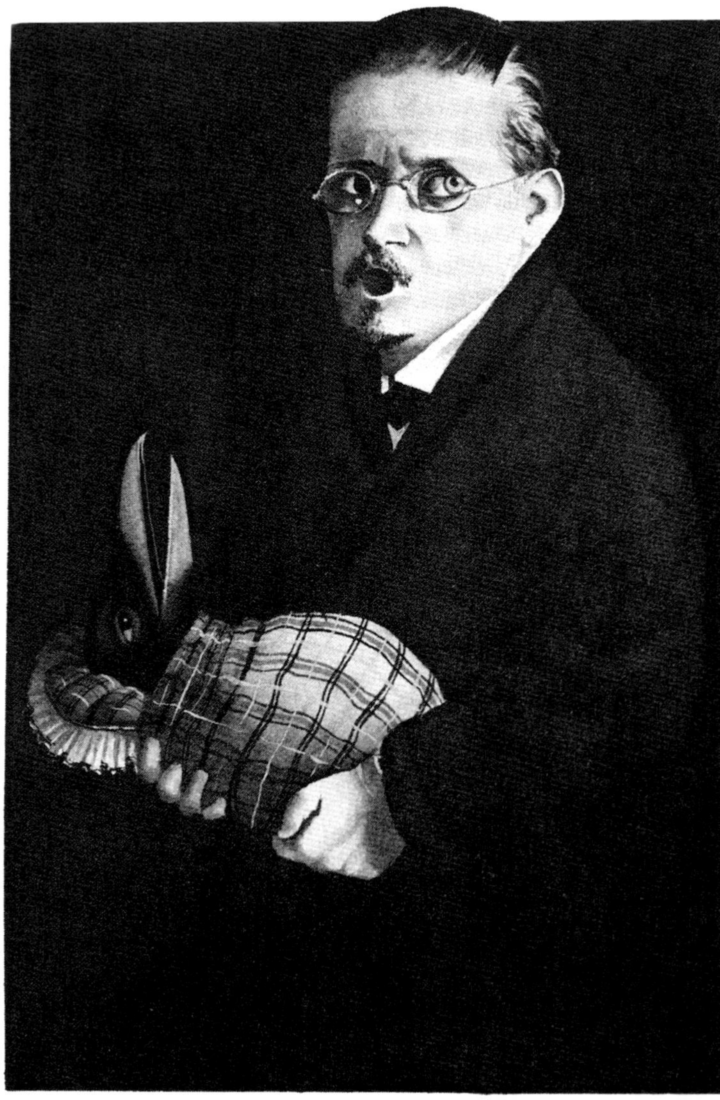

James Joyce
singt für einen jungen Raben.

EINIGE MÄNNER

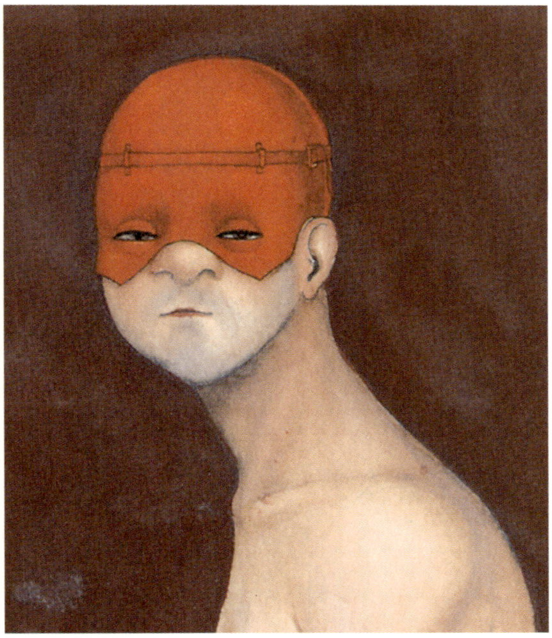

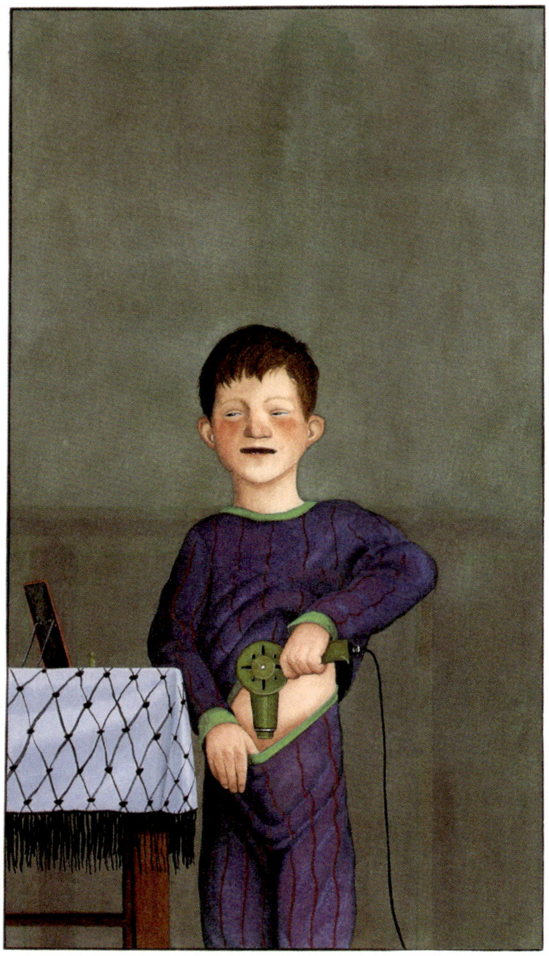

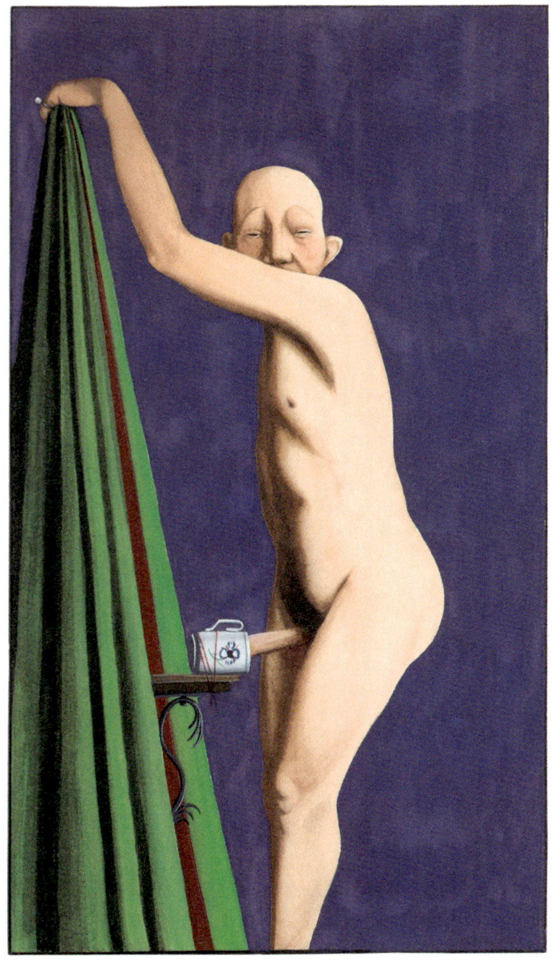

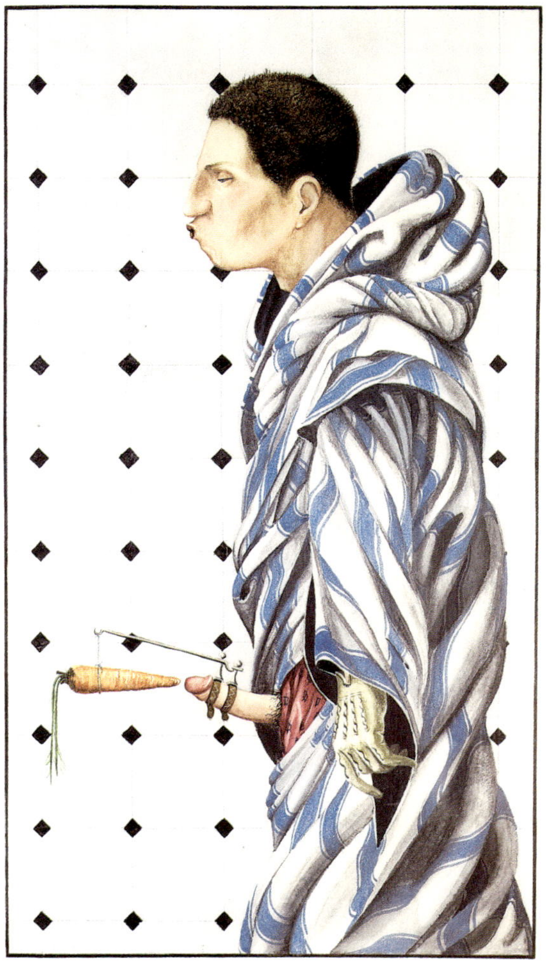

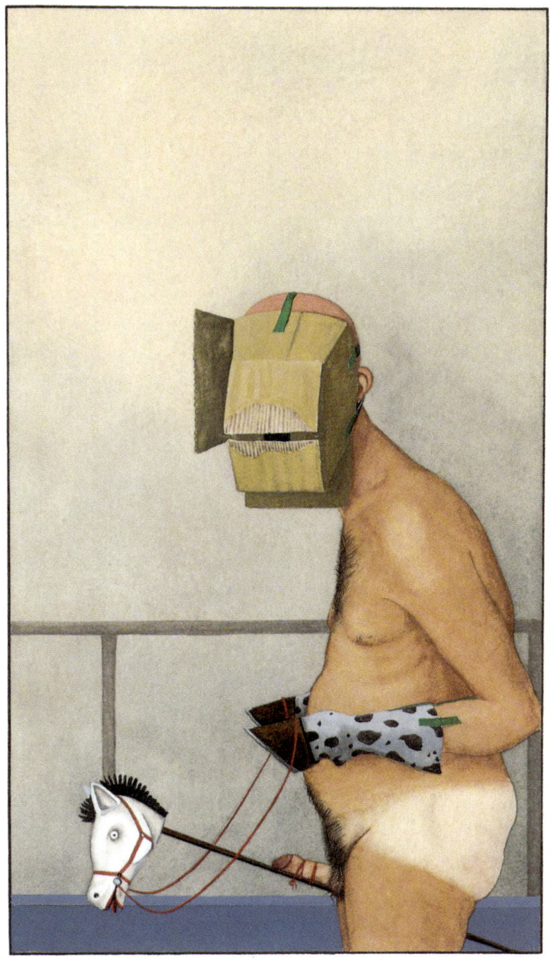

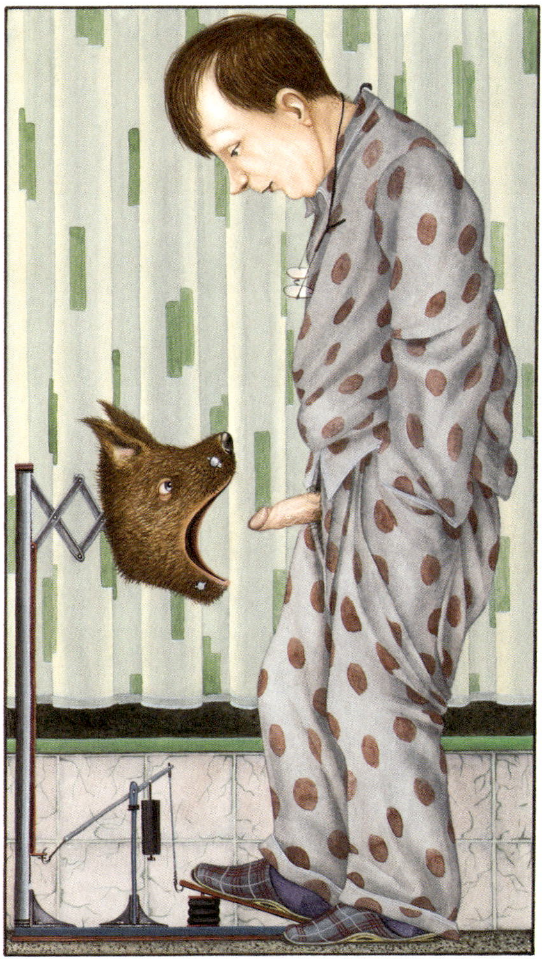

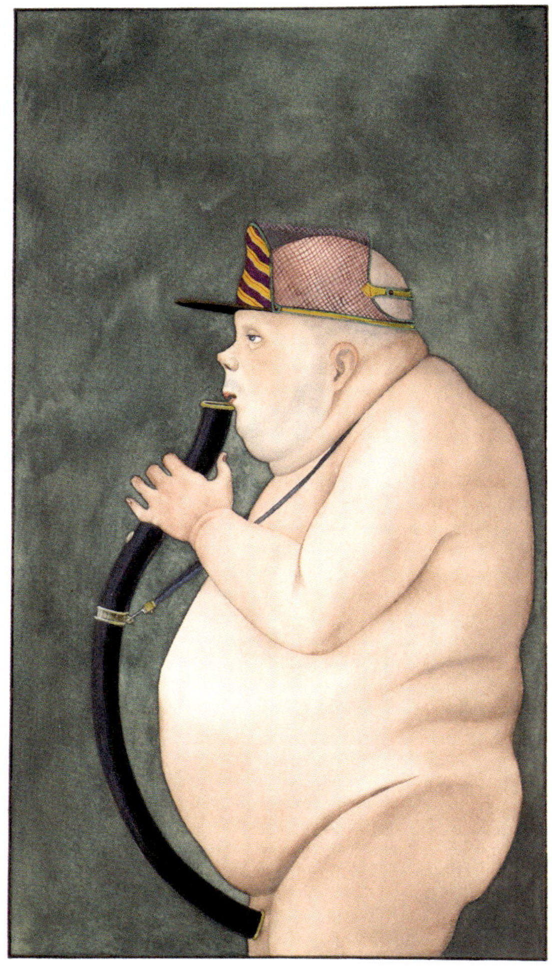

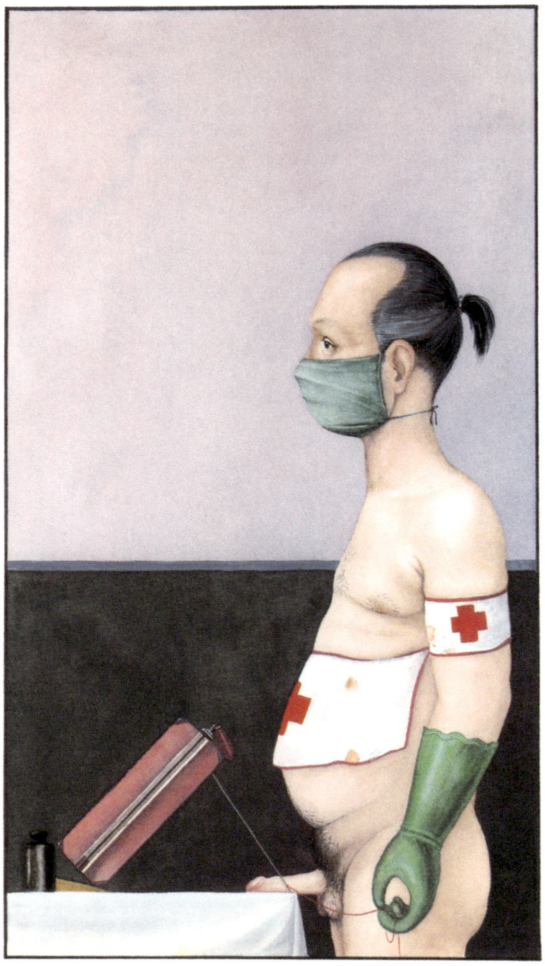

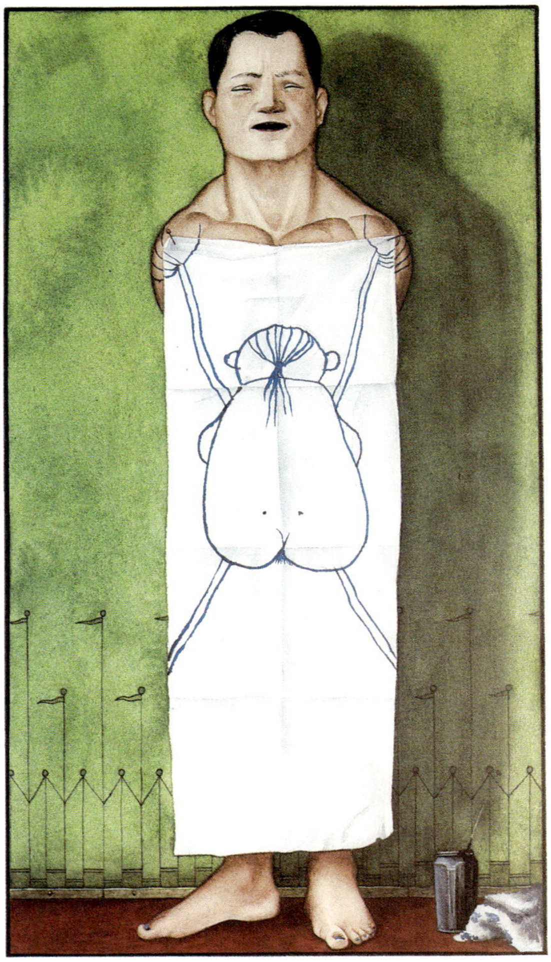

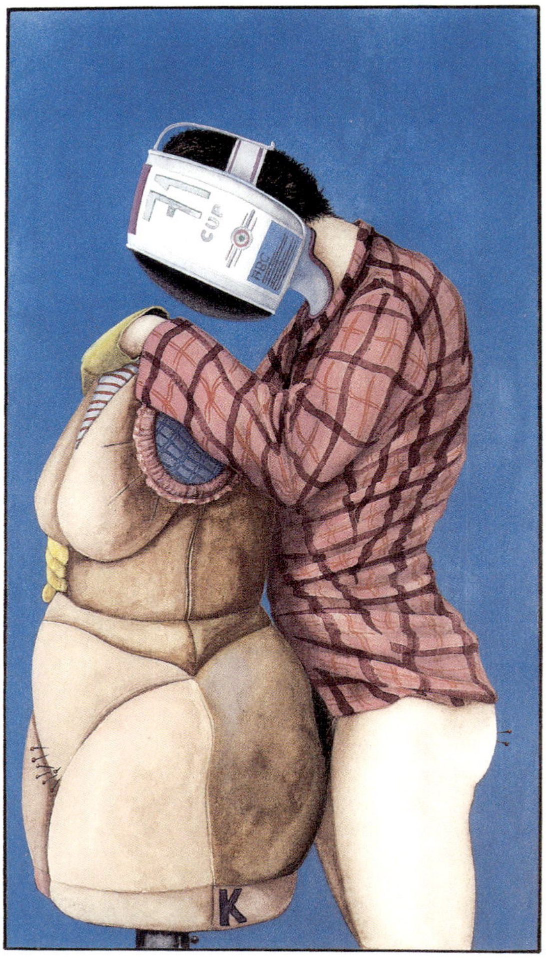
CUP
K

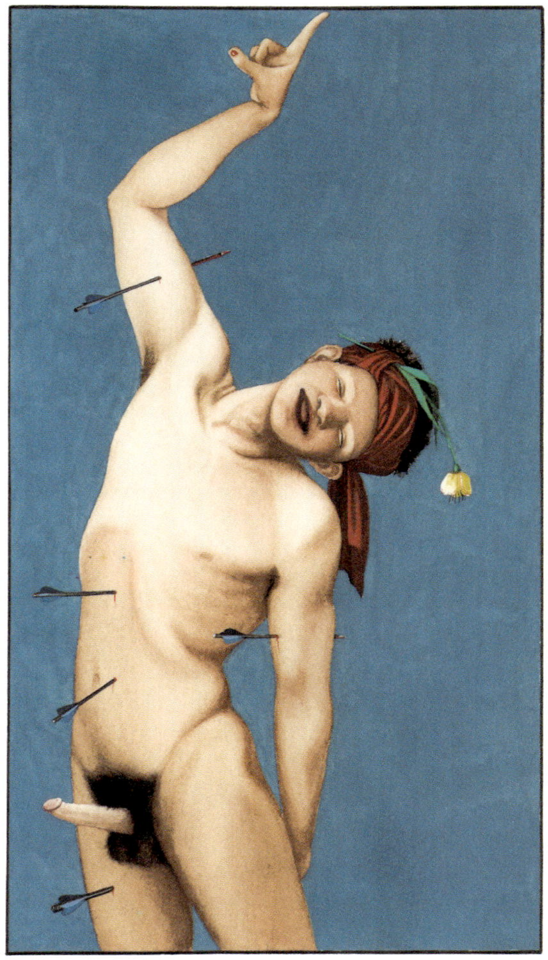

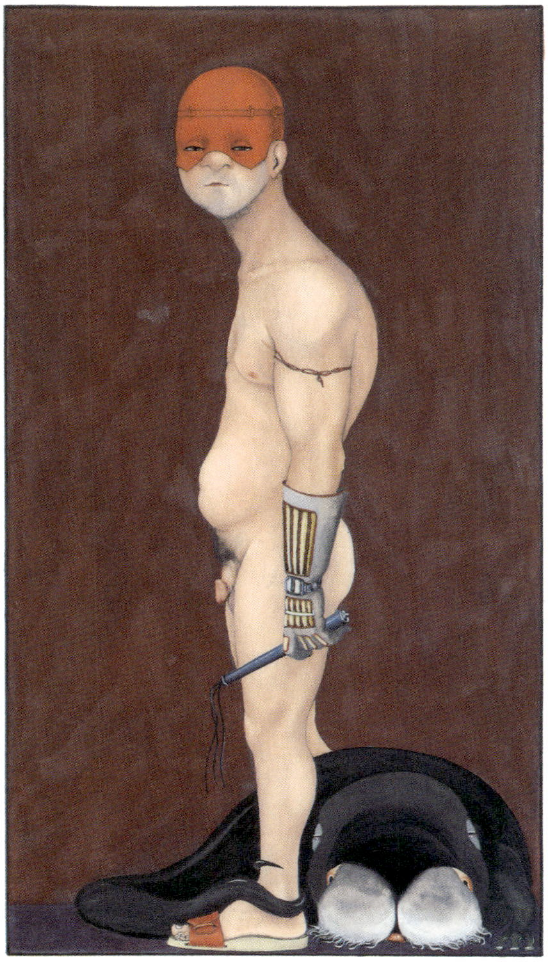

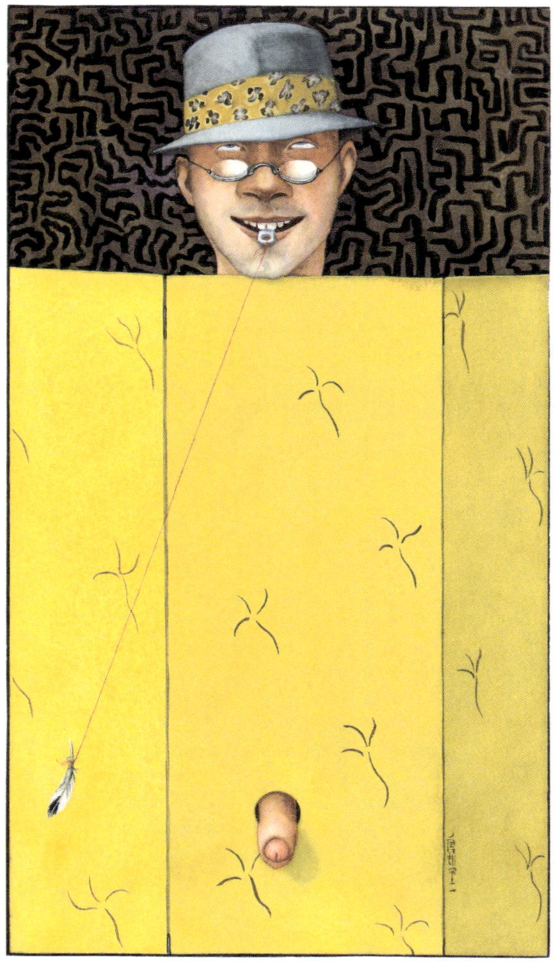

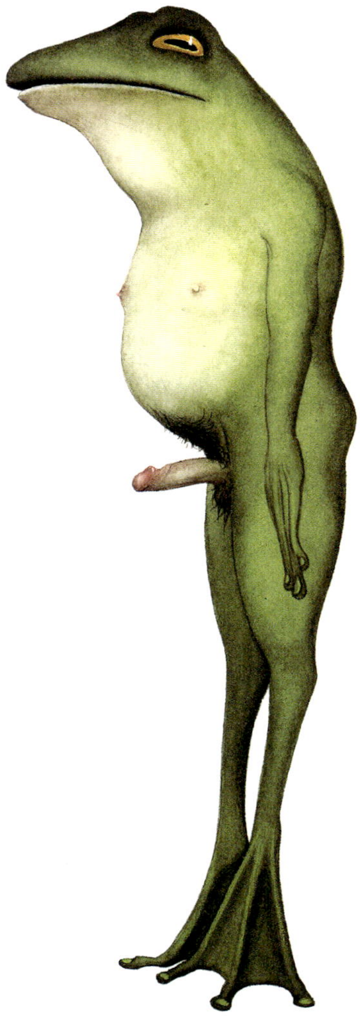

FROSCH

DIE 12 ZAUBERINNEN

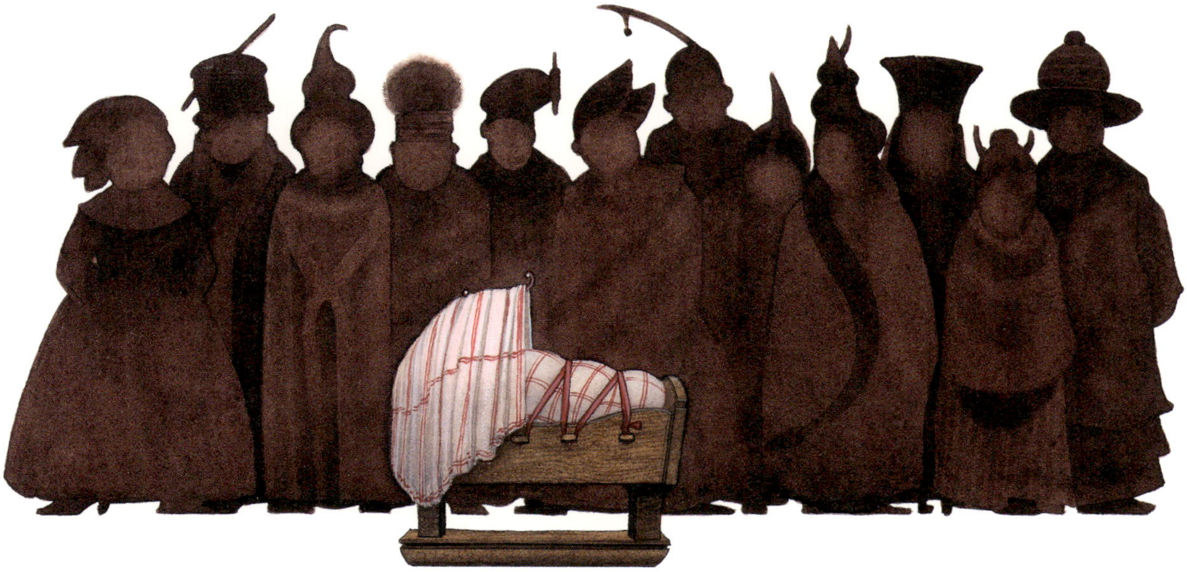

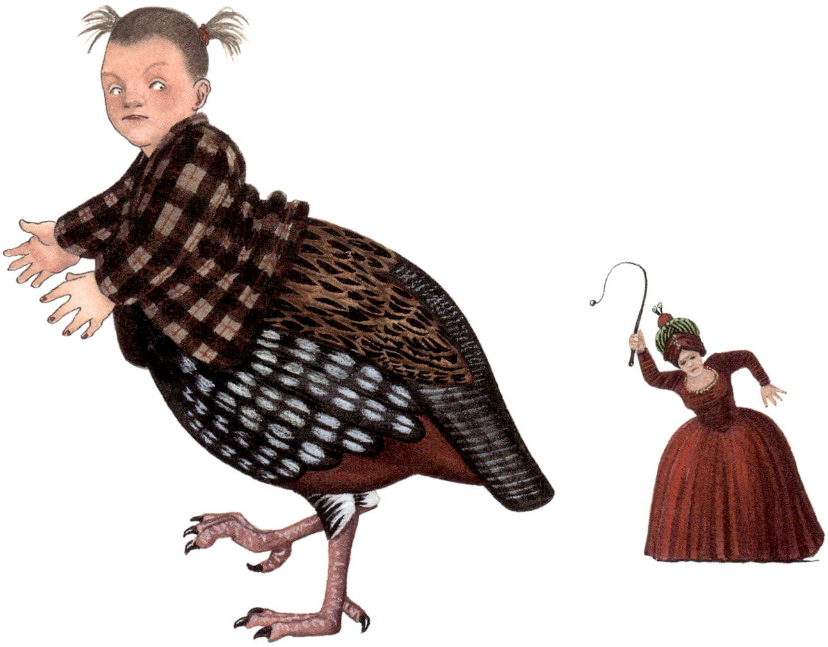

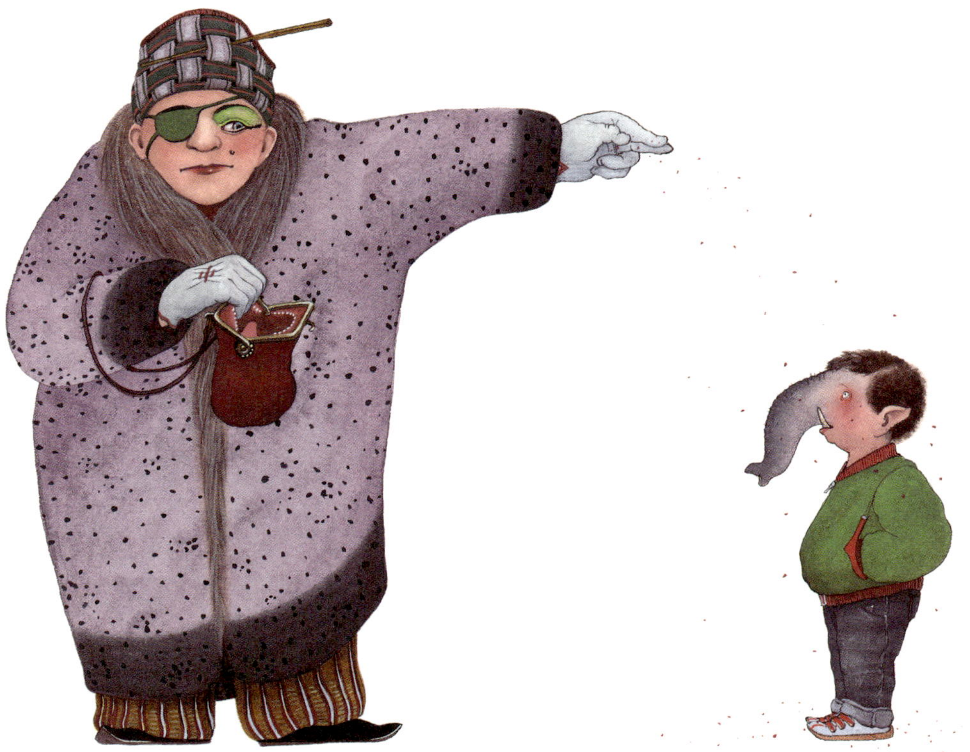

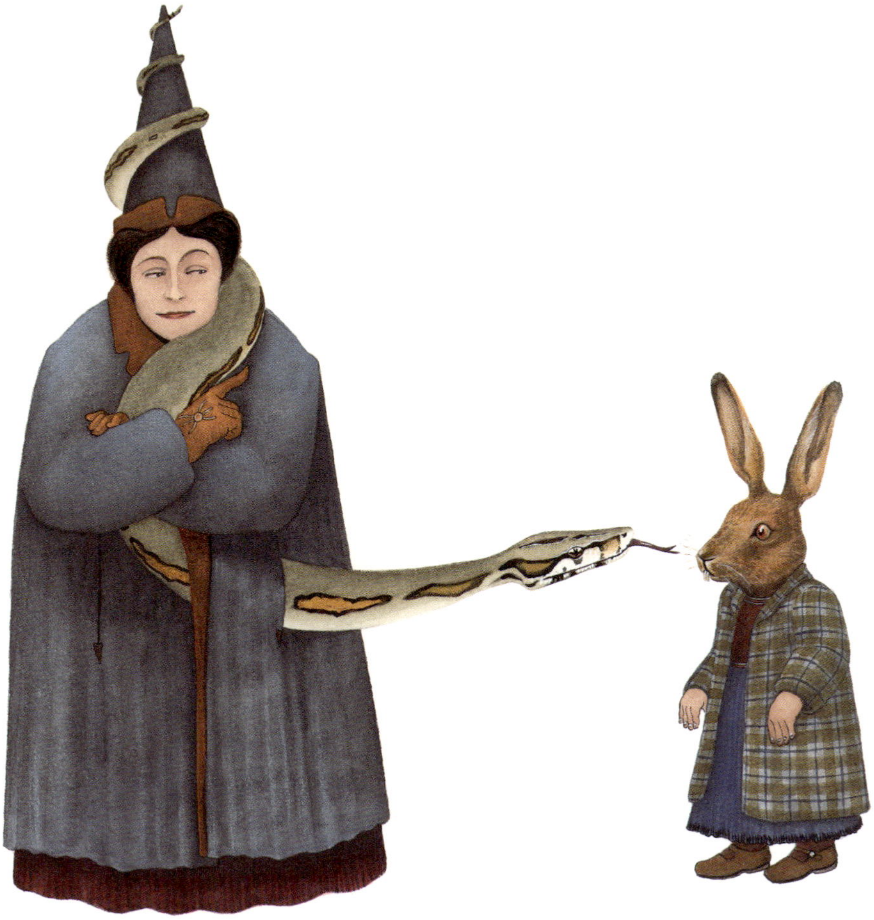

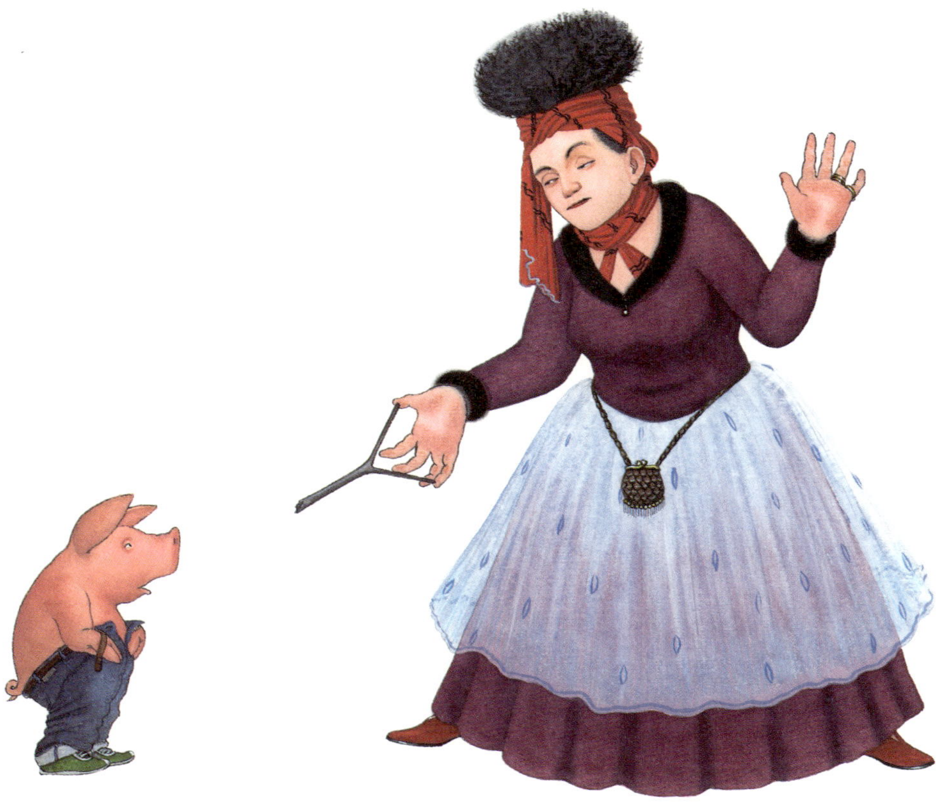

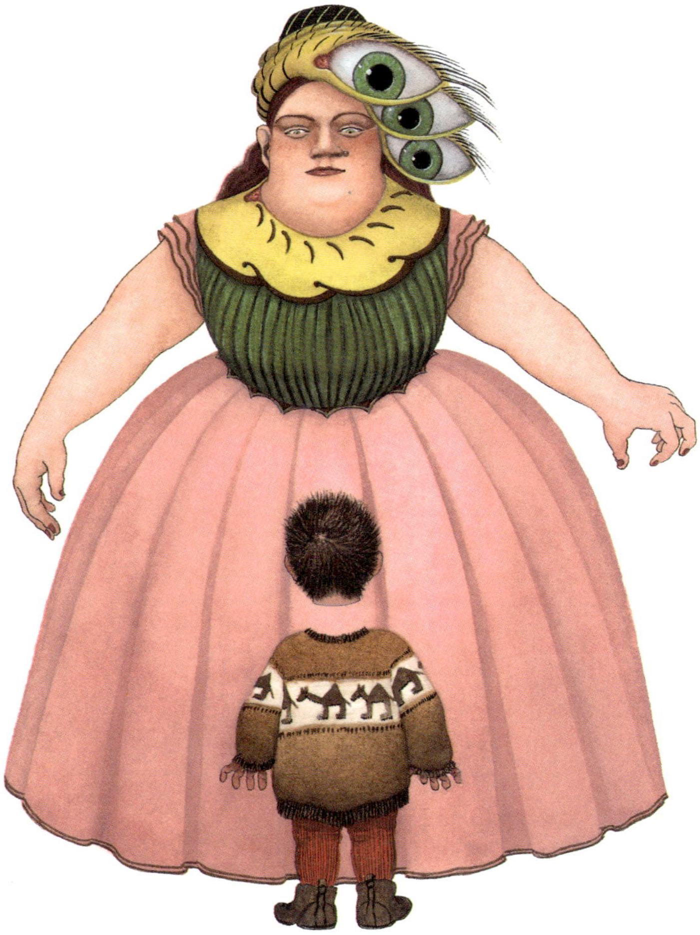

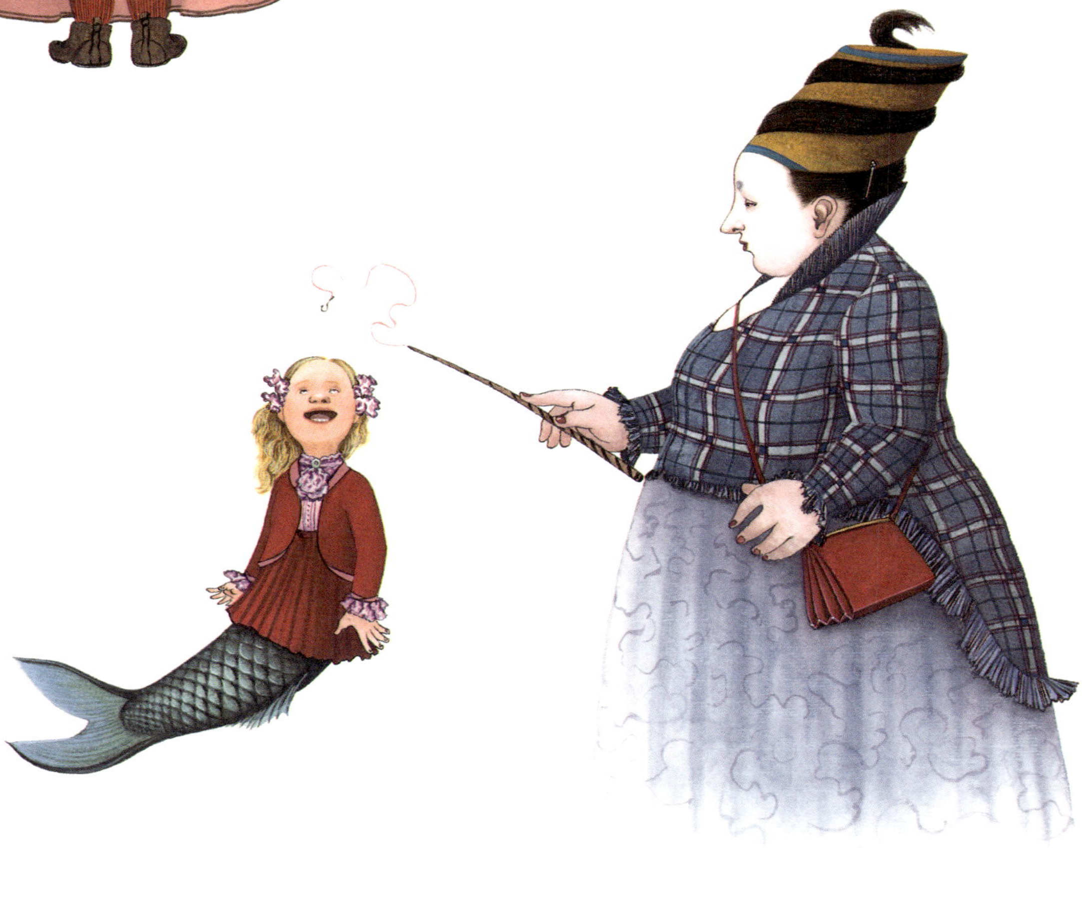

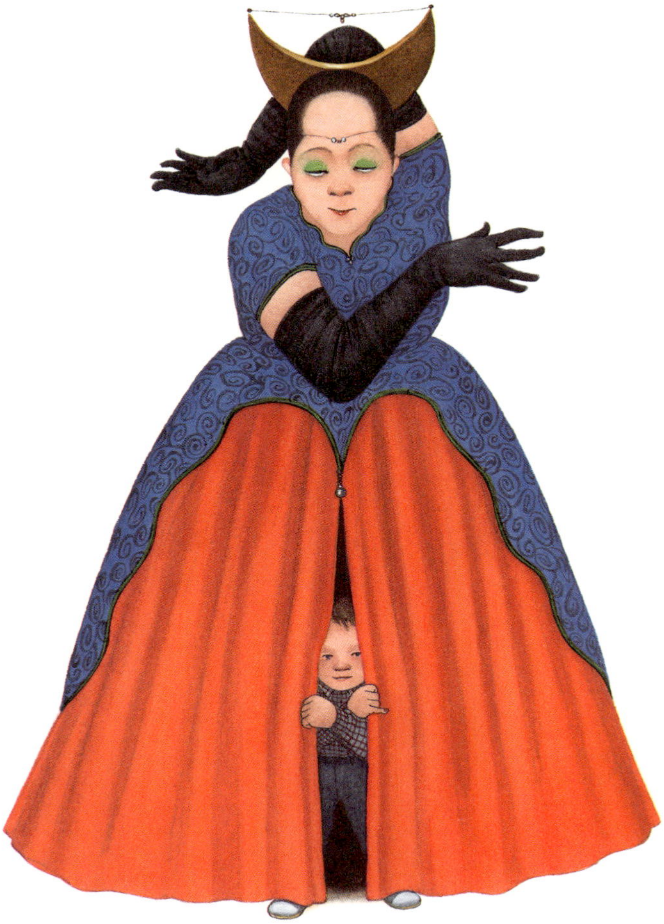

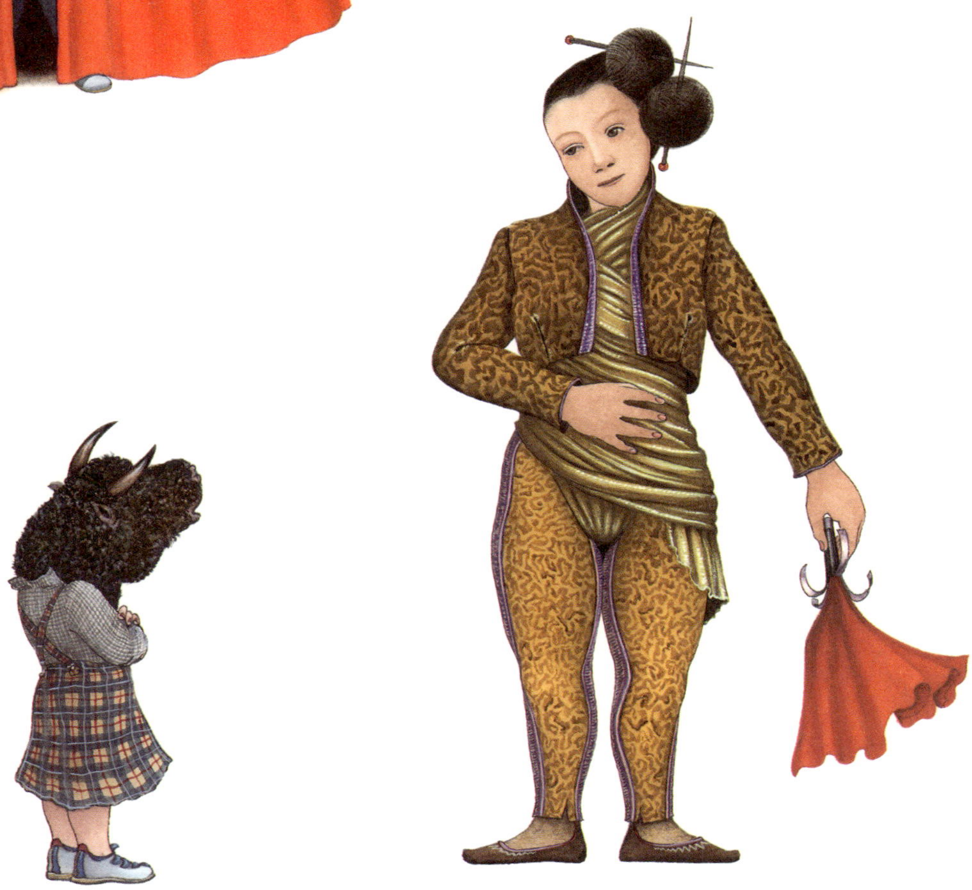

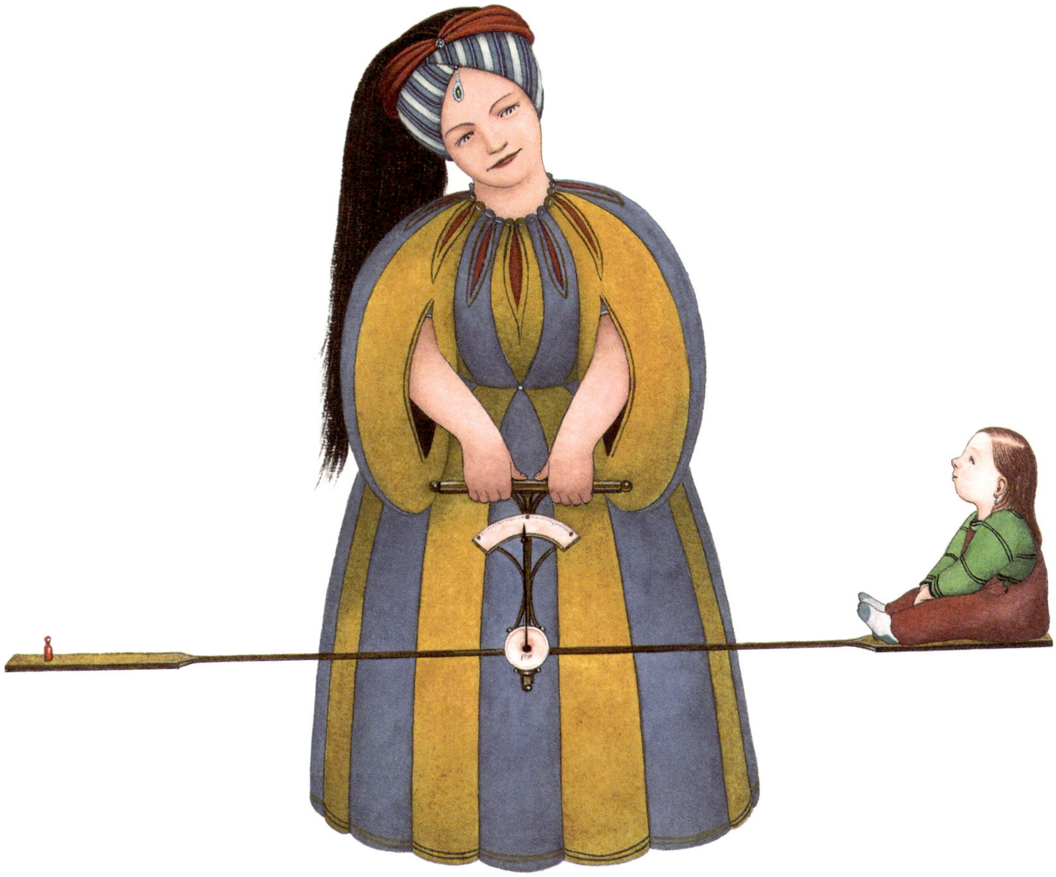

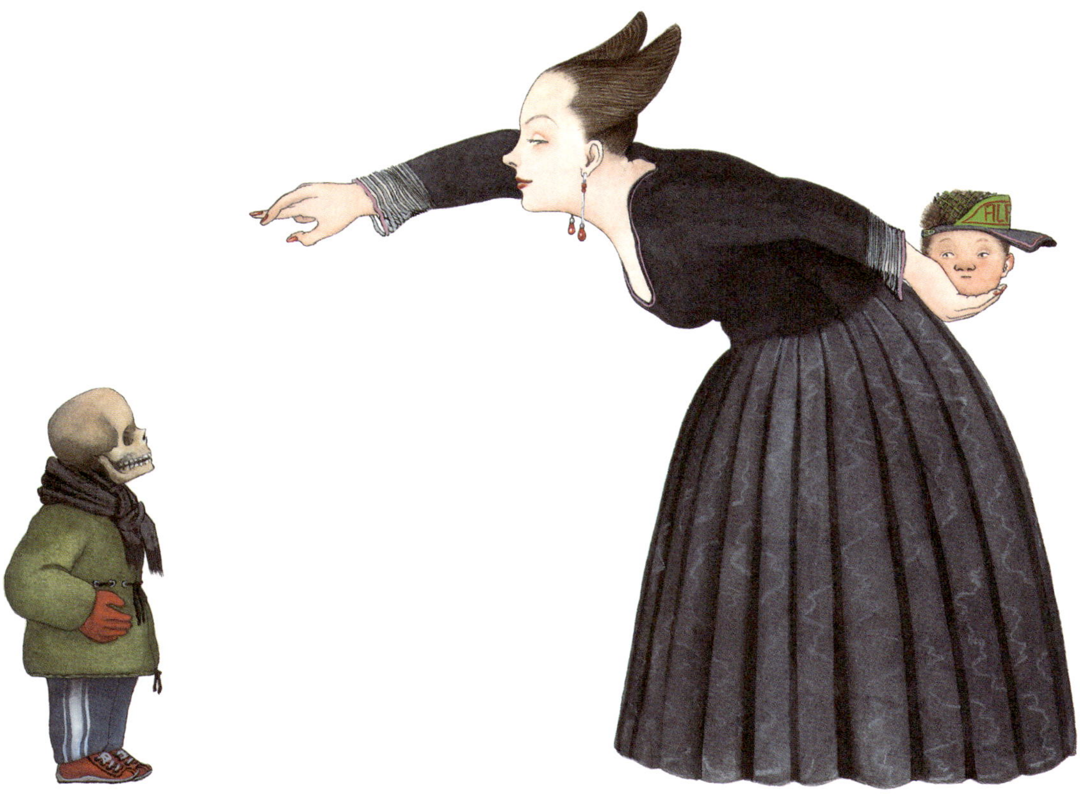

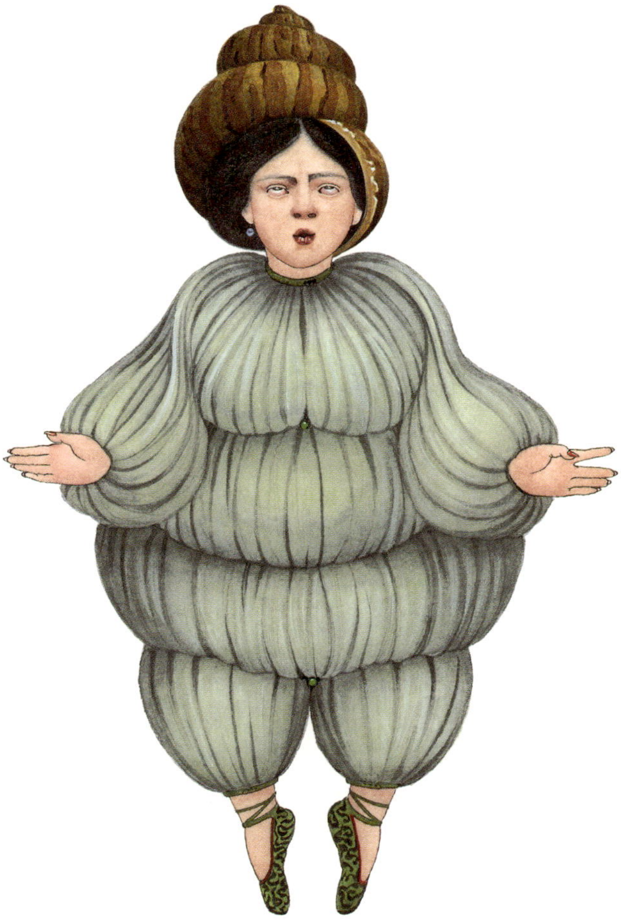

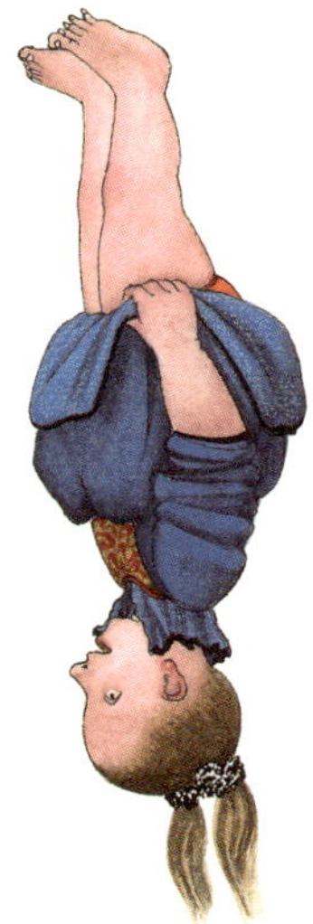

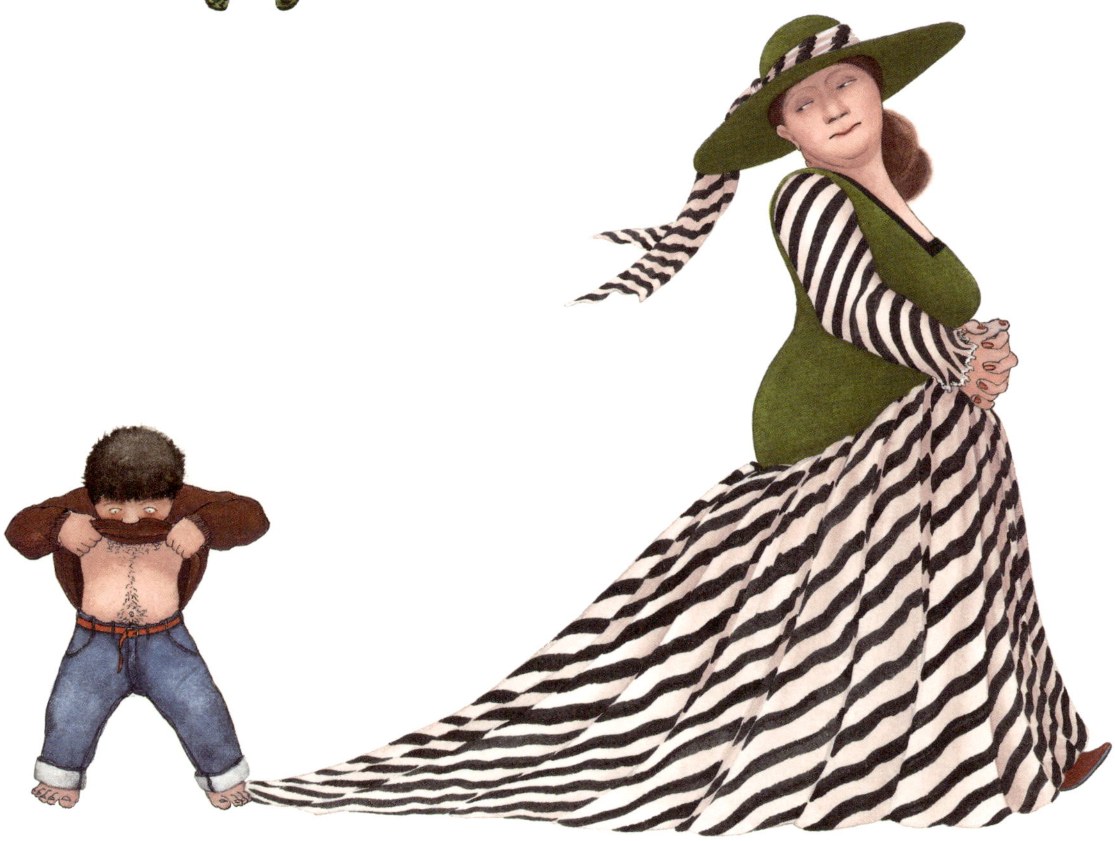

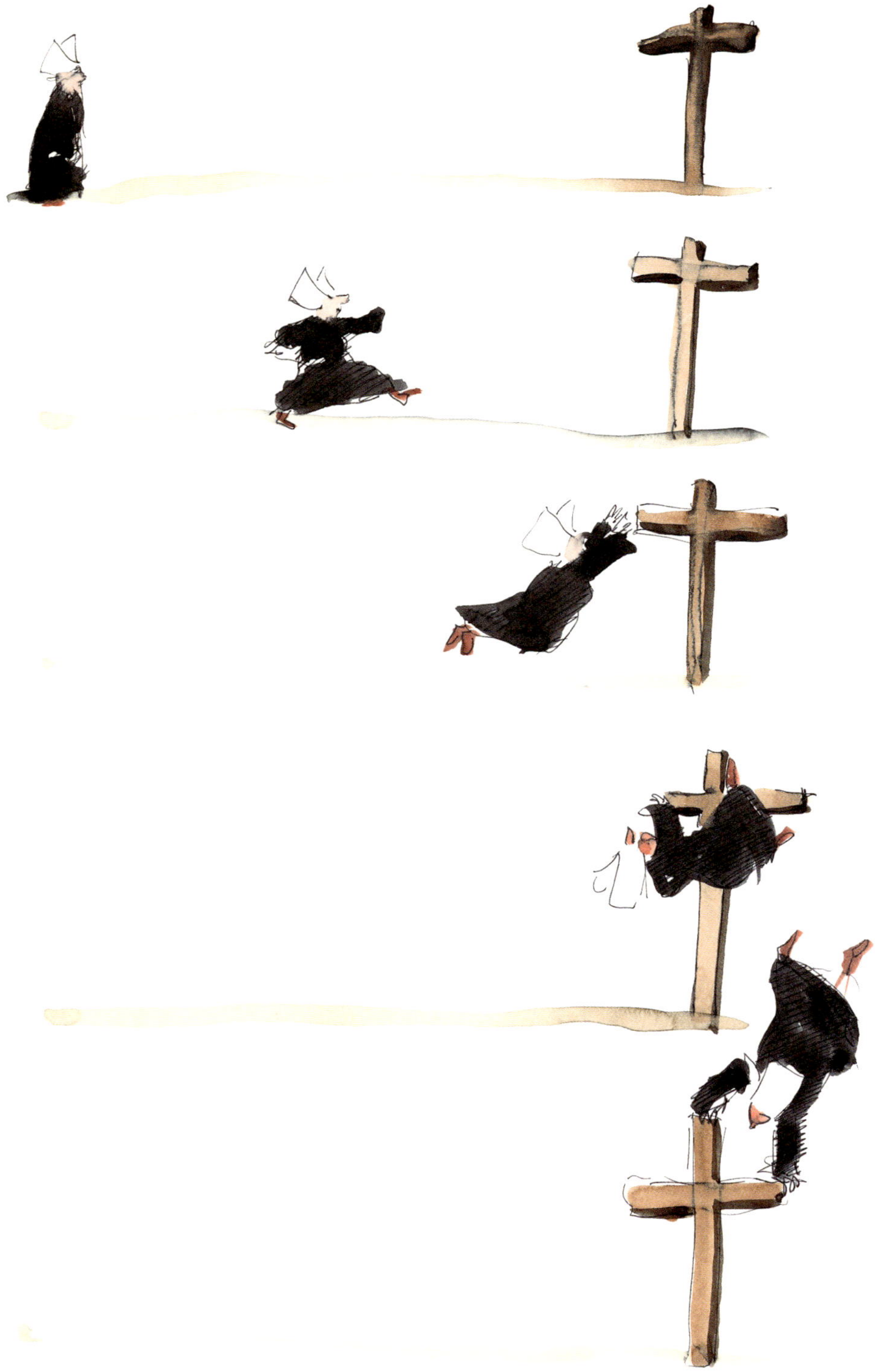

WERBE-RABEN

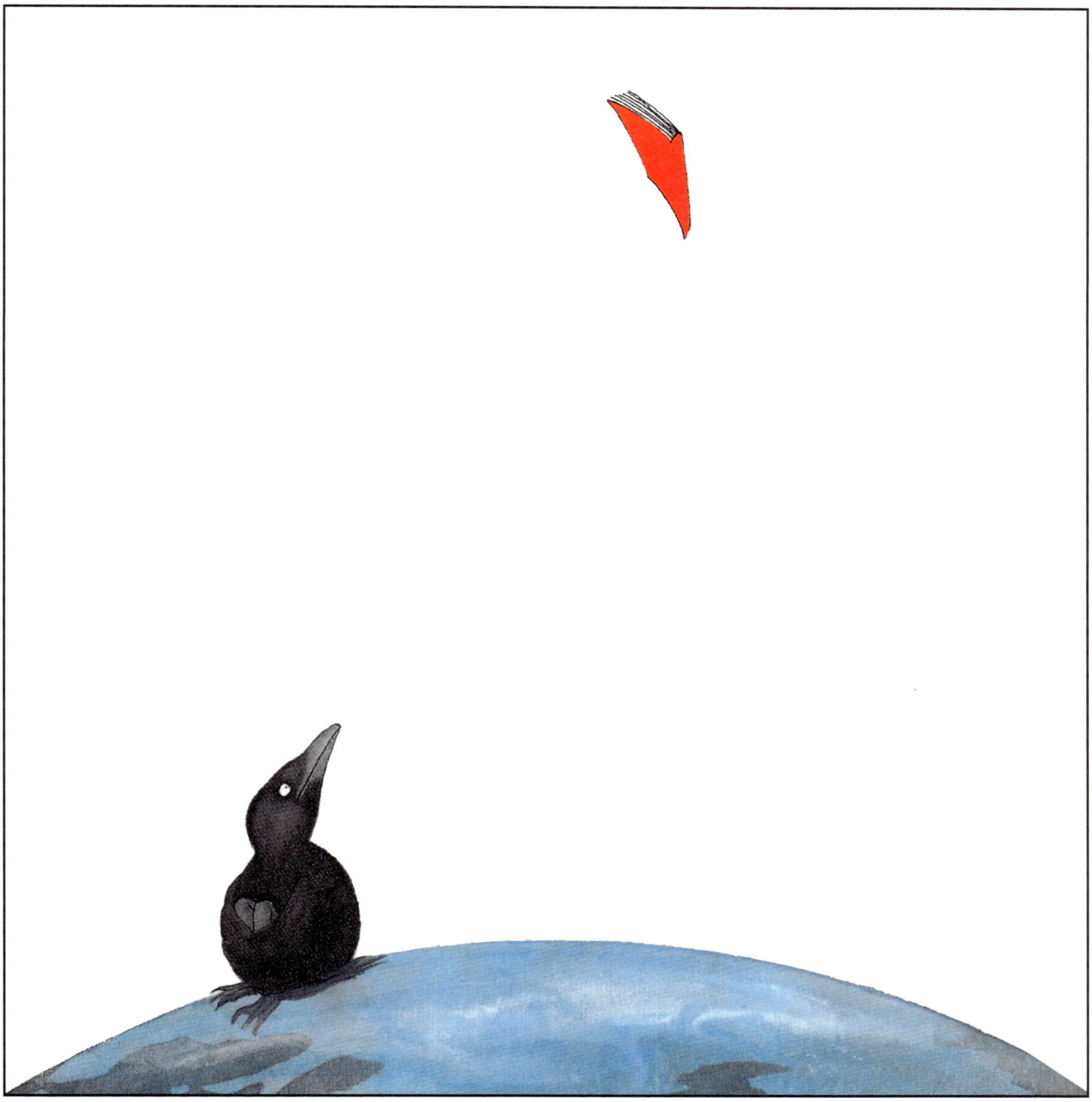

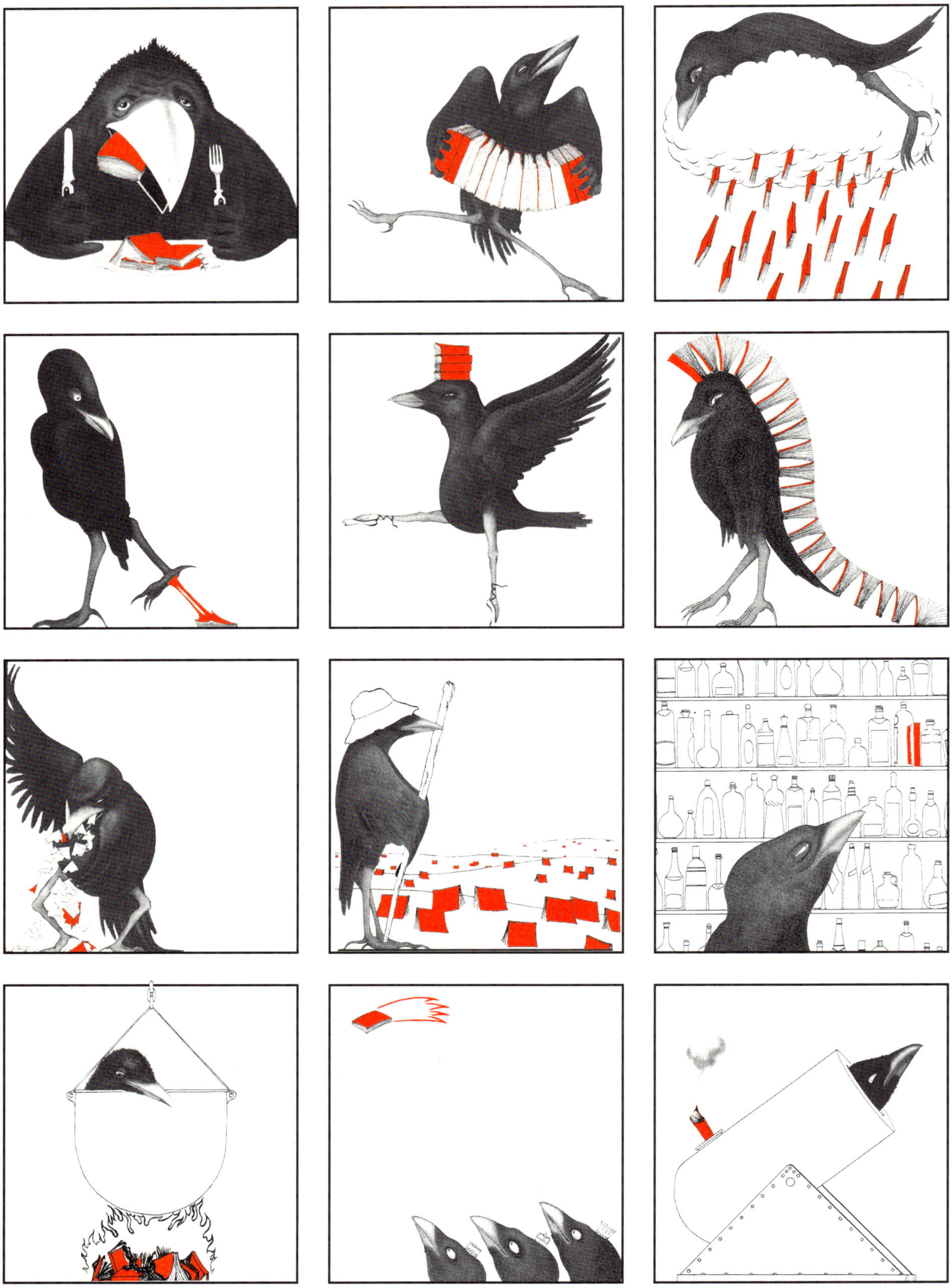

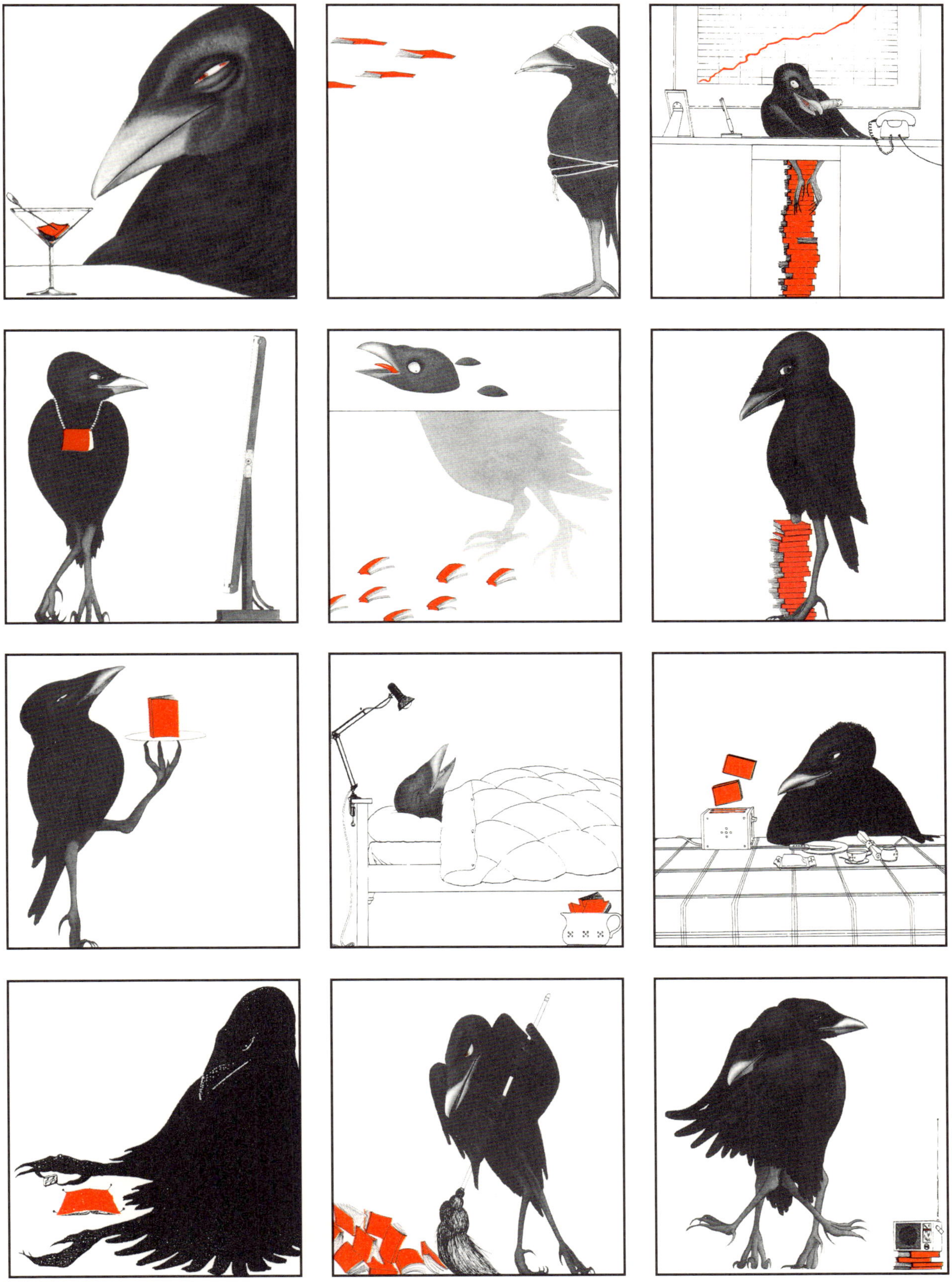

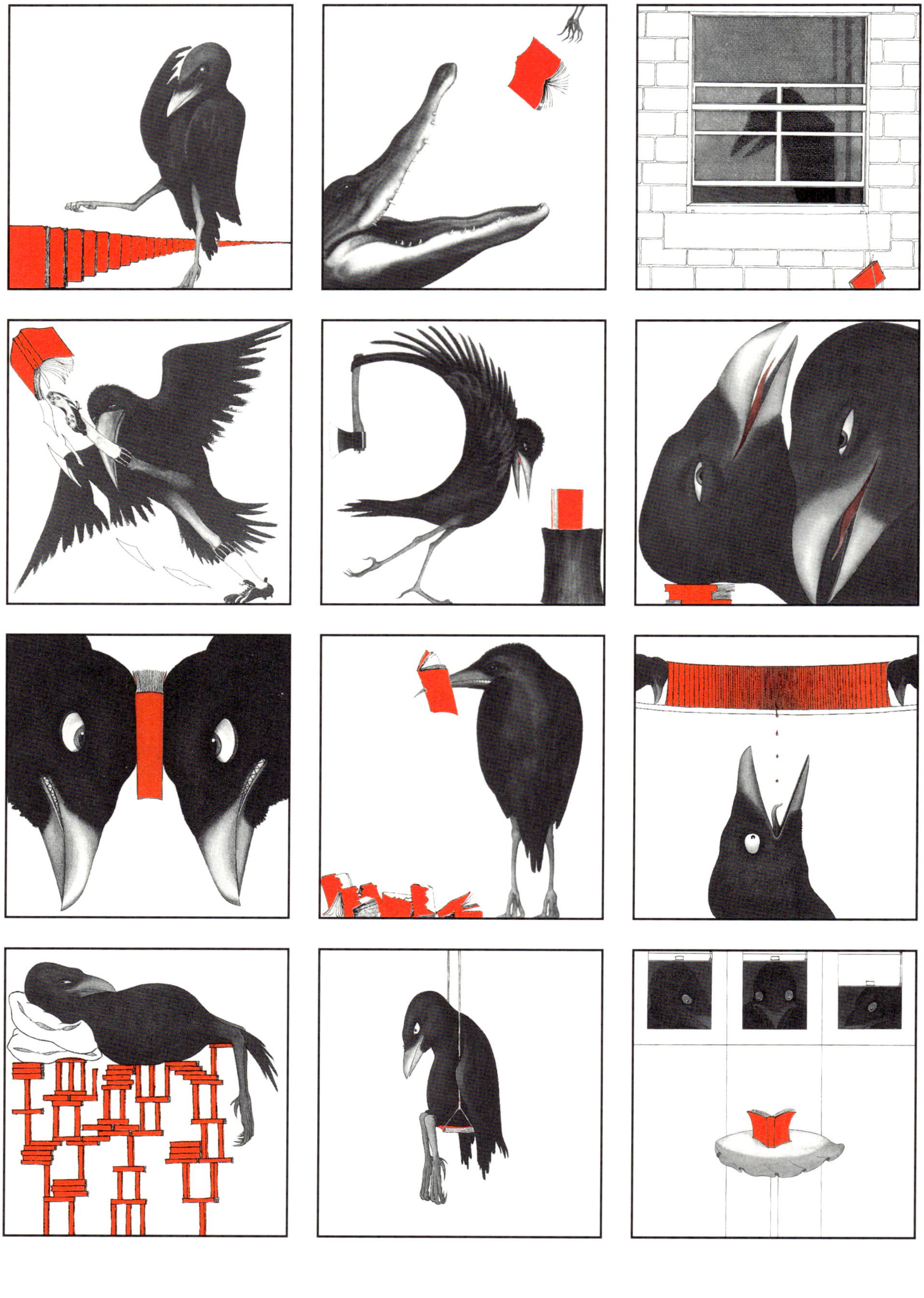

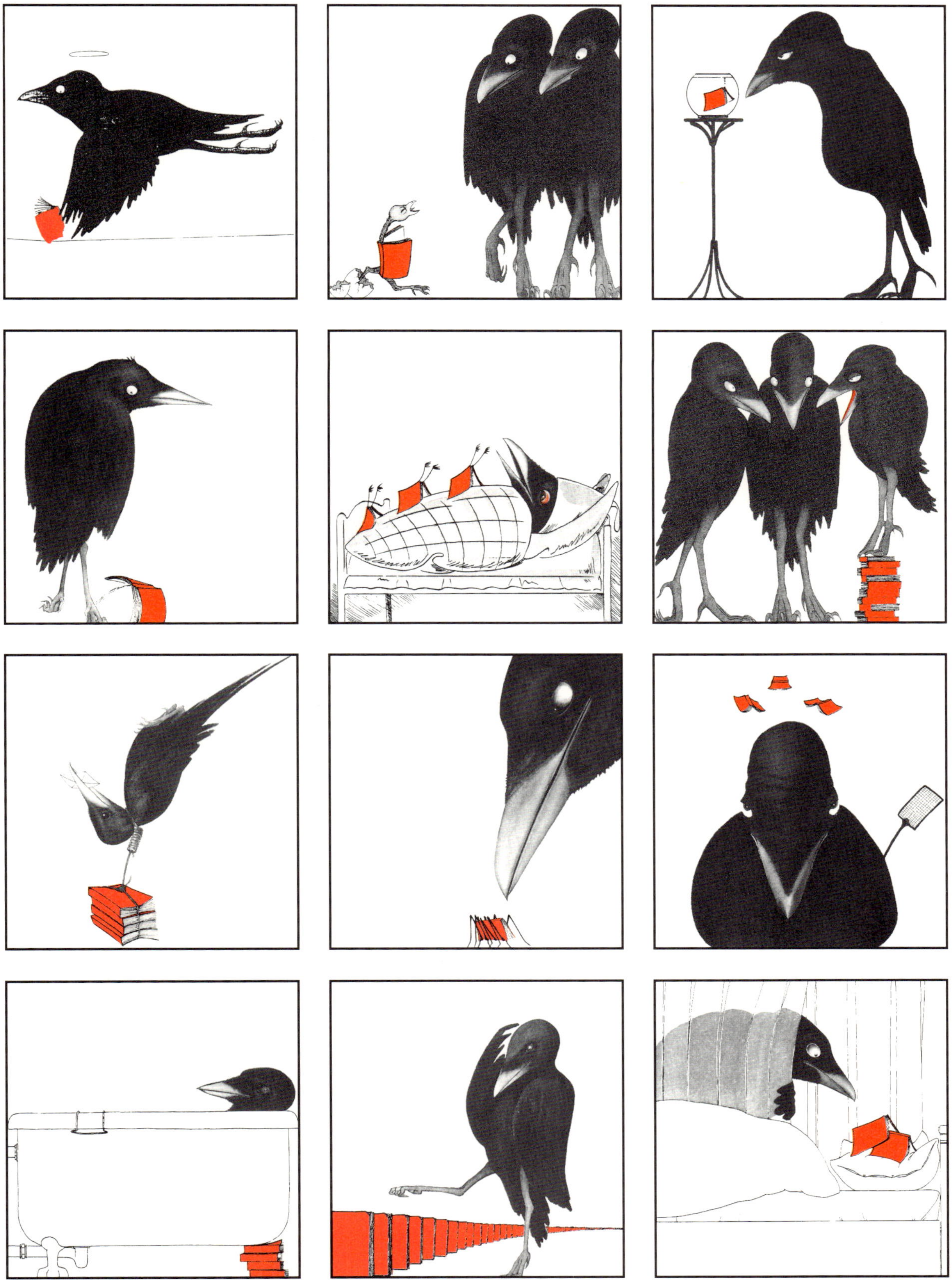

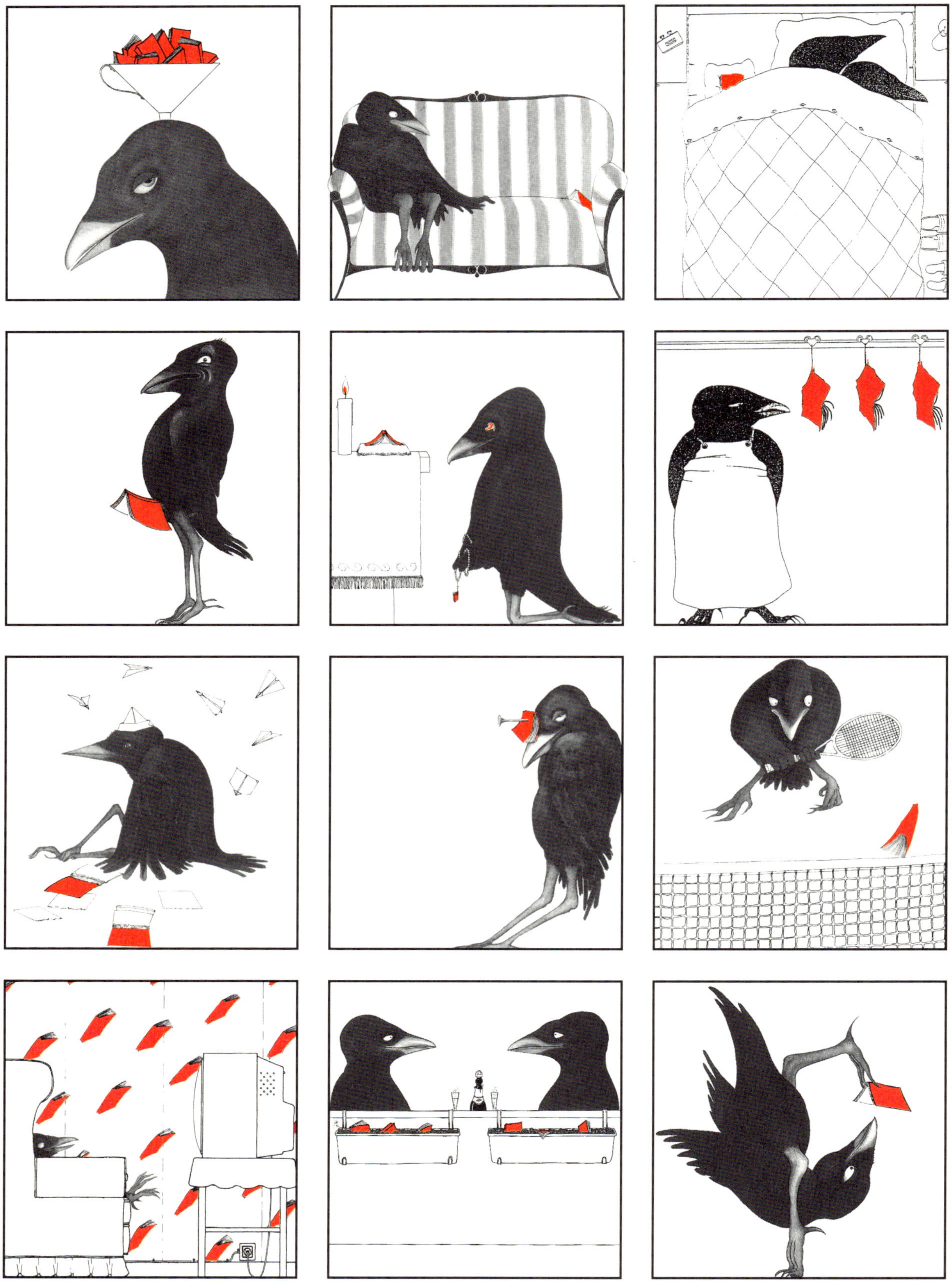

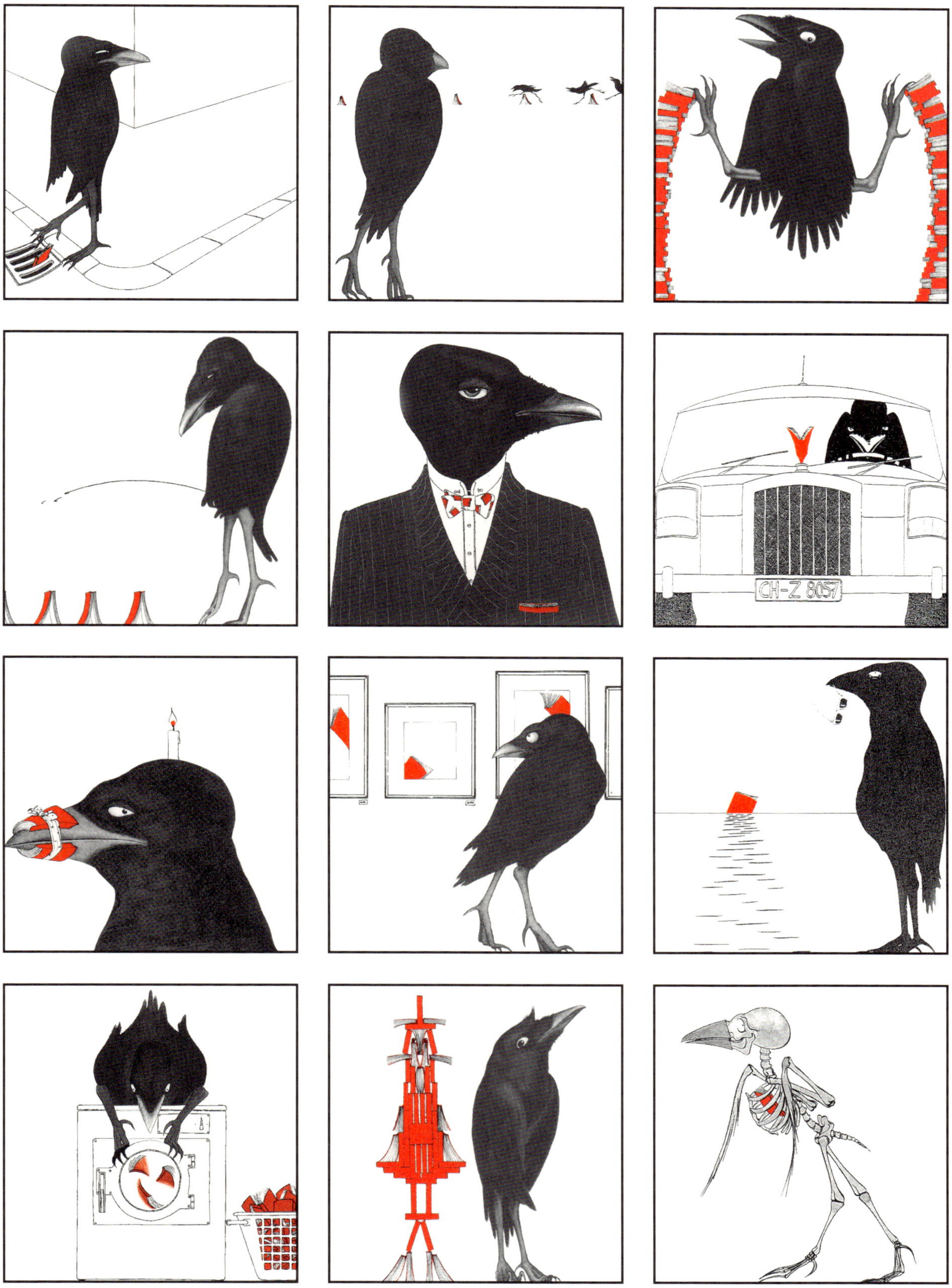
CH-Z 8057

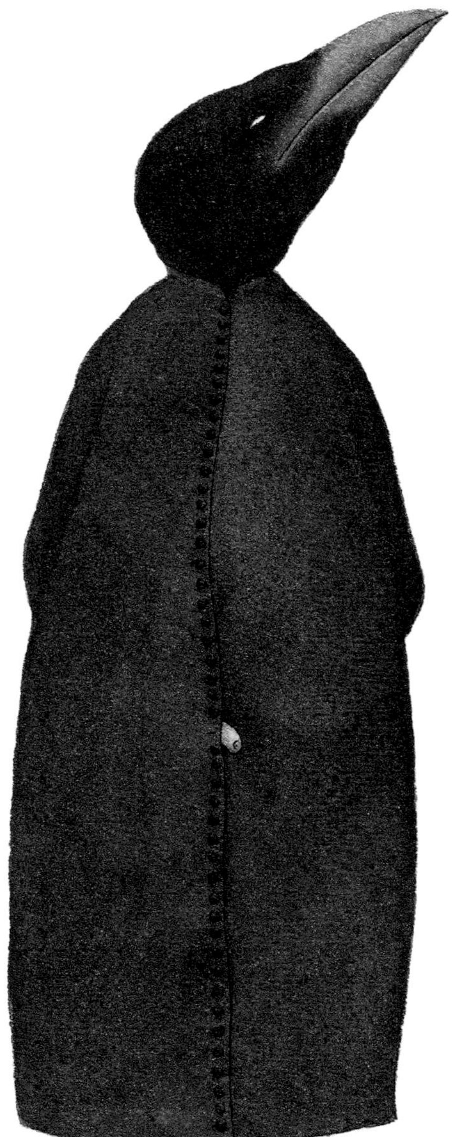

RABEN-PFARRER

VÖGEL

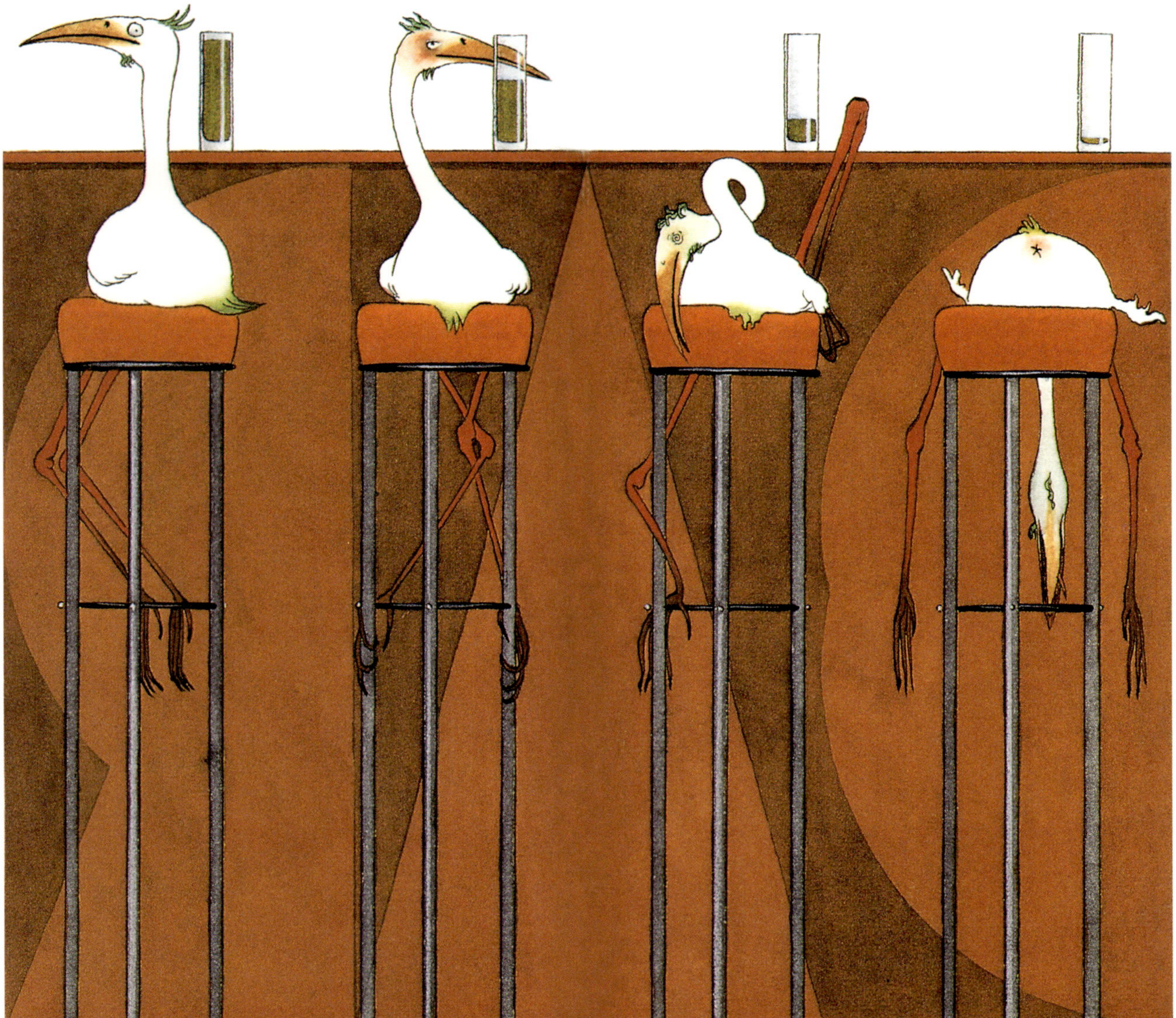

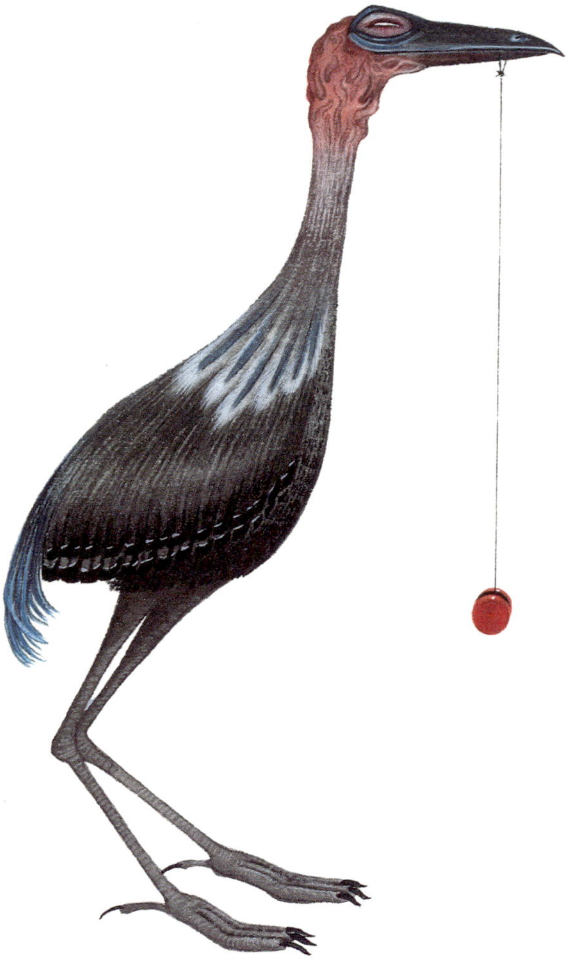

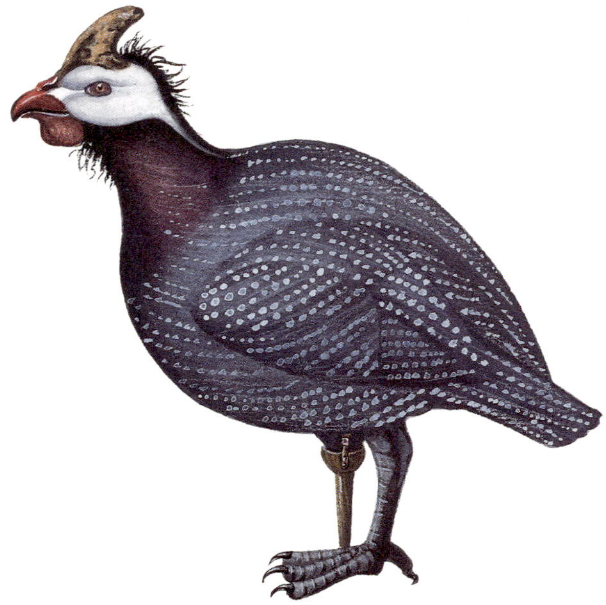

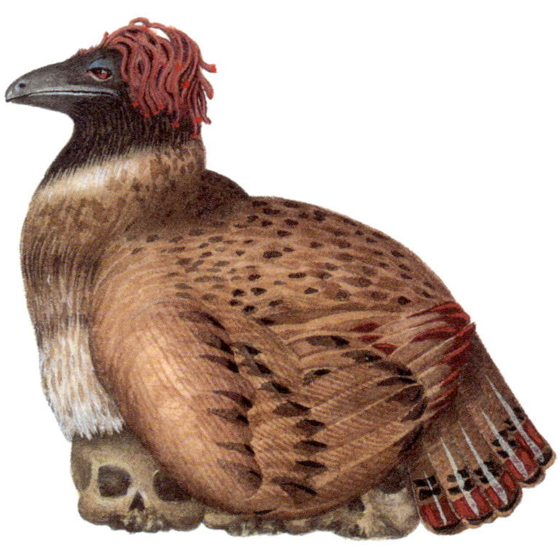

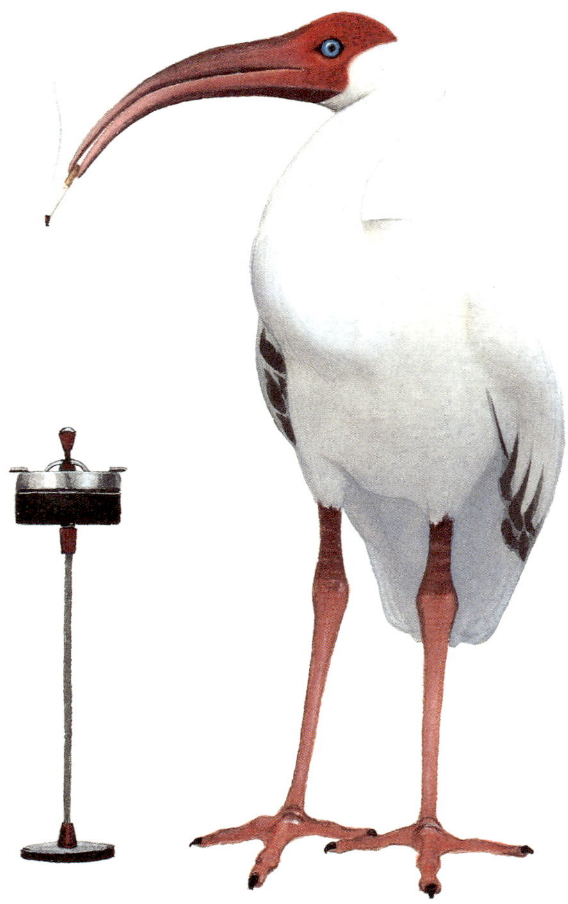

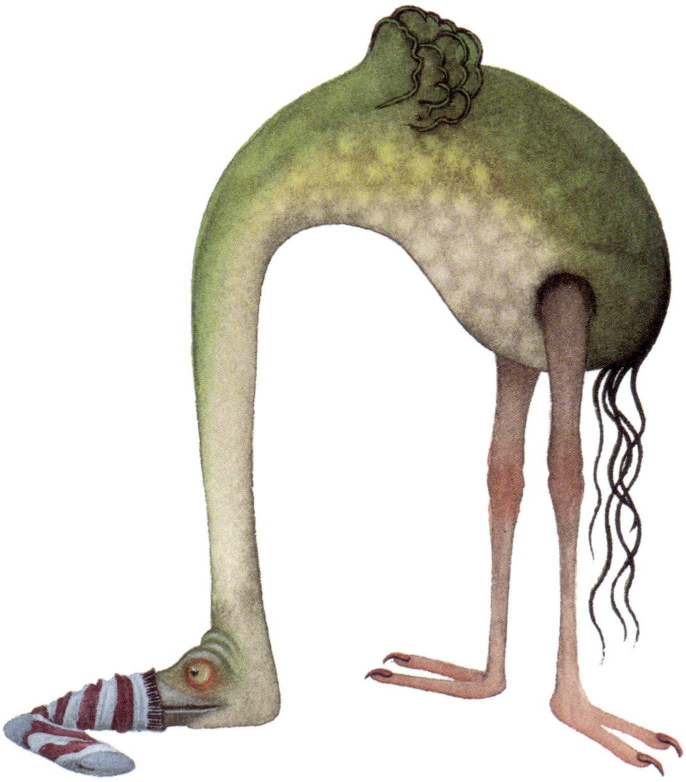
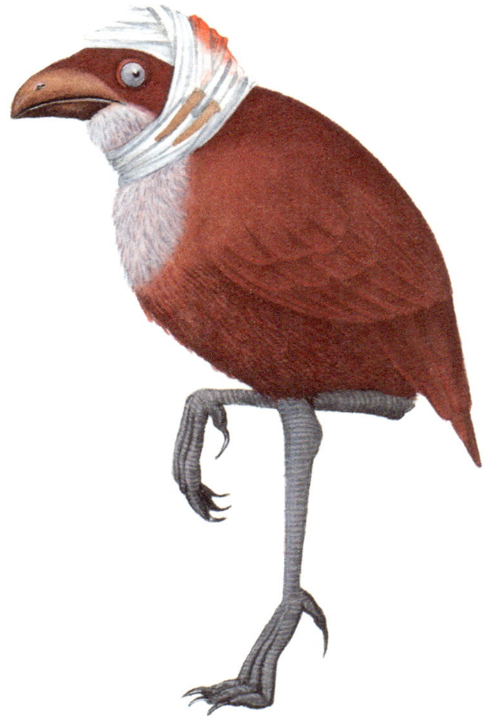
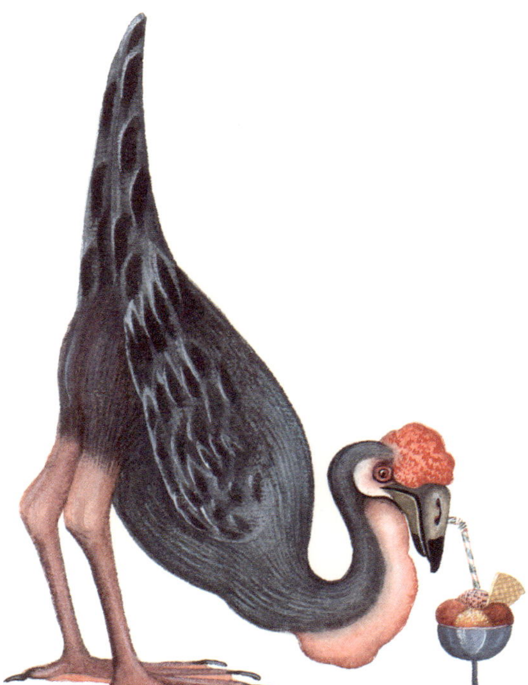
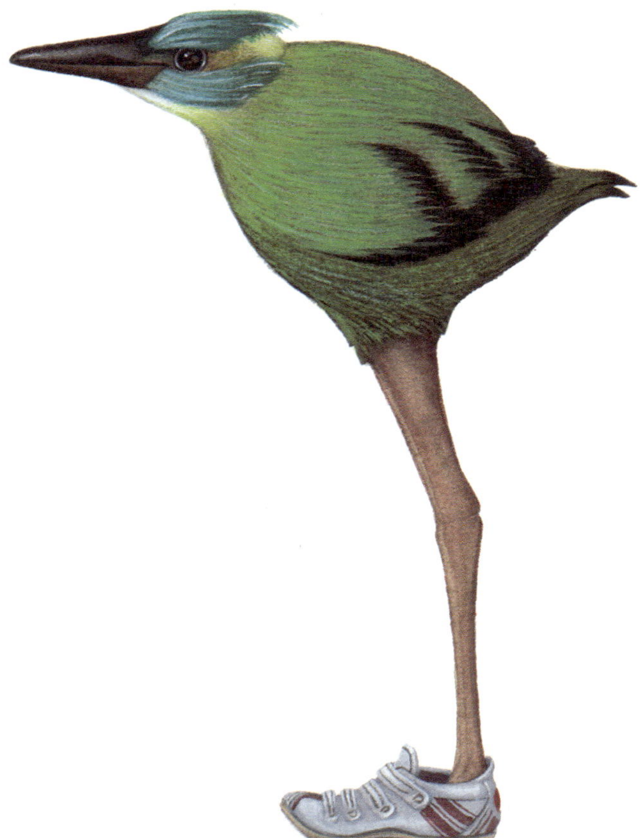

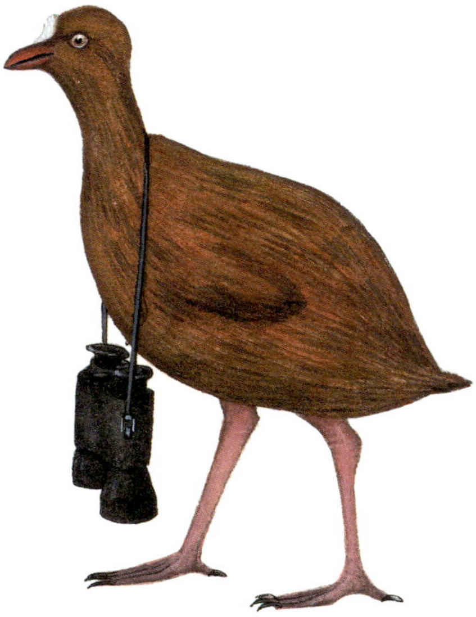

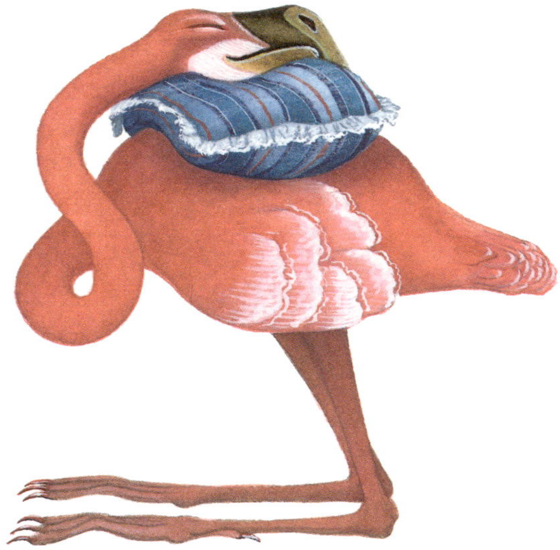

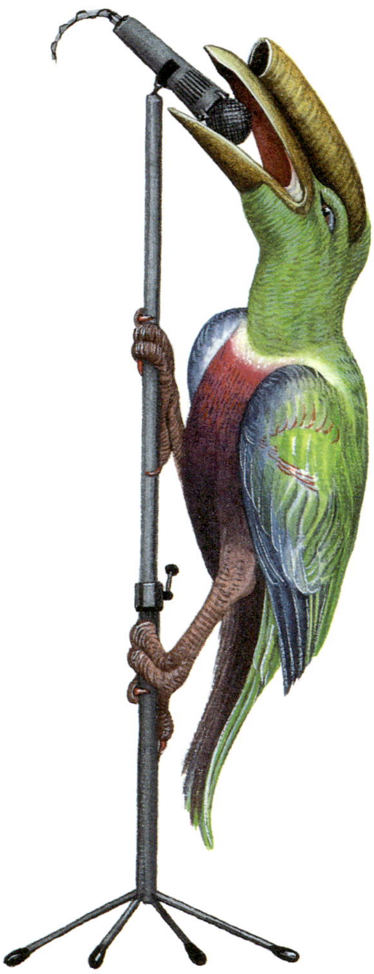

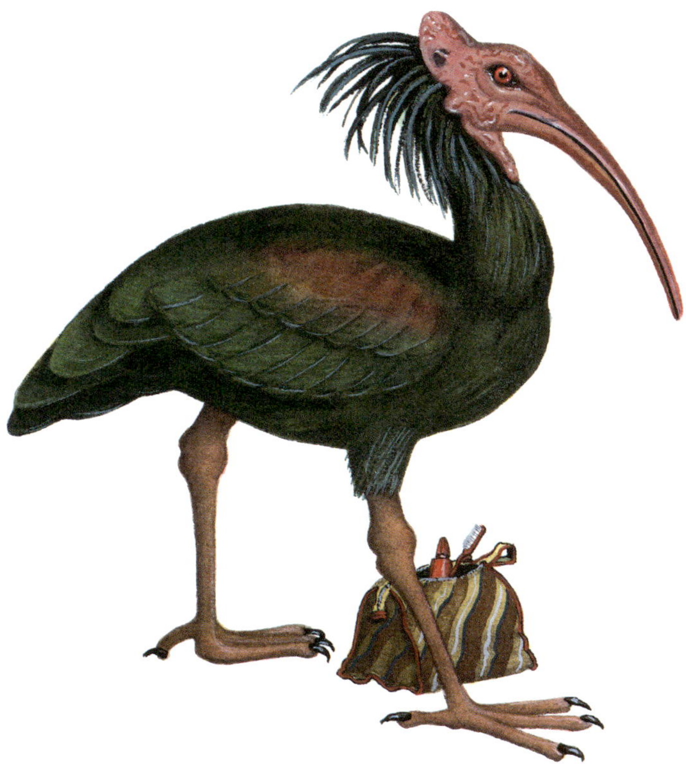

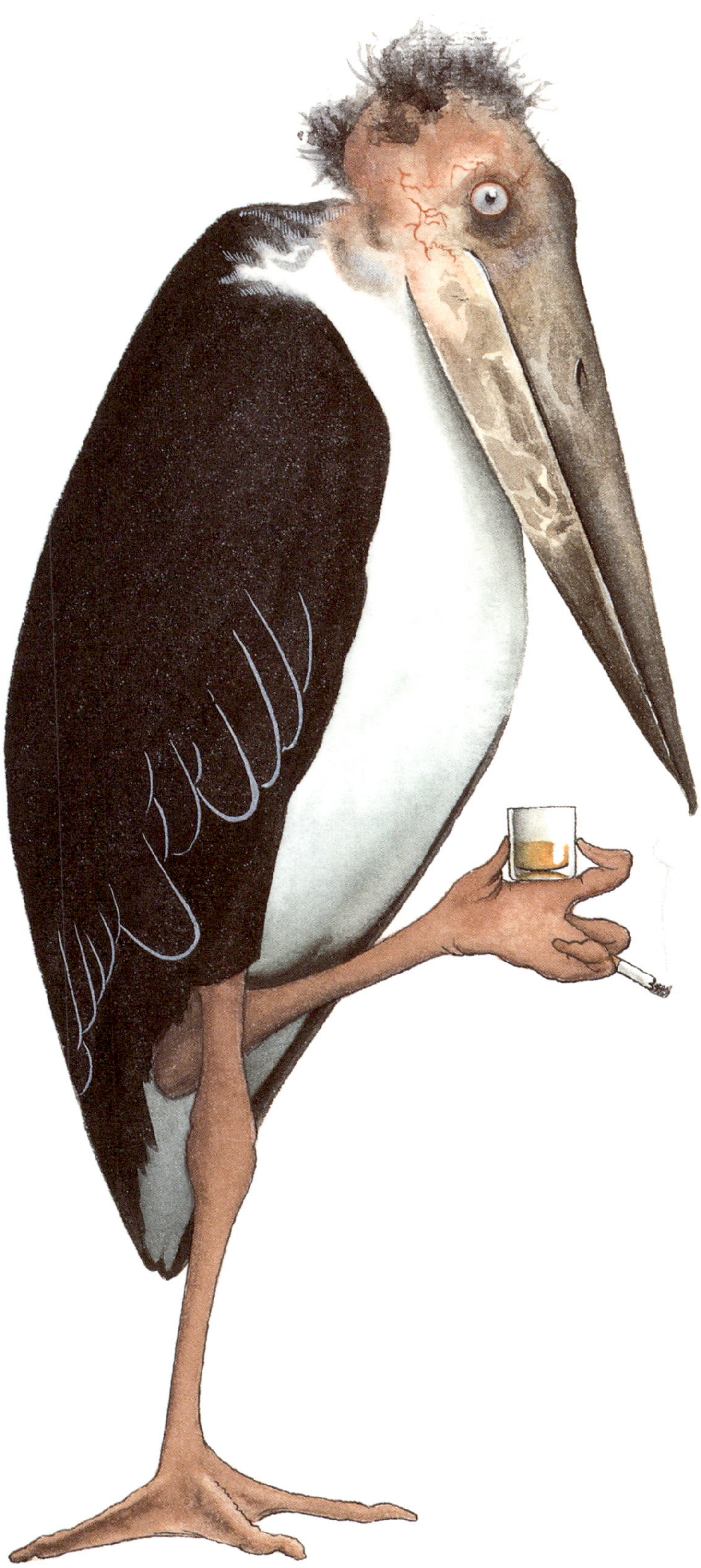

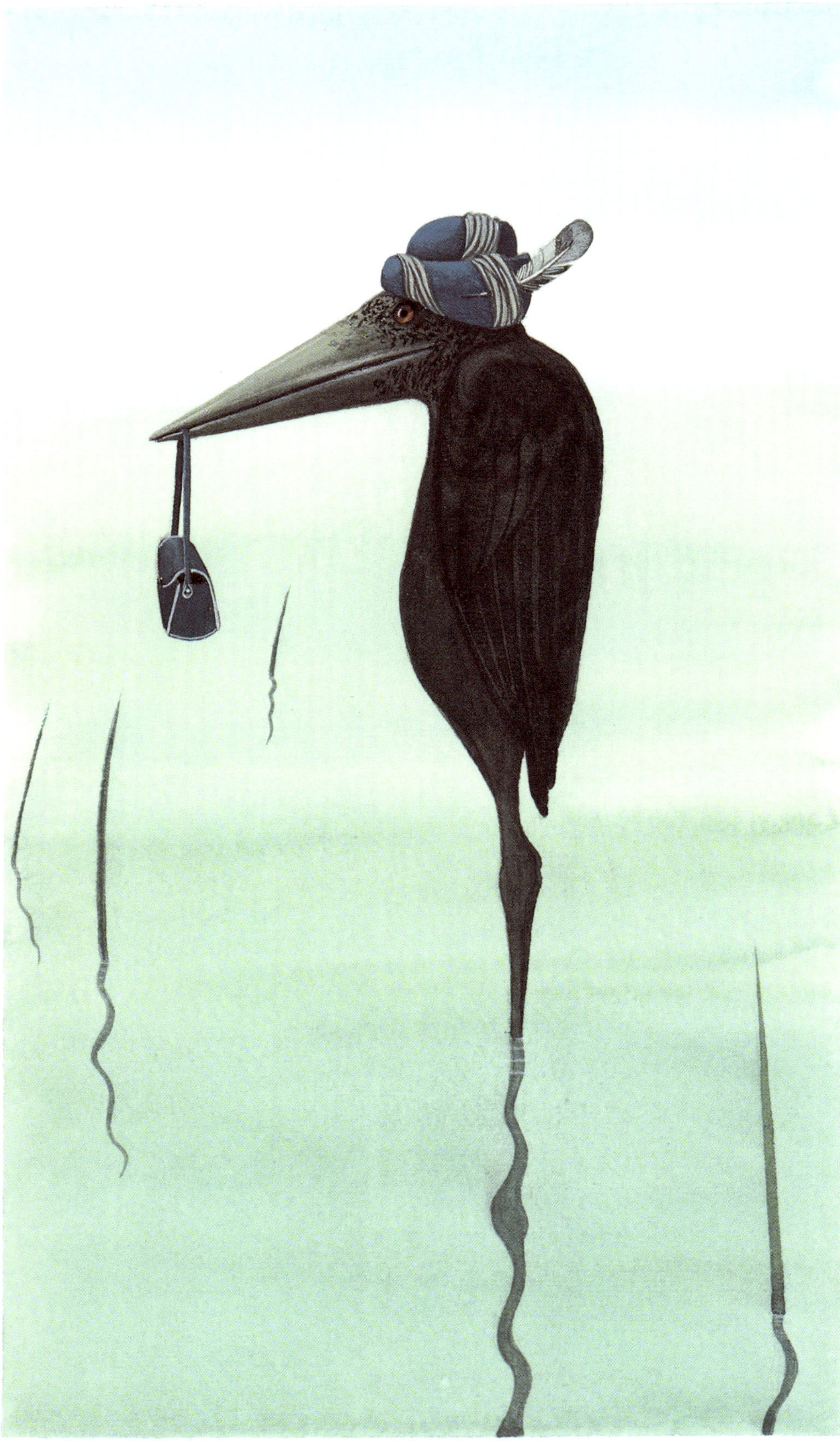

Die vom Aussterben bedrohte Zimtdommel überfällt und beraubt neuerdings ältere Frauen

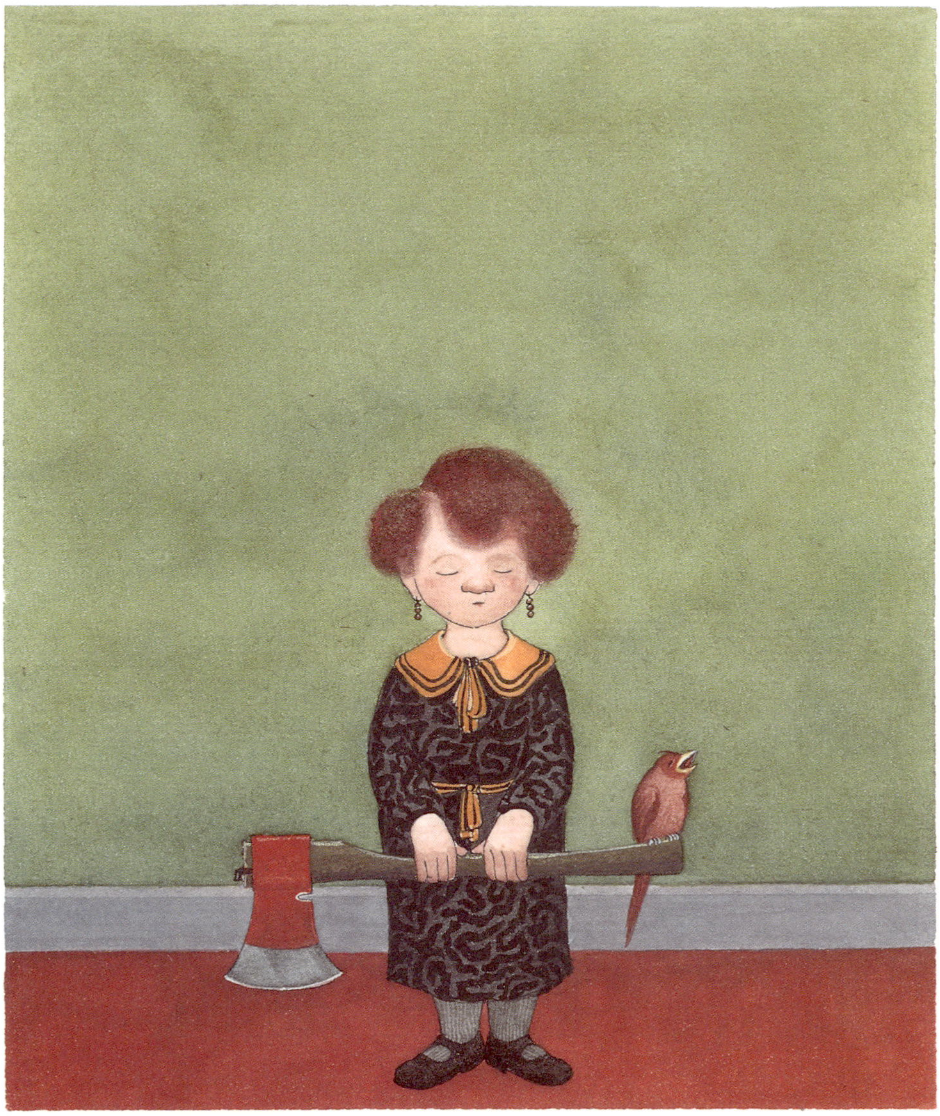

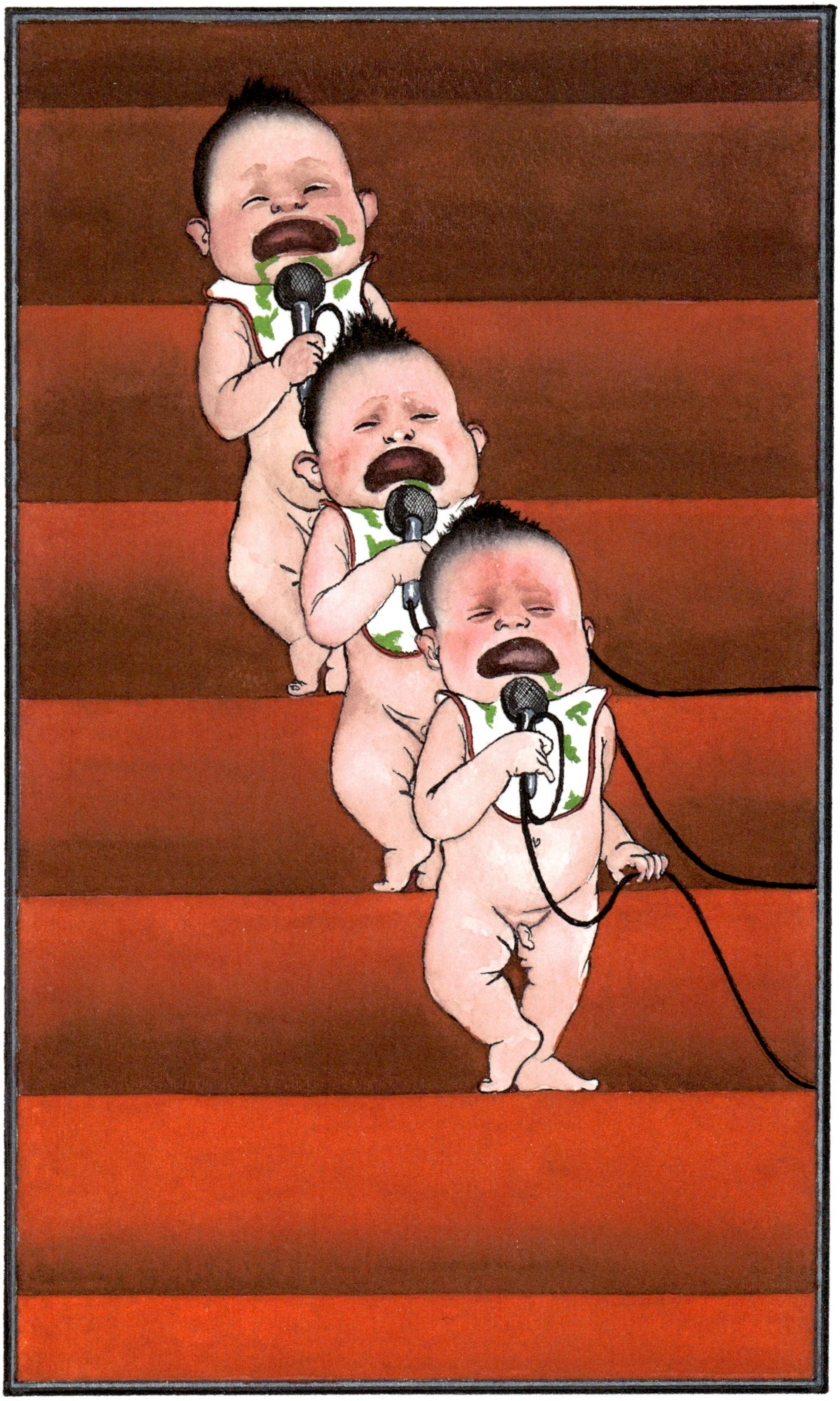

SCHWEINE

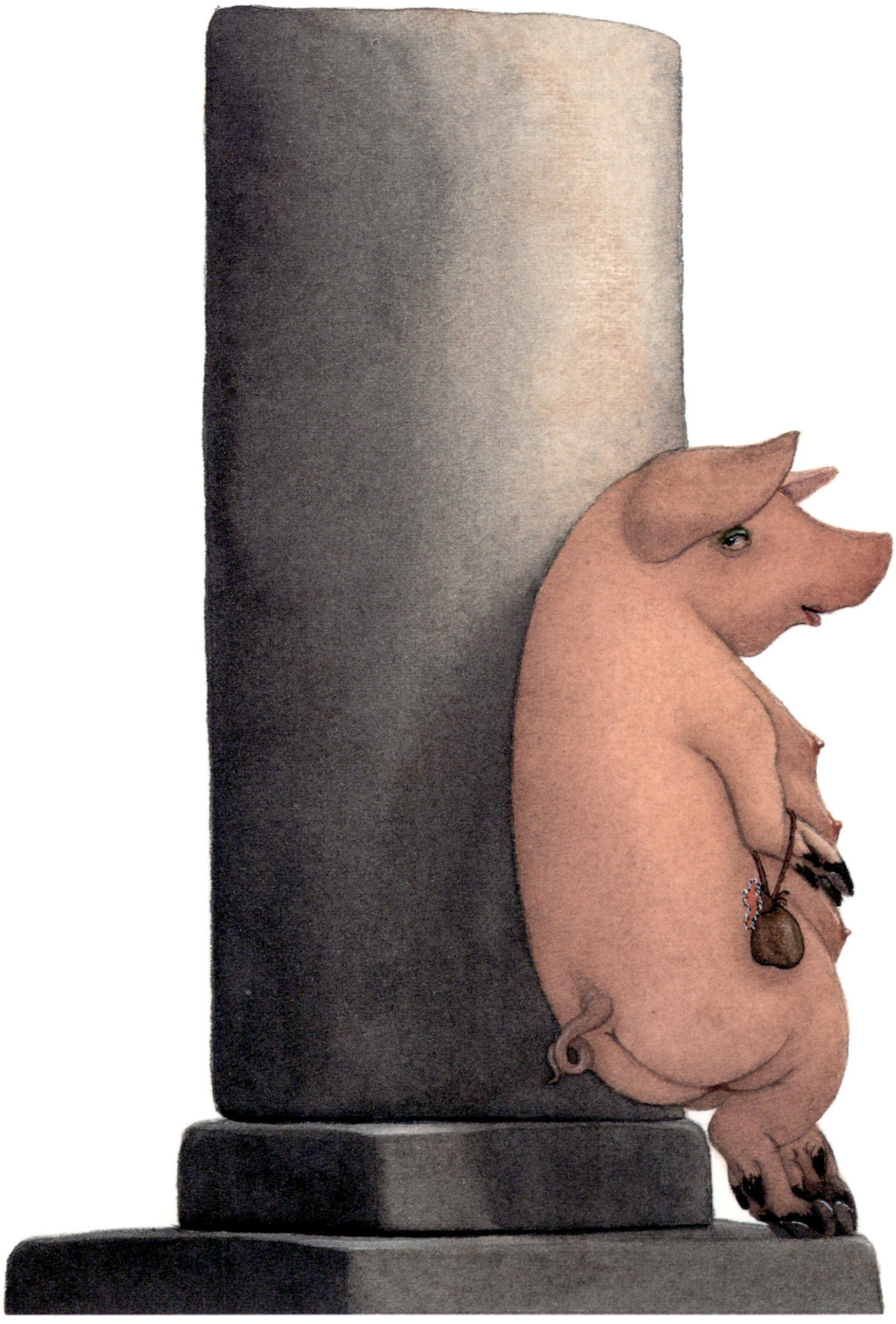

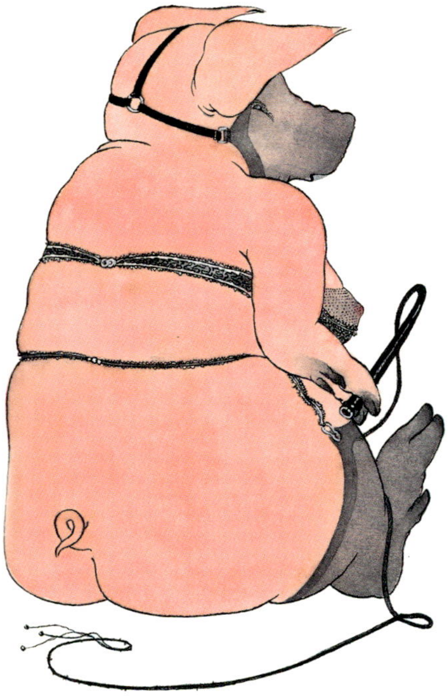

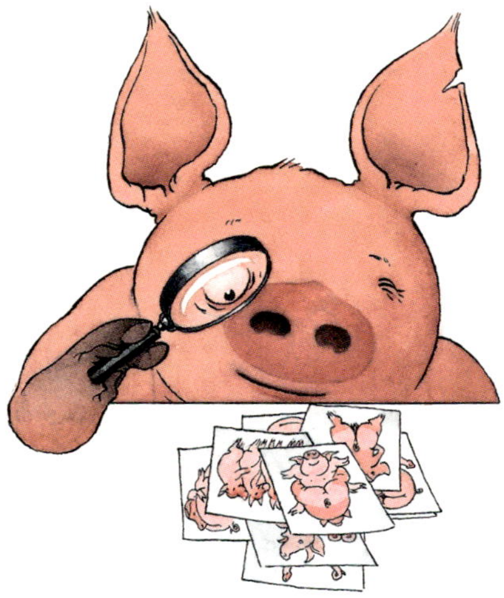

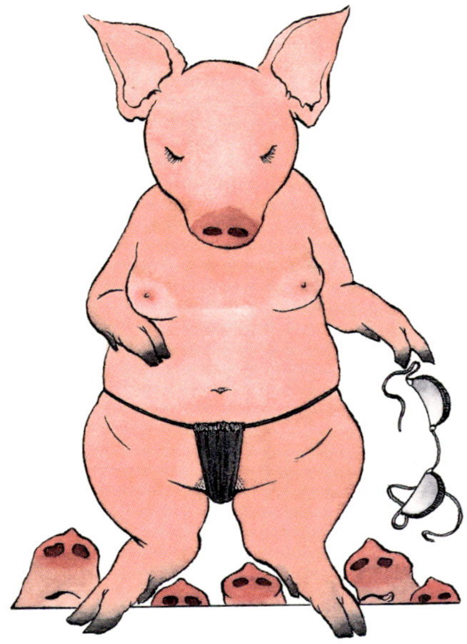

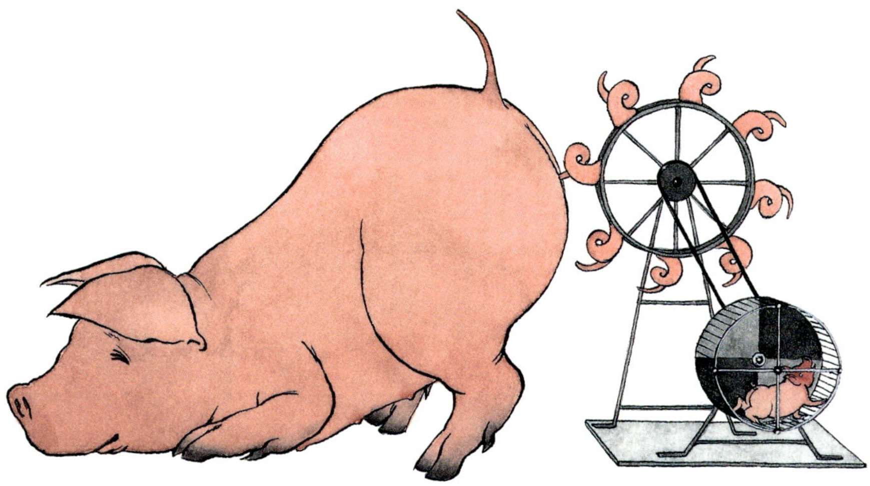

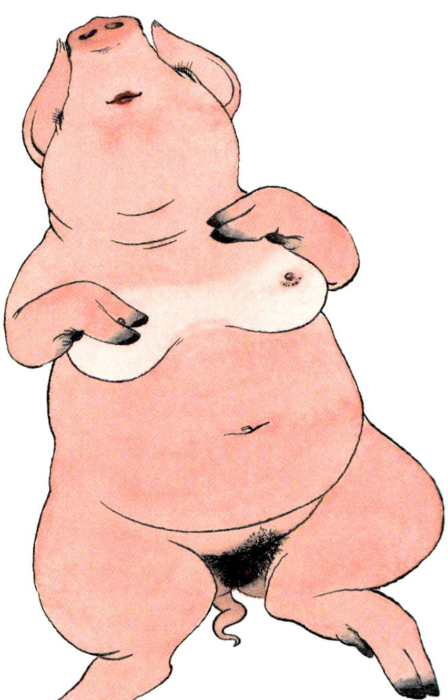

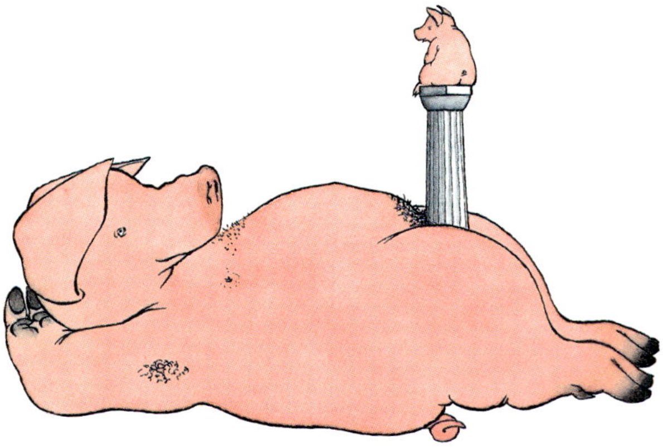

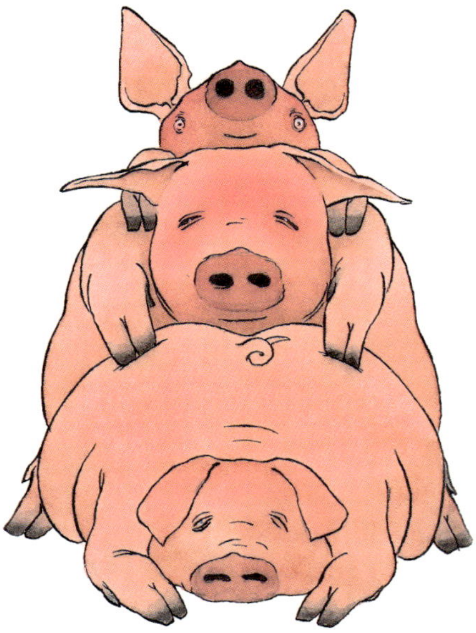

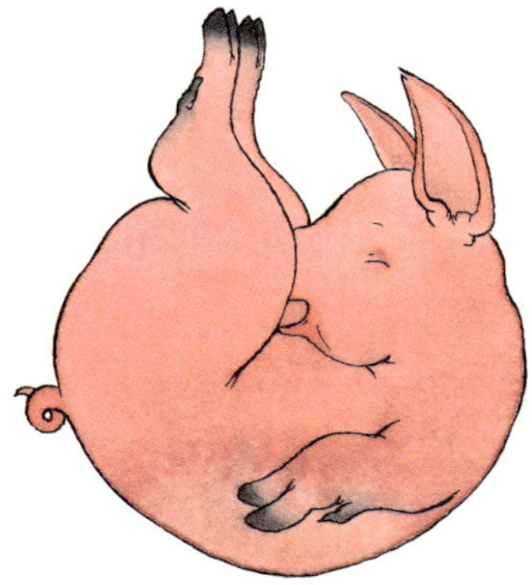

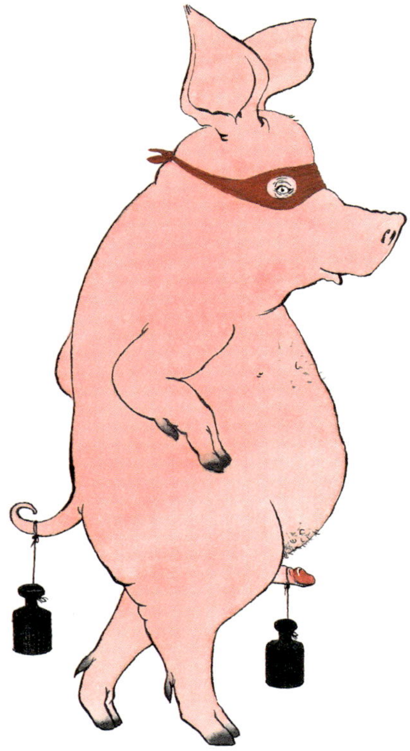

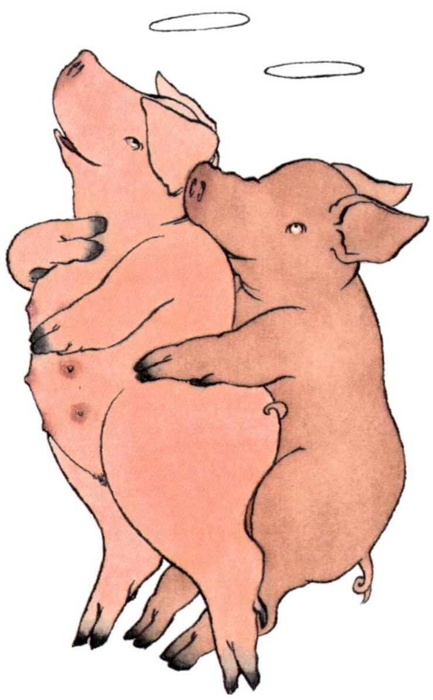

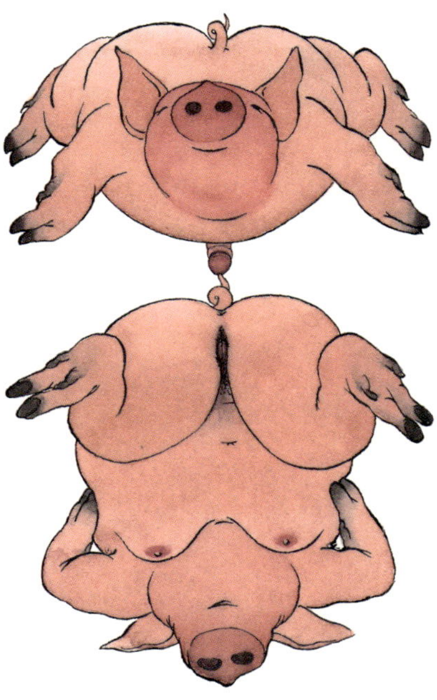

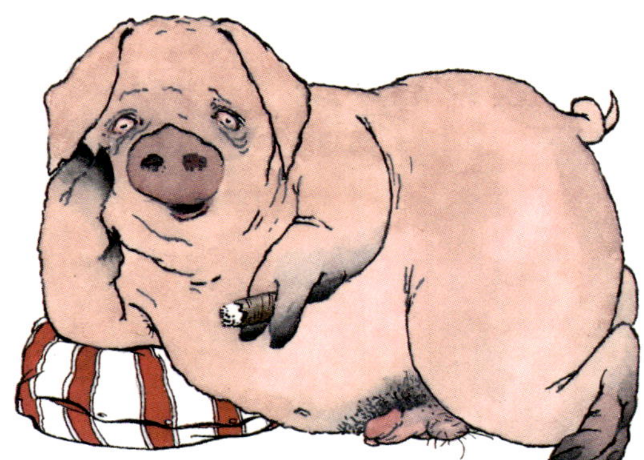

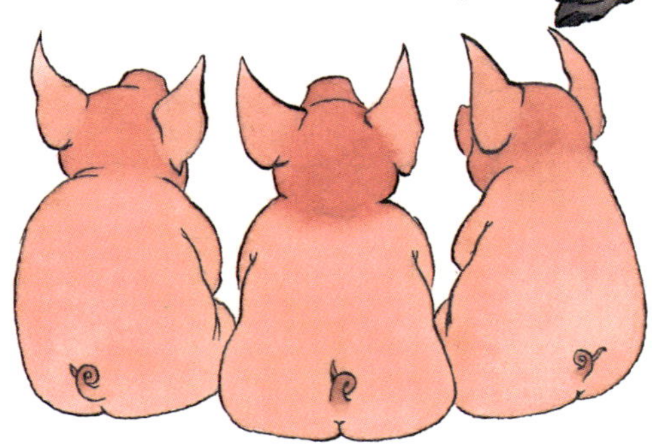

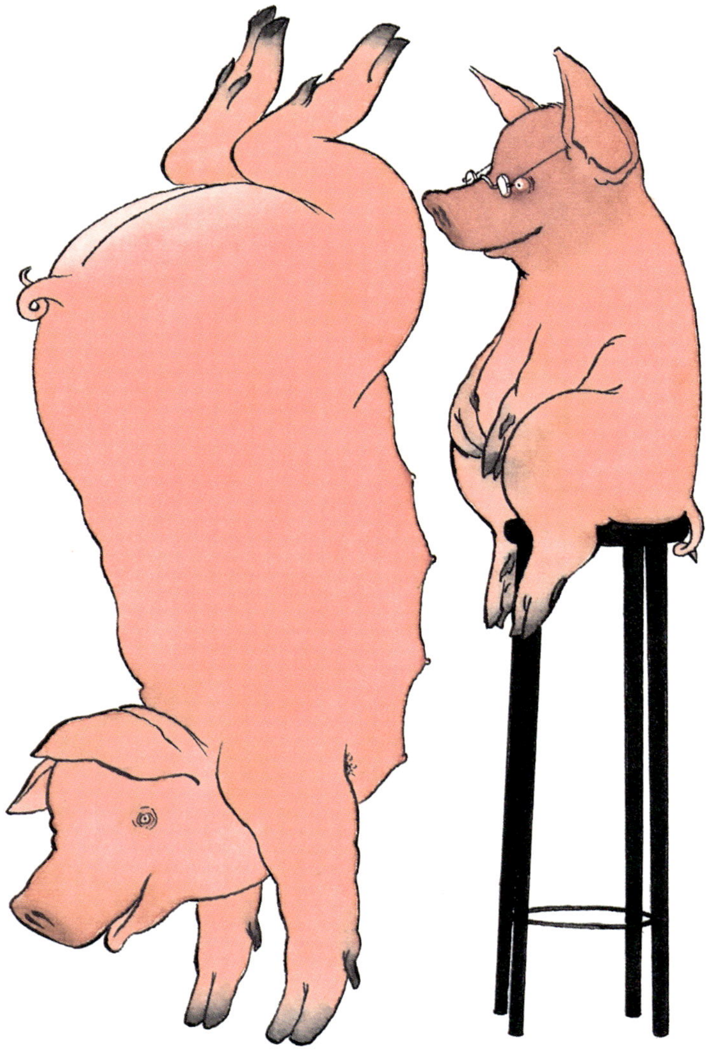

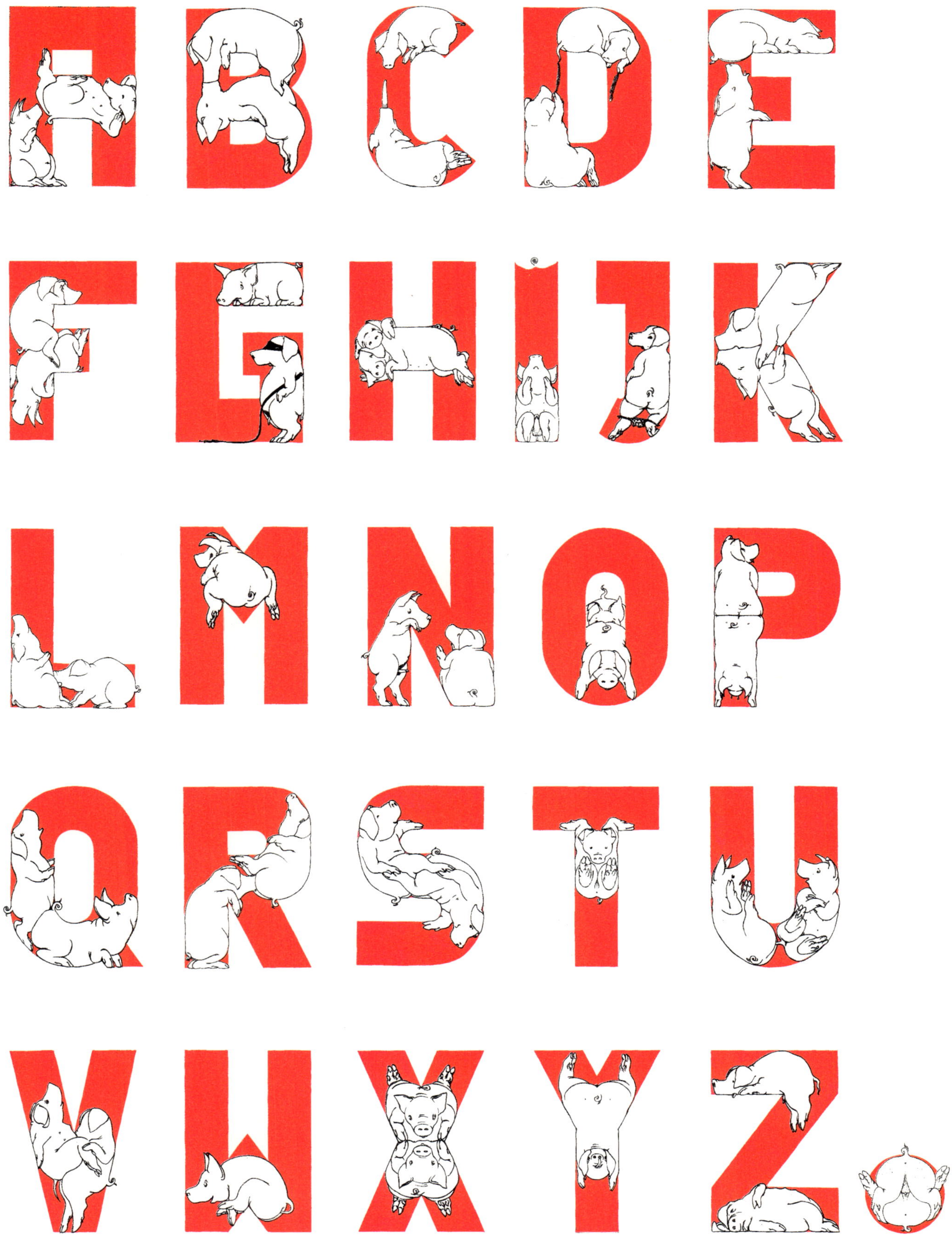

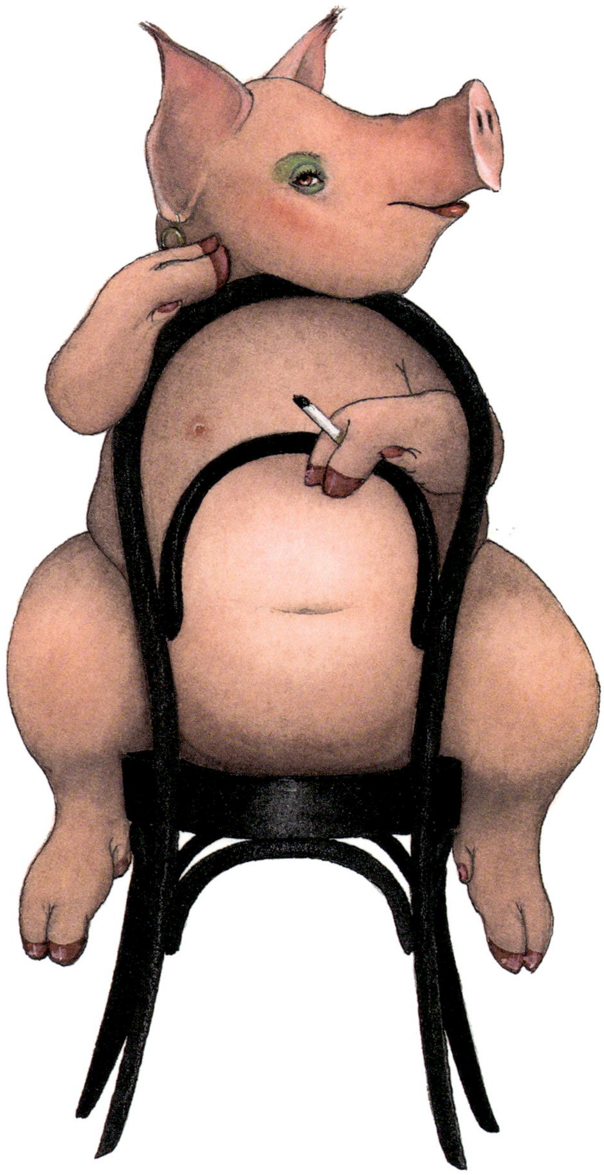

KINDERVORSTELLUNG

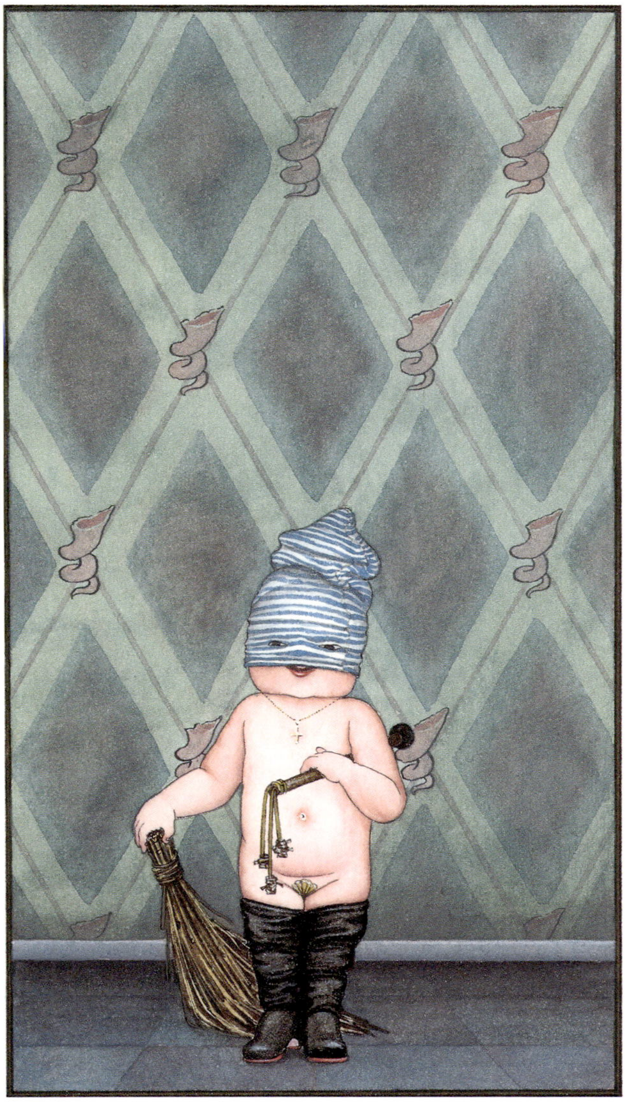

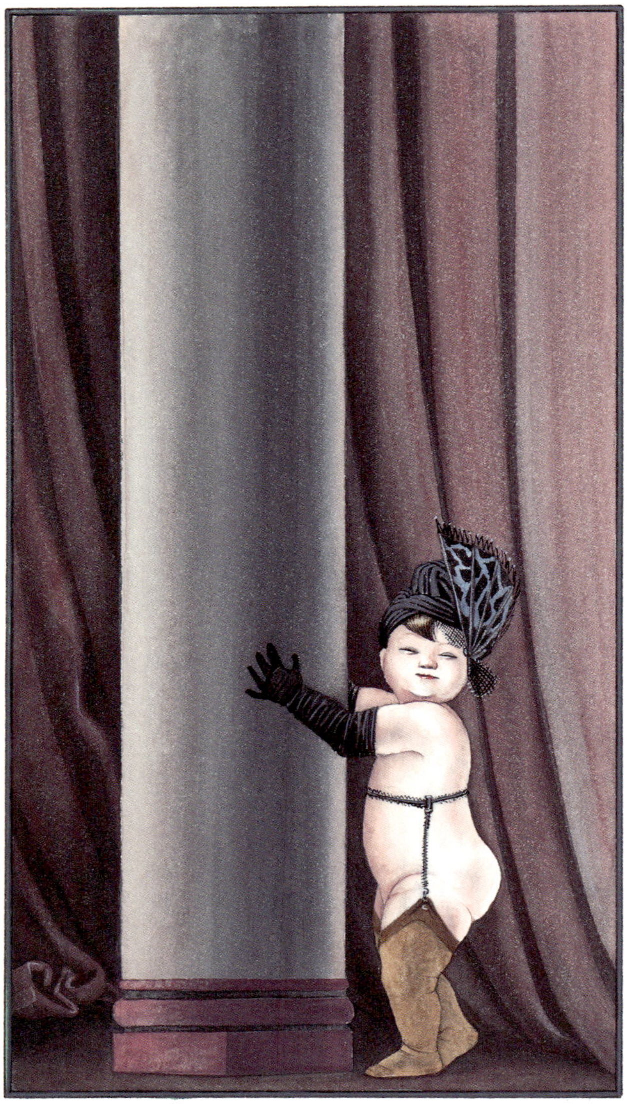

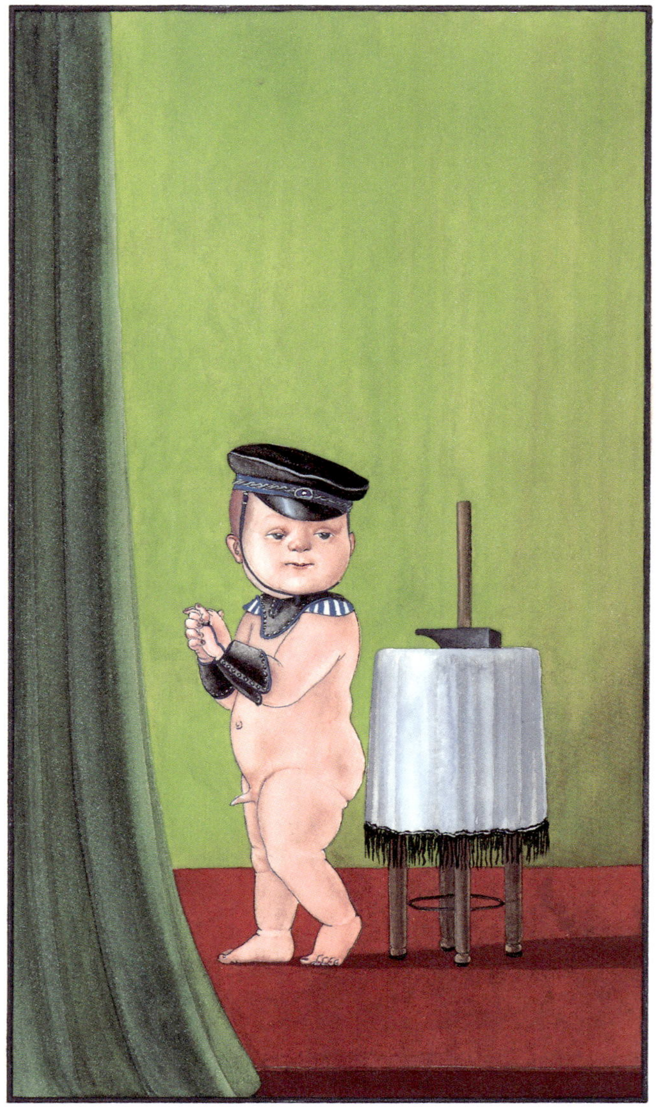

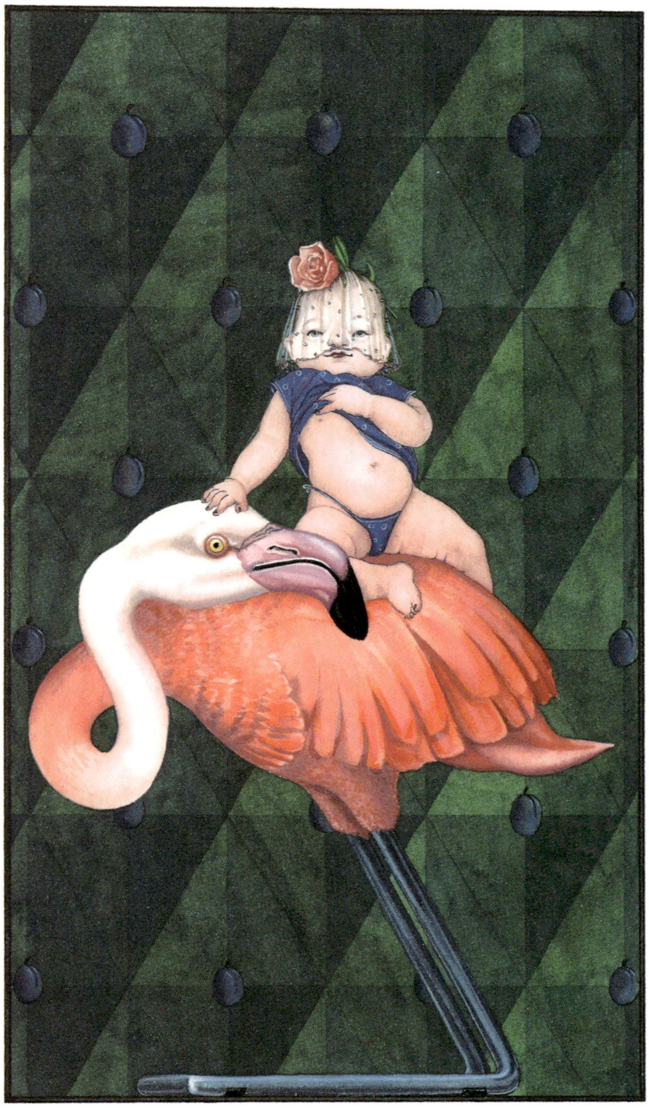

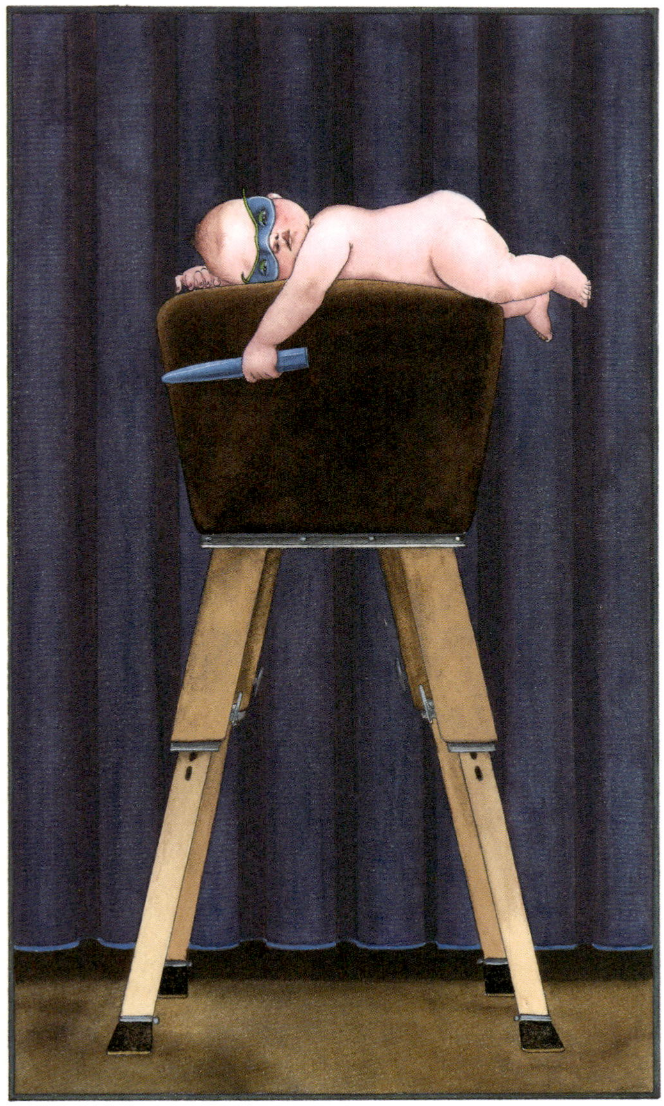

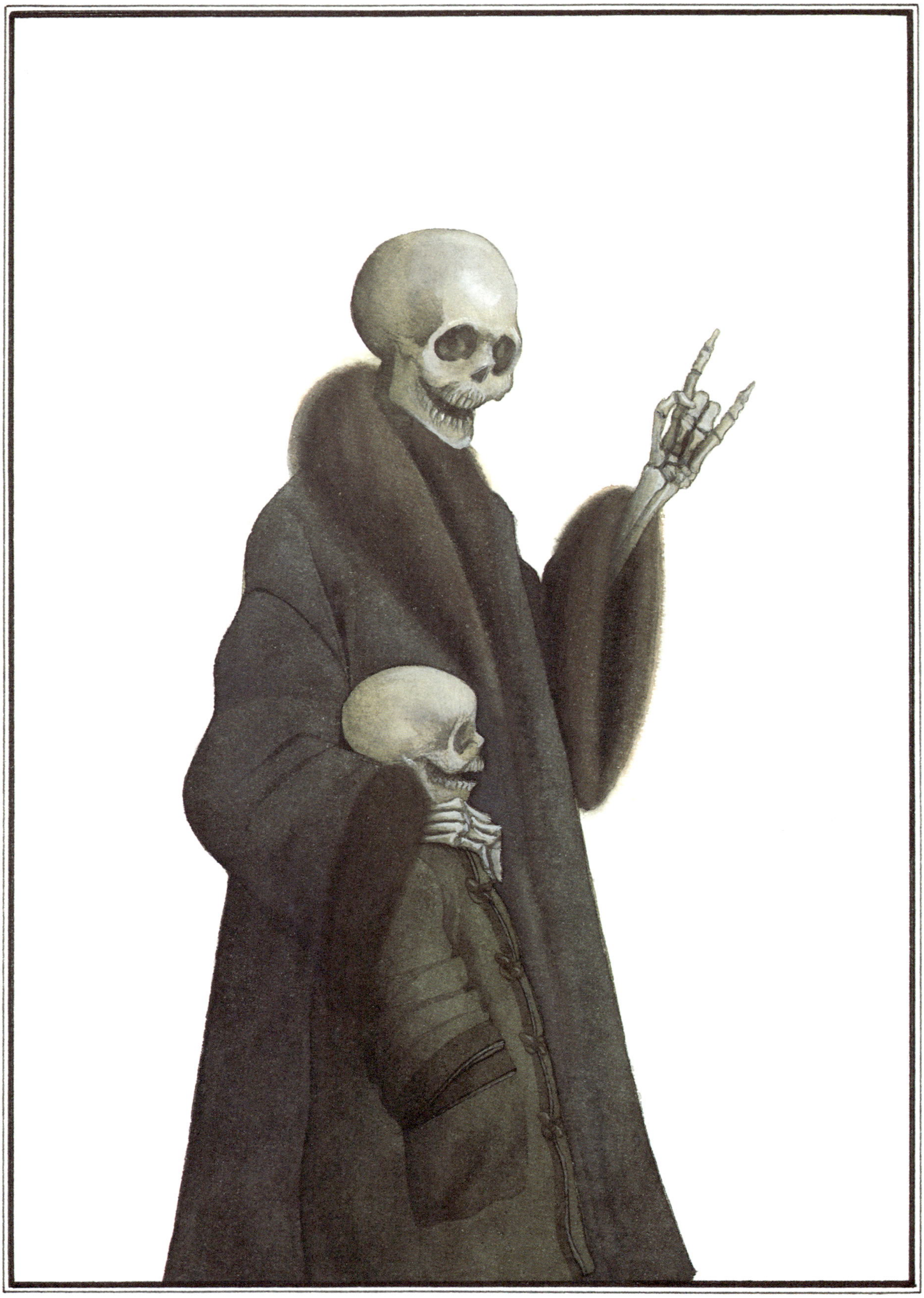

Der Tod erklärt seinem Sohn, daß es auch noch den Teufel gibt.

MORD UND TOTSCHLAG

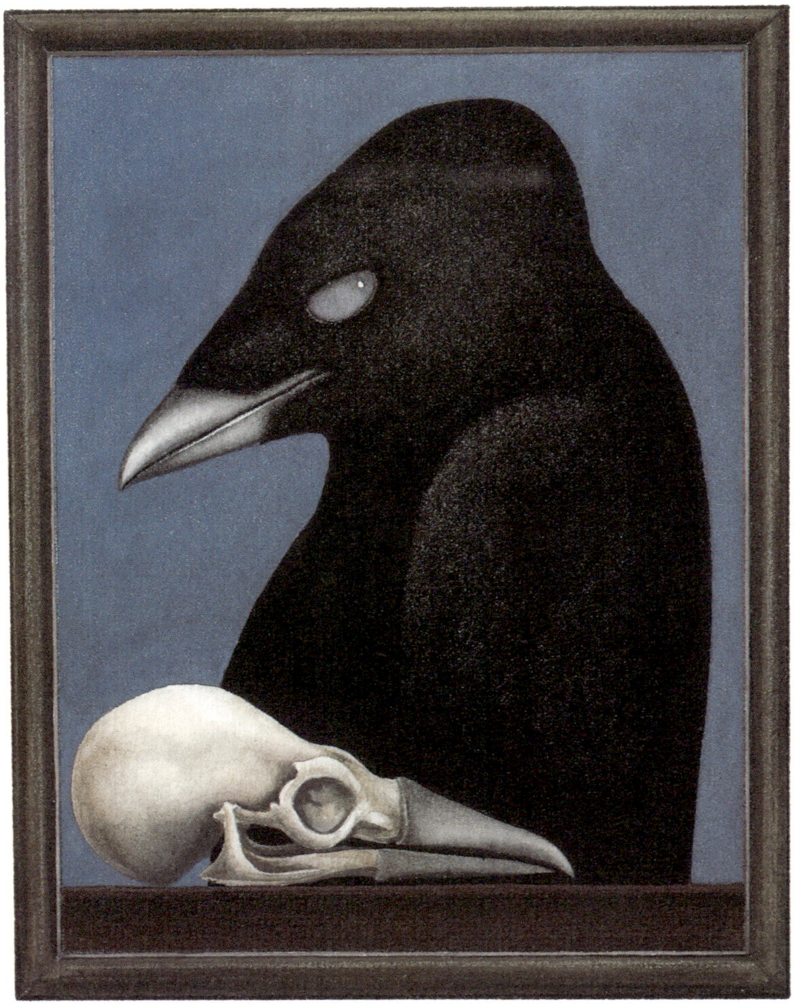

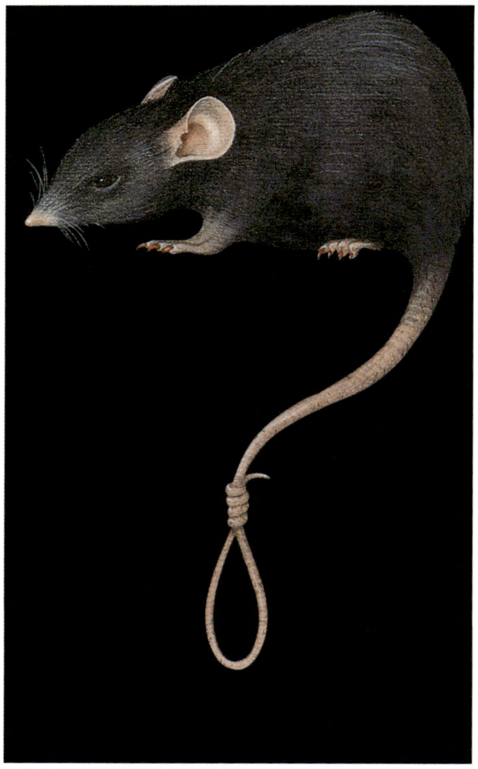

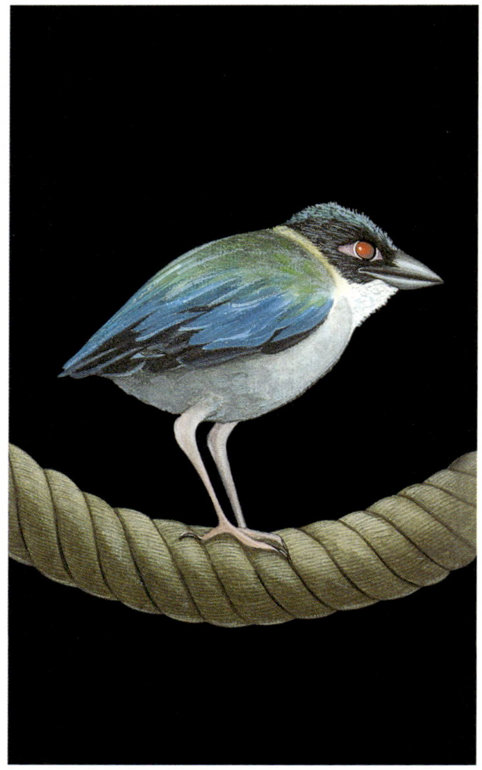

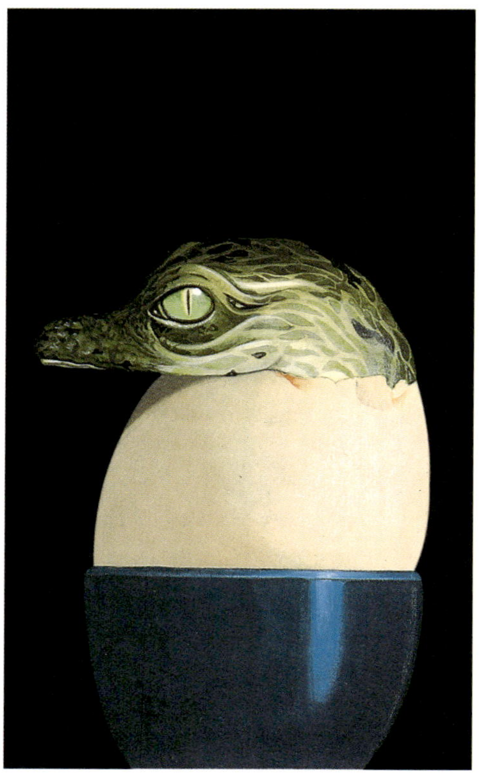

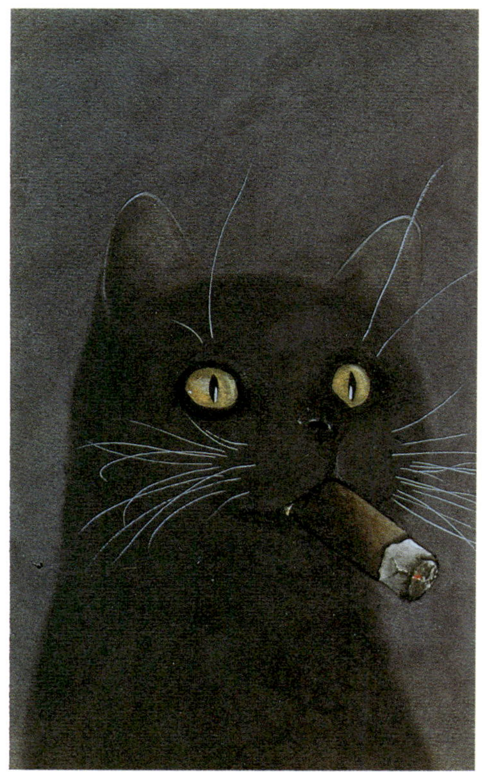

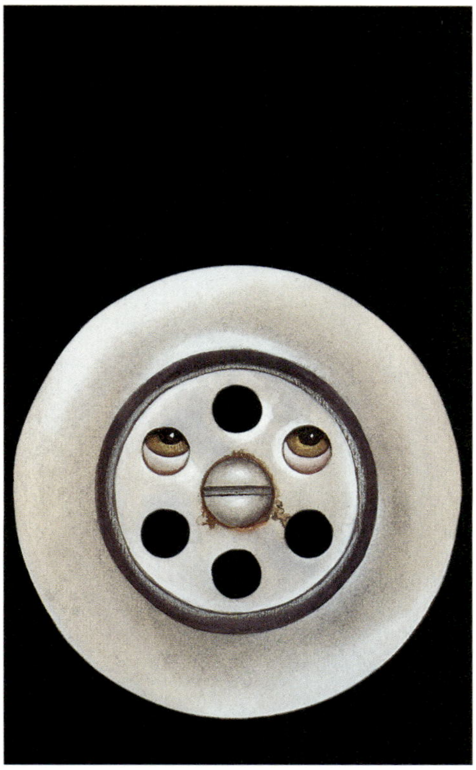

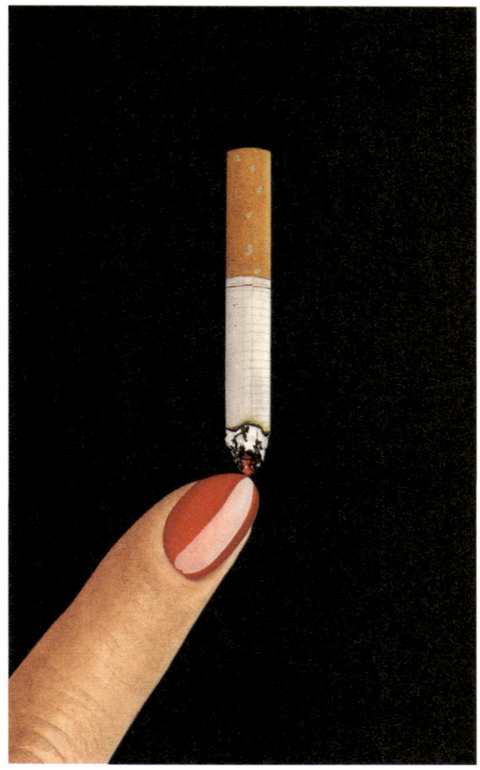

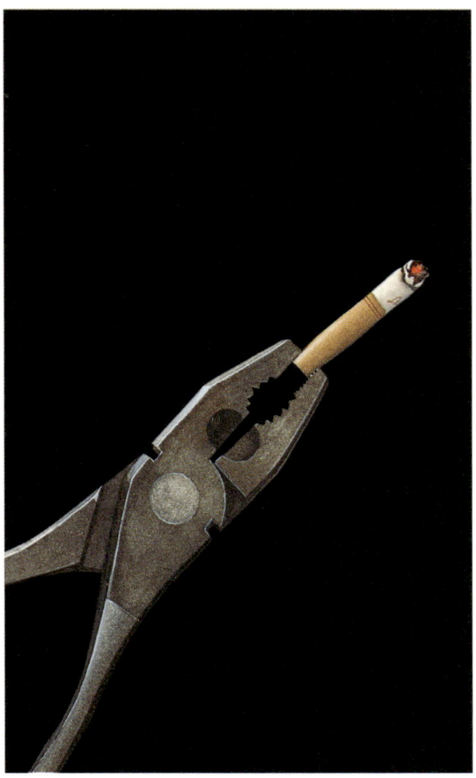

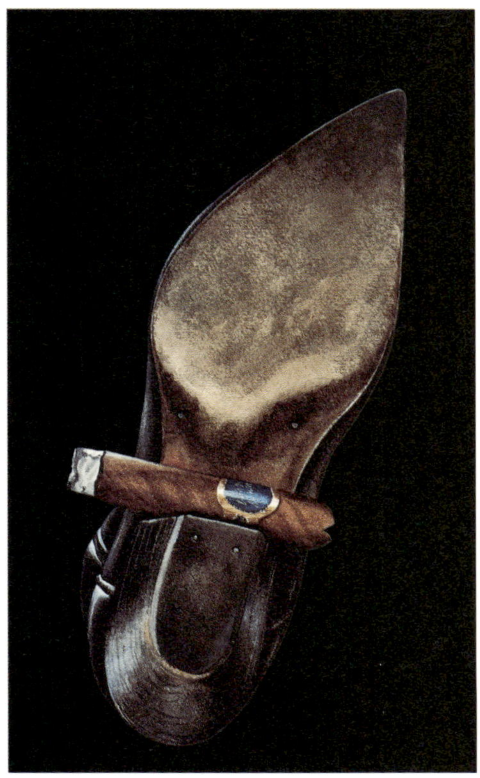

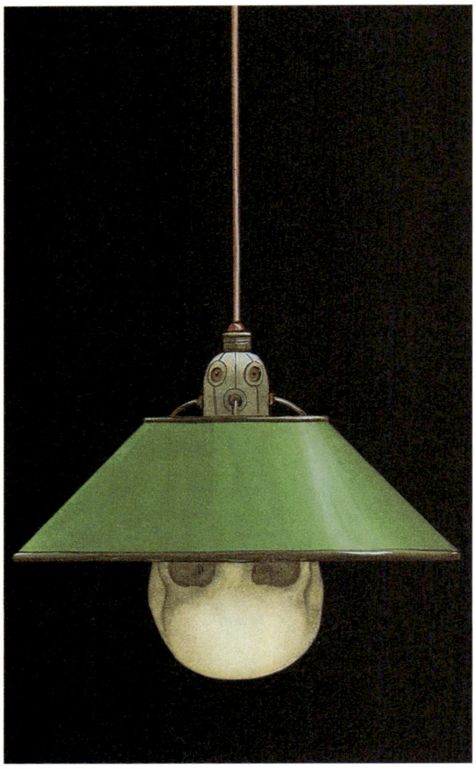

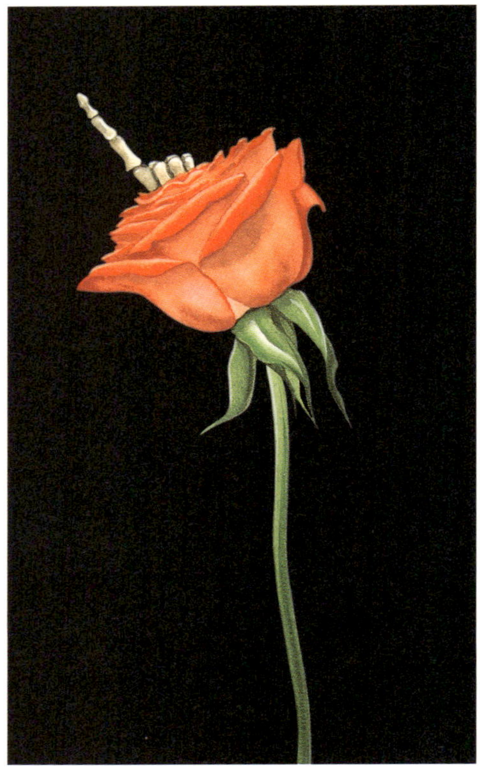

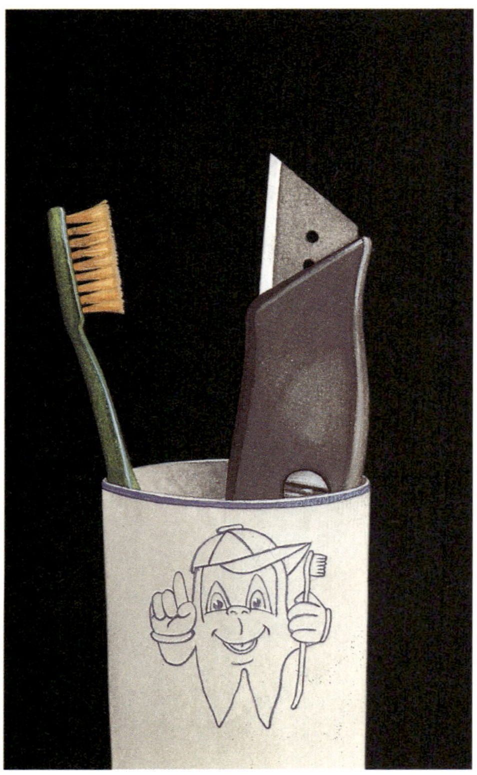

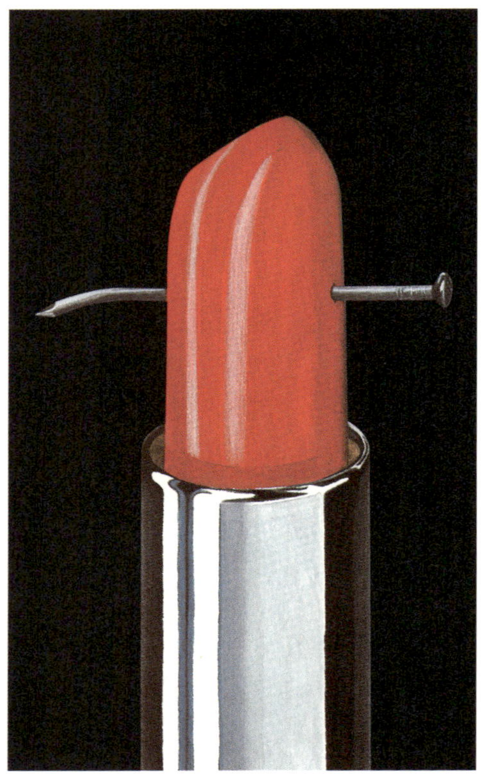

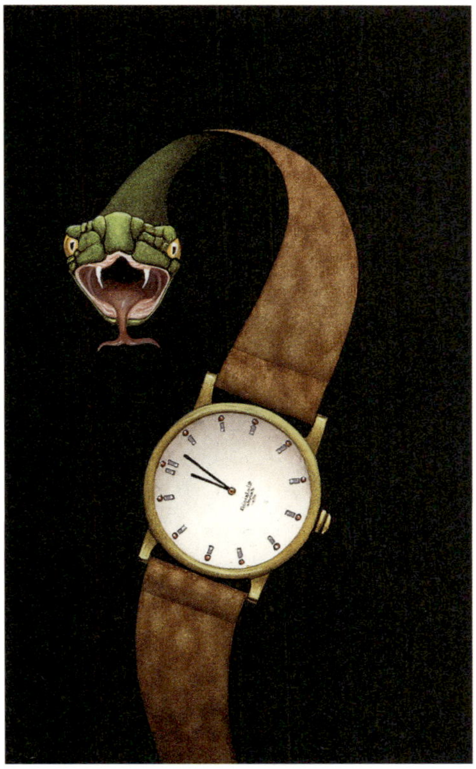
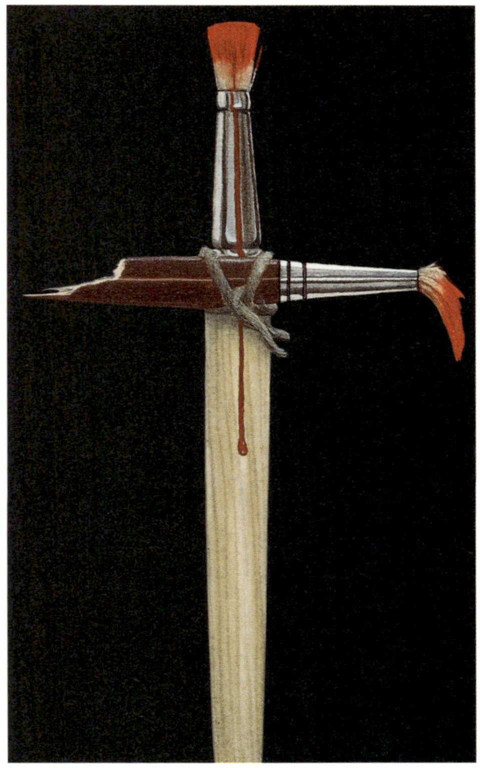
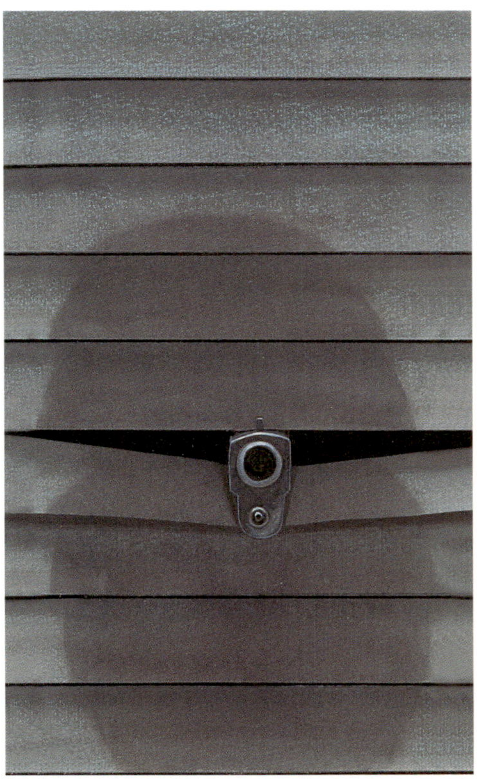
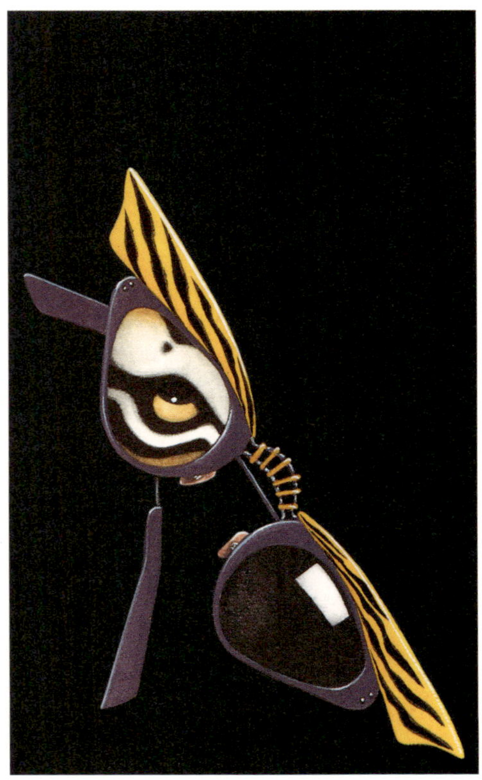

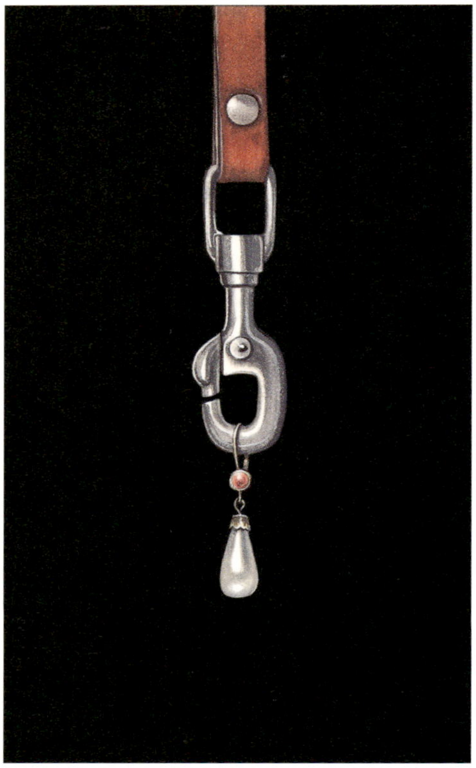

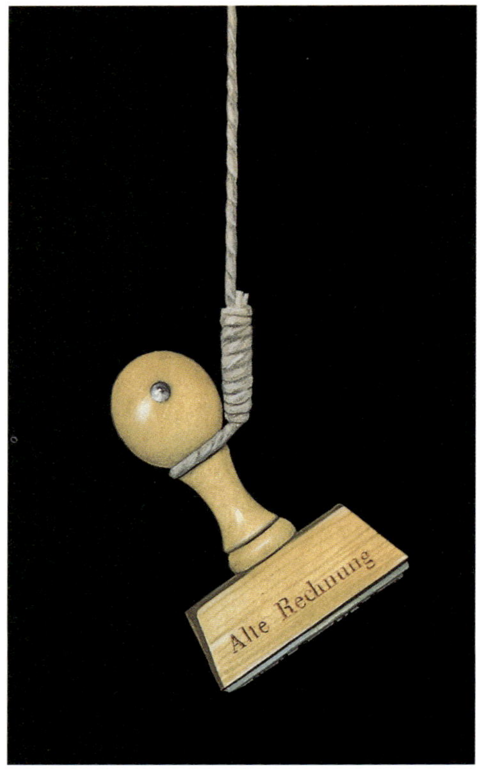
Alte Rechnung

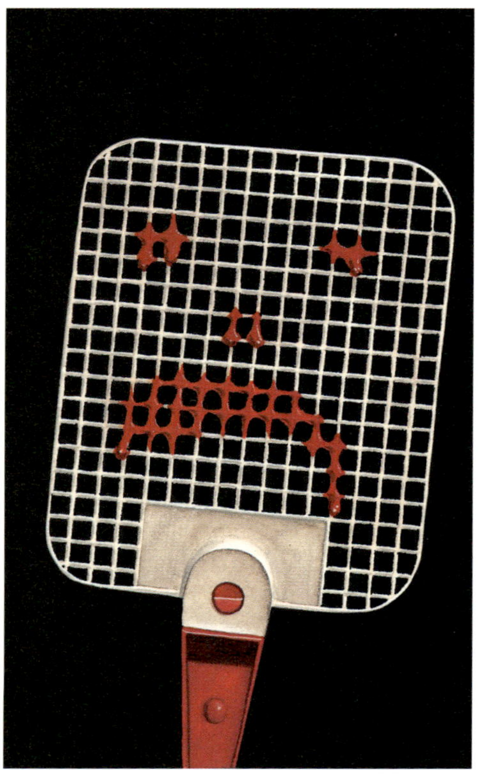

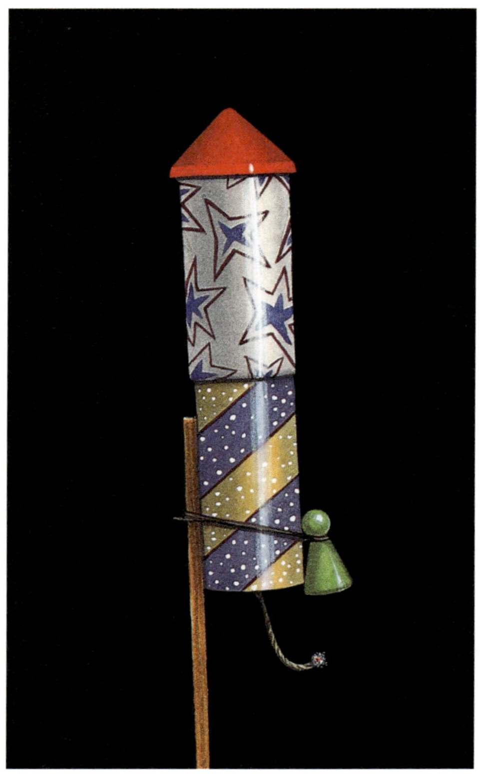

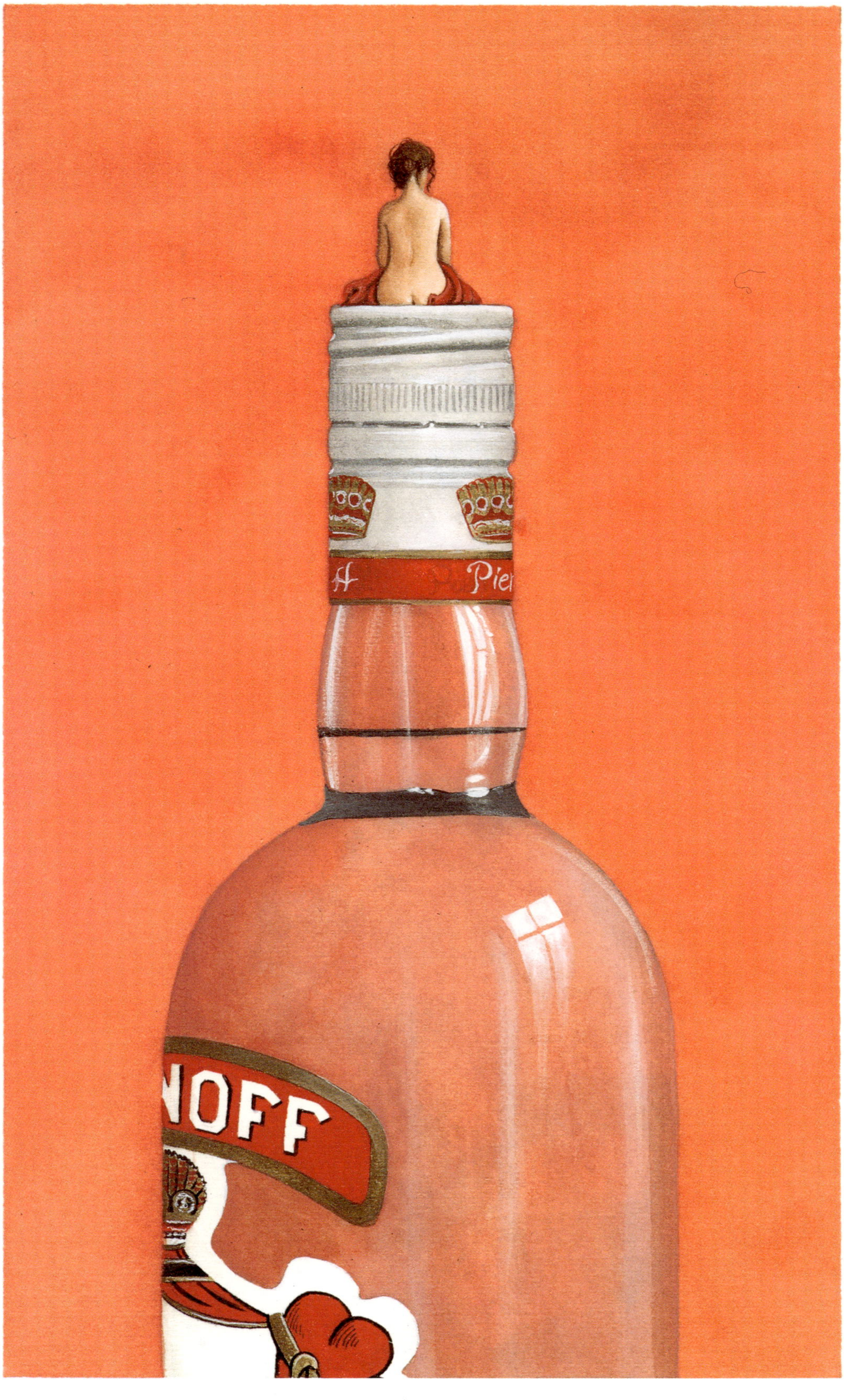

PINK VODKA BLUES

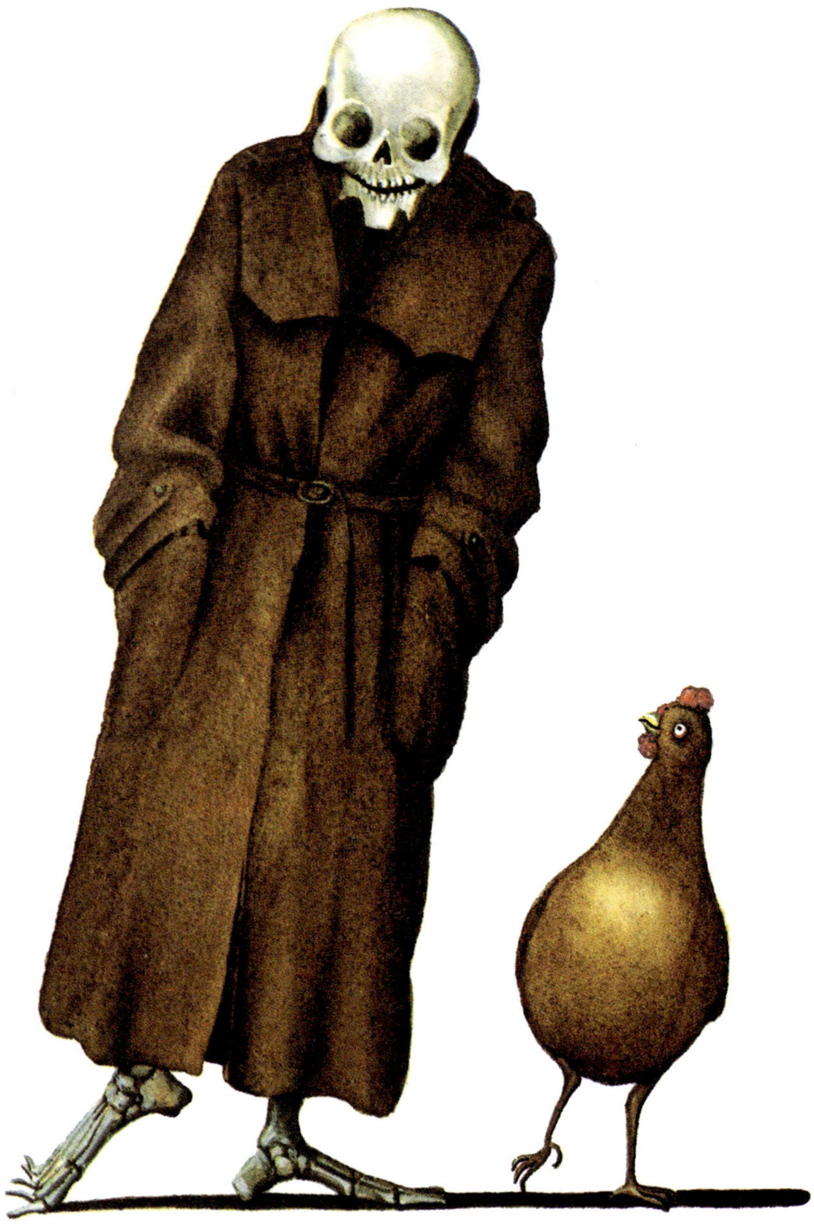

STANDBEIN, SPIELBEIN

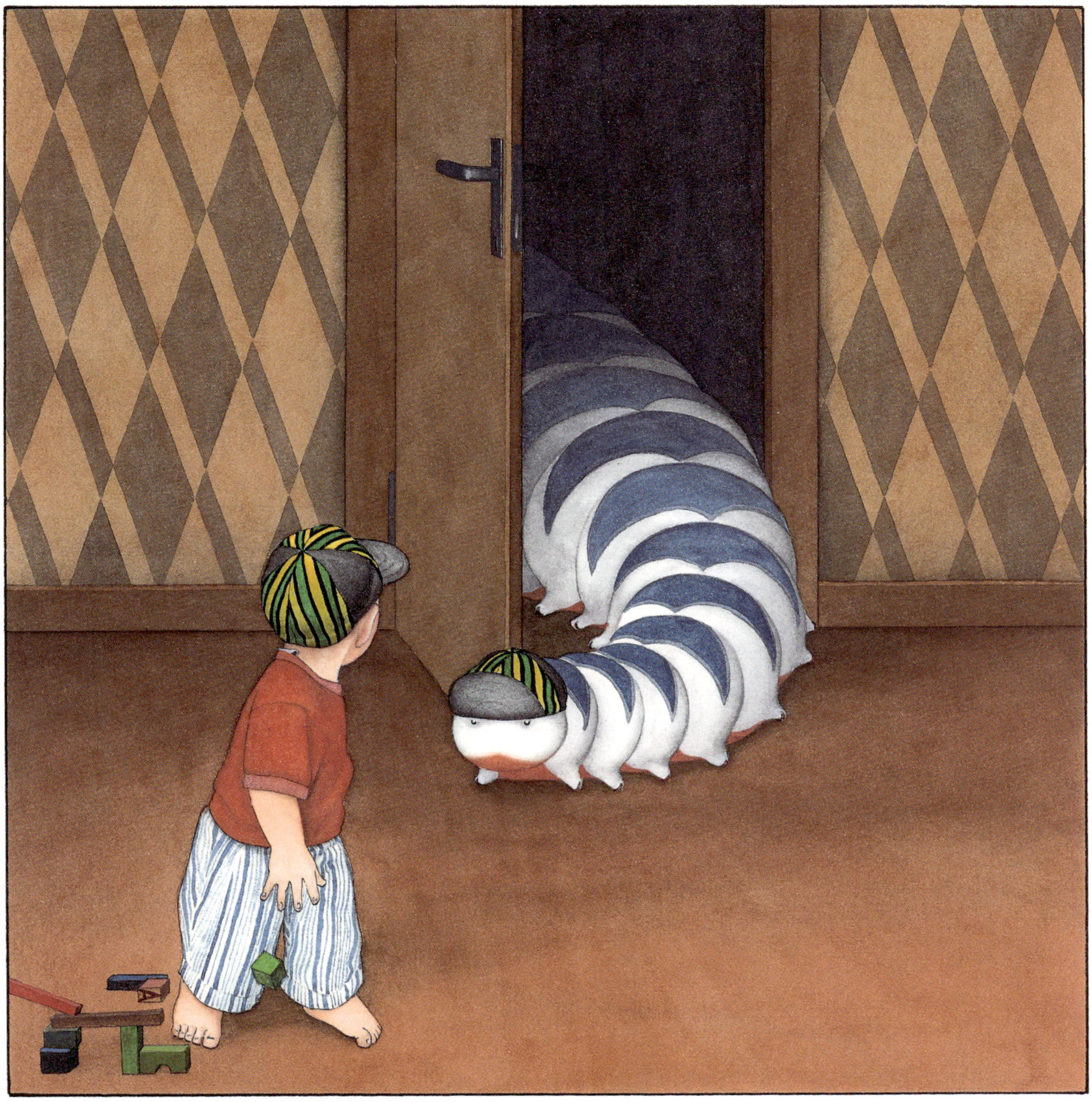

WERKVERZEICHNIS

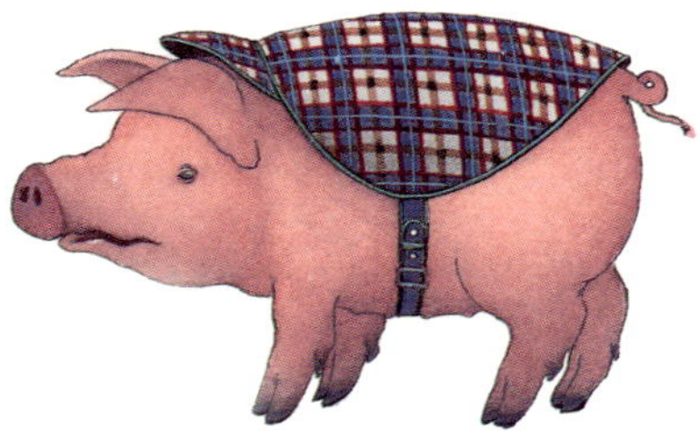

Sämtliche Zeichnungen auf Papier.

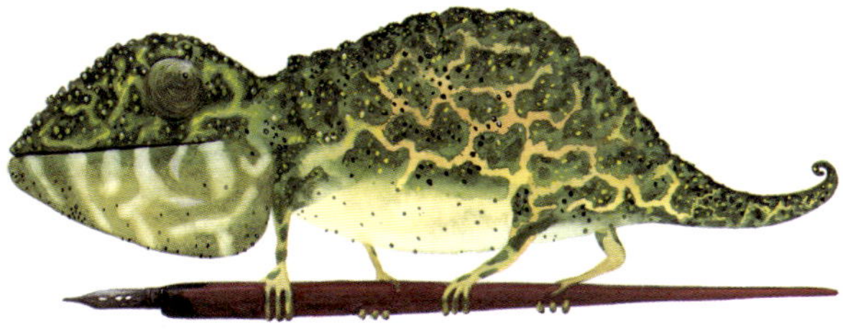